Claudia Mischke

Ressourcen von pflegenden Angehörigen

Entwicklung und Testung eines Assessmentinstruments

MIX
Papier aus verantwortungsvollen Quellen
Paper from responsible sources
FSC® C105338

CLAUDIA MISCHKE

Ressourcen von pflegenden Angehörigen

Entwicklung und Testung eines Assessmentinstruments

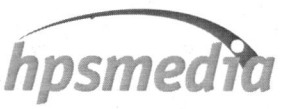

CIP-Kurztitelaufnahme der Deutschen Bibliothek: Claudia Mischke: Ressourcen von pflegenden Angehörigen – Entwicklung und Testung eines Assessmentinstruments

Die Deutsche Bibliothek verzeichnet diese Publikation in der deutschen Nationalbiografie. Detaillierte bibliografische Angaben sind im Internet unter http://dnb.d-nb.de abrufbar.

1. Auflage 2012
hpsmedia, Hungen

hpsmedia
Reihe Pflegewissenschaft
An den Hafergärten 9
35410 Hungen
www.pflege-wissenschaft.info

Layout&Satz: hpsmedia
Herstellung und Druck:
Books on Demand GmbH, Norderstedt
ISBN 978-3-9814259-5-6

Urheberrecht der deutschsprachigen Ausgabe hpsmedia, Reihe Pflegewissenschaft. Das Werk, einschließlich aller seiner Teile ist urheberrechtlich geschützt. Jede Verwertung außerhalb der engen Grenzen des Urheberrechts ist unzulässig und strafbar. Die Wiedergabe von Gebrauchsnamen, Handelsnamen oder Warenbezeichnungen in diesem Werk berechtigt auch ohne besondere Kennzeichnung nicht zu der Annahme, dass solche Namen frei von Rechten Dritter seien und daher von jedermann genutzt werden dürfen. Eine entsprechende Kennzeichnung erfolgt nicht.

Inhalt

1	**Einführung und Problemhintergrund**	**11**
2	**Die Situation pflegender Angehöriger**	**15**
	2.1 Pflegende Angehörige – kurze Skizzierung einer Personengruppe	16
	2.2 Komplexität familiärer Pflege	19
	2.3 Phänomen Pflegendenkarriere	24
	2.4 Gesundheit pflegender Angehöriger	27
	2.5 Umgang mit der neuen Lebenssituation	30
	2.6 Zusammenfassung	32
3	**Gesundheitssoziologischer Rahmen**	**33**
	3.1 Stress und familiäre Pflege	33
	3.2 Der Coping-Ansatz	36
	3.3 Konzept der Salutogenese	38
	3.4 Übertragung auf pflegende Angehörige	42
	3.5 Die Theorie der Ressourcenerhaltung	44
	3.6 Übertragung auf pflegende Angehörige	50
	3.7 Ableitung der Forschungsfragen und des Forschungsvorhabens	52

Erste Phase: Entwicklung des Assessmentinstruments   **55**

4	**Methodisches Vorgehen für die Entwicklung des Assessmentinstruments**	**55**
	4.1 Entwicklung der Items	41
	4.2 Fragebogenkonstruktion in Anlehnung an deutschsprachige Ressourcen-Evaluations-Fragebögen (GCOR-E-xx)	62

5	**Entwicklung eines vorläufigen Ressourcenkatalogs**	**64**
5.1	SOC- Fragebogen – Fragebogen zur Lebensorientierung von Antonovsky	64
5.2	COR-E – Ressourcen-Evaluations-Fragebogen	66
5.3	Zusammenführung der Erkenntnisse	68
6	**Bedeutung der Ressourcen für die Gruppe der pflegenden Angehörigen – Überprüfung des Ressourcenkatalogs mit Hilfe einer qualitativen Sekundäranalyse**	**73**
6.1	Objektressourcen	74
	6.1.1 Wohnsituation	75
	6.1.2 Notwendige Grundlagen für die Pflege	76
	6.1.3 Transportmöglichkeit bzw. -mittel	76
	6.1.4 Finanzielle Stabilität und abgesicherte eigene Zukunft	76
	6.1.5 Getroffene Vorkehrungen	78
	6.1.6 Resümee	78
6.2	Lebensbedingungen und -umstände als Ressourcen	79
	6.2.1 Familienstabilität	80
	6.2.2 Soziale Beziehungen und Begleitung	81
	6.2.3 Vertrautheit/Loyalität mit Freunden	82
	6.2.4 Unterstützung und Hilfe durch das soziale Netz	83
	6.2.5 Unterstützung durch Sozialversicherungsträger	84
	6.2.6 Unterstützung durch kompetente Ärztinnen, Pflegende und Angehörige anderer Gesundheitsberufe	85
	6.2.7 Persönliche Gesundheit	87
	6.2.8 Berufliche Situation	89
	6.2.9 Resümee	90
6.3	Personale Ressourcen	90
	6.3.1 Gefühl, mit der Situation umgehen zu können	92
	6.3.2 Gefühl, für andere wichtig zu sein	93

6.3.3	Gefühl, eine gute Beziehung zur Pflegebedürftigen zu haben	94
6.3.4	Gefühl, die Kontrolle über das Leben zu haben	95
6.3.5	Gefühl, dass das Leben einen Sinn hat	96
6.3.6	Optimistische Einstellung/positive Lebenseinstellung	98
6.3.7	Humor	98
6.3.8	Gefühl von Unabhängigkeit	98
6.3.9	Gefühl der eigenen sozialen Sicherheit	99
6.3.10	Gefühl der sozialen und kulturellen Integration	100
6.3.11	Glaube	101
6.3.12	Zeit	101
6.3.13	Handlungskompetenzen	103
6.3.14	Resümee	106
6.4	**Energieressourcen**	**108**
6.4.1	Geld bzw. finanzielle Möglichkeiten	108
6.4.2	Informationen und Wissen	110
6.4.3	Personenbezogene Energiequellen	111
6.4.4	Worte der Anerkennung und Dankbarkeit der Pflegebedürftigen	112
6.4.5	Erfolge	113
6.4.6	Soziale Netzwerke/Beziehungen	113
6.4.7	Resümee	114
6.5	**Zusammenfassung**	**115**
7	**Ergänzende Literaturrecherche**	**117**
8	**Fragebogenkonstruktion in Anlehnung an die deutschsprachigen Ressourcen-Evaluations-Fragebögen**	**119**
8.1	Zusammenfassung	122

ZWEITE PHASE: TESTUNG DES ASSESSMENTINSTRUMENTS ZUR ERFASSUNG DER RESSOURCEN PFLEGENDER ANGEHÖRIGER (RPA) — **124**

9 METHODISCHES VORGEHEN FÜR DIE TESTUNG DES RPA — 125

9.1 INHALTSVALIDIÄT (FACEVALIDITÄT) — 125

9.2 PRAKTISCHES VORGEHEN DER DURCHFÜHRUNG — 126

    9.2.1 REKRUTIERUNG DER STUDIENTEILNEHMERINNEN — 126

    9.2.2 DATENERHEBUNG — 128

9.3 EINGESETZTE INSTRUMENTE — 129

9.4 VERFAHREN ZUR PRÜFUNG DER TESTTHEORETISCHEN EIGENSCHAFTEN UND ZUR WEITERENTWICKLUNG DES RPA — 131

    9.4.1 ITEMANALYSE — 132

    9.4.2 QUALITATIVE ANALYSE – DATEN DER INTERVIEWTAGEBÜCHER — 132

    9.4.3 FAKTORENANALYSE — 133

    9.4.4 ÜBERPRÜFUNG DER RELIABILITÄT — 134

    9.4.5 INHALTLICH-THEORETISCHE PRÜFUNG DES RPA — 135

    9.4.6 ÜBERPRÜFUNG DER VALIDITÄT — 136

9.5 SCHUTZ DER STUDIENTEILNEHMERINNEN: ETHISCHE PROGNOSE UND ETHISCHE PRÄVENTION — 140

10 PRÄTEST: ÜBERPRÜFUNG DER INHALTSVALIDITÄT — 142

11 BESCHREIBUNG DER STICHPROBE — 144

11.1 DIE TEILNEHMERINNEN DER STICHPROBE — 146

11.2 DIE PFLEGEEMPFÄNGERINNEN — 151

11.3 VERÄNDERUNGEN ZWISCHEN DEN BEIDEN ERHEBUNGSZEITRÄUMEN T_0 UND T_1 — 153

12 ERGEBNISSE DER HAUPTSTUDIE — 156

12.1 ROHWERTEVERTEILUNG DER EINZELNEN SKALEN — 157

12.2 ITEMSCHWIERIGKEIT — 159

12.3 TRENNSCHÄRFE — 159

12.4	ERGEBNISSE DER QUALITATIVEN ANALYSE DER INTERVIEWTAGEBÜCHER	165
	12.4.1 ERGEBNISSE ZU DEN VIER SKALEN	166
	12.4.2 ERGEBNISSE ZU DEN EINZELNEN ITEMS	168
	12.4.3 FOLGERUNGEN FÜR DIE GEPLANTE FAKTORENANALYSE	171
12.5	EXPLORATIVE FAKTORENANALYSE	175
12.6	ÜBERPRÜFUNG DER RELIABILITÄT	181
	12.6.1 INTERNE KONSISTENZ	183
	12.6.2 RETEST-RELIABILITÄT	185
12.7	ÜBERPRÜFUNG DER INHALTLICHEN KONGRUENZ DES RPA	191
12.8	ÜBERPRÜFUNG DER KONSTRUKTVALIDITÄT	194
12.9	ZUSAMMENFASSUNG DER EMPIRISCHEN ERGEBNISSE	198
13	**DISKUSSION DER ERGEBNISSE**	**202**
	13.1 ÜBERPRÜFUNG DER INHALTSVALIDIÄT UND DER PRAKTIKABILITÄT	202
	13.2 STICHPROBE	203
	13.3 STUDIENABLAUF	205
	13.4 ANALYSEN ZUR MÖGLICHEN REDUZIERUNG DES RPA	208
	13.5 ANALYSEN ZUR ÜBERPRÜFUNG DER GÜTE DES RPA	213
	13.5.1 RELIABILITÄT	213
	13.5.2 VALIDITÄT	218
	13.6 ZUSAMMENFASSENDE BEWERTUNG	221
	13.7 ANMERKUNG ZUM GELTUNGSBEREICH DER STUDIE	223
14	**IMPLIKATIONEN FÜR DIE PRAXIS**	**224**
15	**SCHLUSSBETRACHTUNG UND AUSBLICK**	**227**
	LITERATUR	**235**
	VERZEICHNIS ÜBER SYNONYM VERWANDTE BEGRIFFE UND ABKÜRZUNGEN	**249**

Zur einfachen Lesbarkeit wird in dieser Arbeit, wenn nicht explizit zwischen Männern und Frauen unterschieden wird, entweder eine geschlechtsneutrale oder die weibliche Form zur Bezeichnung von Personen verwendet. Gemeint sind selbstverständlich immer beide Geschlechter.

1 Einführung und Problemhintergrund

> *„Menschen lassen sich vier verschiedenen Gruppen zuordnen:*
> *Personen, die pflegende Angehörige waren,*
> *Personen, die pflegende Angehörige sind,*
> *Personen, die in der Zukunft pflegende Angehörige sein werden,*
> *und Personen, die pflegende Angehörige in Zukunft brauchen werden."*
> (Carter & Ma Golant, 1995, p. 1, frei übersetzt von Mischke)

Die Wahrscheinlichkeit, irgendwann im eigenen Lebenslauf mit dem Thema Pflege und Unterstützungsbedarf konfrontiert zu werden, nimmt stetig zu. Die Kombination aus steigender Lebenserwartung, Alterung geburtenstarker Jahrgänge und sinkenden Geburtenraten führt zu einer stetigen Zunahme der intergenerationellen Unterstützungsraten. Hierunter wird das Verhältnis zweier aufeinanderfolgender Generationen verstanden. Die intergenerationelle Unterstützungsrate ergibt sich aus der Zahl der 80-Jährigen und älteren Personen pro 100 Personen im Alter von 50 bis 64 Jahren (Höpflinger, 2005, p. 159). Einer Berechnung des U.S. Bureau of the Census zufolge wird sich die intergenerationelle Unterstützungsrate in Deutschland von 1950 (acht) bis 2025 vervierfachen (Höpflinger, 2005, p. 160). Höpflinger geht davon aus, dass die familiäre Betreuung zukünftig immer weniger eine Ausnahme als vielmehr ein erwartbarer Regelfall im Lebens- und Familienzyklus einer Person sein wird (Höpflinger, 2005).

Nach Angaben des statistischen Bundesamtes leben rund 1,54 Millionen pflegebedürftige Menschen in ihrer häuslichen Umgebung (Stand 31.12.2007, Statistisches Bundesamt Deutschland, 2008). Dies ist vielfach nur möglich, weil sie auf die Unterstützung aus ihrem unmittelbaren sozialen Umfeld zurückgreifen können. Diese Personen, im Folgenden als pflegende Angehörige[1] bezeichnet, nehmen als „größter ambulanter

---

[1] Der Begriff „pflegende Angehörige" schließt alle Personen ein, die unabhängig von ihren Beweggründen eine oder mehrere Personen in ihrem näheren Umfeld unterstützen, betreuen und/oder pflegen bzw. dies in der Vergangenheit getan haben.

1 Einführung und Problemhintergrund

Pflegedienst der Nation" (Enquête-Kommission „Situation und Zukunft der Pflege in NRW", 2005, p. 101) bzw. als „bedeutendste soziale Infrastruktur der Gesellschaft" (Holuscha, 1992, p. 41) die Stellung eines Sicherungsgaranten ein, denn ohne das Engagement der vielen pflegenden Angehörigen müsste ein Großteil der auf Hilfe angewiesenen Bürgerinnen in eine stationäre Einrichtung einziehen. Jedoch scheint die Stabilität dieses Hilfesystems zunehmend zu bröckeln, denn aktuelle Vorhersagen gehen bis zum Jahr 2050, im Vergleich zum Jahr 2000, von einer Verdopplung der auf Unterstützung angewiesenen Menschen bei einer gleichzeitigen Reduzierung potentieller familiärer Pflegender um 40 Prozent aus (Blinkert, 2007, p. 231). Zurückgeführt wird dies vor allem auf die demografischen Entwicklungen und die gesellschaftlichen Veränderungen (u. a. BMFSFJ, 2002; Daatland, Herlofson et al., 2003; Meyer, 2006). Aufgrund des befürchteten Einbruchs in den vorhandenen „natürlichen" Pflegeressourcen wird von Expertinnen schon länger auf die möglichen Auswirkungen hingewiesen. Pflegende Angehörige übernehmen, ergänzend zur professionellen Pflege im ambulanten Sektor, eine hohe kompensatorische Funktion ein und ermöglichen hierdurch erst den Verbleib im häuslichen Umfeld.

Seit den 1970er Jahren werden vermehrt Studien durchgeführt, um die häusliche Situation und die mit der Pflegeübernahme eingehenden Veränderungen zu untersuchen. Der Schwerpunkt der Forschung liegt allerdings auf den pflegebedingten negativen Belastungen (u. a. Blom & Duijnstee, 1999; Boeger & Pickartz, 1998; Gräßel, 1998a; Kramer, 1997; Leipold, 2004; Rainer, Jungwirth et al., 2002; Schneekloth & Wahl, 2005; Schulz & Beach, 1999; Wilz, Kalytta & Küssner, 2005; Zank & Schacke, 2005). Dies hängt vermutlich u. a. mit einem eher defizitorientierten Fokus im Pflege- und Gesundheitswesen zusammen. Die Gesundheitsforschung tut sich bislang schwer, Indikatoren zur Messung von Gesundheit zu definieren. Häufig wird Gesundheit an dem Nichtvorhandensein von krankheitsbezogenen Merkmalen gemessen und folgt damit dem biomedizinischen Krankheitsmodell (vgl. Hurrelmann, 1999; Schnabel, 2007; Schroeter, 2006). So verwundert die Konzentration auf die Belastungen pflegender Angehöriger und auf die Entwicklung von Instrumenten zur Erhebung und Quantifizierung dieser Belastungen nicht.

Die Belastungsforschung dominiert in solchem Ausmaß das Untersuchungsfeld „pflegende Angehörige", dass Studien, die sich mit den positiven Aspekten von Pflegeübernahme beschäftigen, oft im Erkenntnisfundus untergehen und nur wenig Aufmerksamkeit erhalten (vgl. Boerner, Schulz et al., 2004; Martire & Schulz, 2001). Hierdurch kommt es nicht nur zu einer ungenauen Wahrnehmung familiärer Pflege, sondern die Bedeutung positiver Erfahrungen wird bagatellisiert. Dabei ist deren Einfluss auf die Motivation, das Selbstwertgefühl und das eigene Wohlbefinden der pflegenden Angehörigen ebenso untersucht wie die begünstigenden Wirkungen auf die Pflegebeziehung und die Qualität der geleisteten Pflege und Betreuung (u. a. Kramer, 1997; Orbell & Gillies, 1993).

Fachexpertinnen warnen schon lange vor der Vernachlässigung positiver und gesundheitsfördernder Effekte von häuslicher Pflege auf familiär Pflegende (u. a. Blom &

Duijnstee, 1999; Boeger & Pickartz, 1998; DEGAM, 2005; Gräßel, 1998a, 2001; Kean, 2001; Knelange & Schieron, 2000; Kramer, 1997; Meier, 1999; Rainer et al., 2002; Schacke & Zank, 1998; Schneekloth & Wahl, 2005; Schulz & Beach, 1999). Dieses Versäumnis blockiert die Offenheit für mögliche präventive Ansätze, die einerseits Belastungssymptome minimieren bzw. verhindern können, und andererseits im Sinne von Empowerment zur Stärkung der individuellen Handlungs- bzw. Bewältigungsstrategien pflegender Angehöriger beitragen können. Denn pflegende Angehörige müssen sich, um die für sie ungewohnte Herausforderung zu bewältigen, in einen ständigen Anpassungsprozess begeben (u. a. Büscher, 2007; Döhner, Kofahl et al., 2004; Kramer, 1997; Leipold, Schacke et al., 2005; Schaeffer & Ewers, 2001). Studien über solche Anpassungs- und Bewältigungsprozesse fehlen ebenso wie solche zur Feststellung des Pflege(beratungs)bedarfs aus Sicht der Adressatinnen, den pflegenden Angehörigen. Ose und Schaeffer (2005) und Gonyea et al. (Gonyea, O'Connor et al., 2005) bestätigen das Fehlen von systematischen, methodisch-konzeptionellen Ansätzen und den in der Konsequenz nicht vorhandenen Einschätzungsinstrumenten zu den realen Bedarfs- und Problemlagen pflegender Angehöriger, deren Anwendung erst die Möglichkeit zur Entwicklung bedarfsgerechter Interventionsstrategien eröffnet.

Die durch viele Studien bestätigte Tatsache, dass pflegende Angehörige scheinbar ähnliche Pflegesituationen unterschiedlich erleben und bewältigen, hat bislang kaum die Frage aufgeworfen, was pflegende Angehörige gesund erhält, oder anders gefragt: Was bewirkt, dass manche eine eher positive Einstellung zur Pflegesituation, zur eigenen Gesundheit und zur Einschätzung ihrer Lebensqualität haben, als andere pflegende Angehörige? Einzig die subjektive Wahrnehmung, dass pflegende Angehörige sehr verschieden mit der Pflegeübernahme umgehen und Belastungen und/oder Chancen unterschiedlich einschätzen, lässt vermuten, dass sie verschiedenartige Strategien und Ressourcen einsetzen, die mehr oder weniger gesundheitsfördernde Effekte nach sich ziehen.

Bisher ist wenig darüber bekannt, welche Potenziale und Ressourcen pflegende Angehörige zur Bewältigung der neuen Lebenssituation einsetzen bzw. über welche sie verfügen oder welche sie eventuell im Pflegeverlauf dazugewinnen. Von Interesse erscheint daher, zu welchen Ressourcen sich die Einzelne Unterstützung z. B. in Form von Beratungsangeboten wünscht und welchen sie weniger Bedeutung beimisst oder welche Ressourcen bei ihr so ausgeprägt sind, dass sie im Hinblick auf Beratung vernachlässigt werden können.

Hier setzt die vorliegende Studie an. Auf der Basis eines theoriegeleiteten Ansatzes, ergänzt durch eine hierauf abgestimmte Sekundäranalyse qualitativer Interviews, wird ein Instrument zur Erhebung der Ressourcen und ihrer Bedeutung für pflegende Angehörige entwickelt. In der zweiten Phase wird dieses Instrument einer ersten statistischen Testung unterzogen. Ziel ist die Entwicklung eines Assessmentinstruments, das Gesundheits- und Pflegeberaterinnen eine Einschätzung der individuellen Ressourcensituation einer pflegenden Angehörigen ermöglichen kann, um darauf aufbauend Beratungsbedarfe zu identifizieren.

1 Einführung und Problemhintergrund

Aufbau

Zunächst wird einführend die Situation pflegender Angehöriger erläutert. Um diese Gruppe besser einschätzen zu können, wird die Komplexität familiärer Pflege dargestellt und der typische Verlauf einer Pflegendenkarriere aufgezeigt (Kapitel 2).

Die Entwicklung des Instruments erfolgt im ersten Schritt auf der Basis eines theoretischen Bezugsrahmens. Grundlagen hierzu bilden Ansätze aus der Stress- und Belastungsforschung, insbesondere das auf Antonovsky (1979, 1987) zurückgehende Konzept der Salutogenese und die Theorie der Ressourcenerhaltung von Hobfoll (1988, 1998). Aufbauend auf die theoretische Herleitung werden das Promotionsvorhaben und die Forschungsfrage abgeleitet (Kapitel 3).

Da das Vorhaben in zwei Phasen unterteilt ist, die Entwicklungsphase (Kapitel 4 bis 8) und die Testphase (Kapitel 9 bis 12), erfolgen entsprechend separate Darstellungen sowohl des Ablaufs, der Untersuchung der Gütekriterien, der Berücksichtigung von ethischen Aspekten als auch die Präsentation der Ergebnisse. In Kapitel 13 werden die Ergebnisse diskutiert bevor in Kapitel 14 aus den Forschungsergebnissen Implikationen für die Praxis abgeleitet werden. Mit einer Schlussbetrachtung (Kapitel 15) endet die Arbeit.

2
DIE SITUATION PFLEGENDER ANGEHÖRIGER

Die Familie ist historisch betrachtet schon immer ein integraler Teil pflegerischer Versorgung gewesen, auch wenn die familiäre Pflege von kranken und älteren Menschen in der Vergangenheit vorrangig als selbstverständliche ehrenamtliche Fürsorge von Familienmitgliedern bzw. nahestehenden Personen betrachtet wurde:

> *„Throughout history, family involvement has always been a part of nursing, but it has not always been labeled as such. Because nursing originated in patients' homes, family involvement and family-centered care were natural"* (Wright & Leahey, 2005, p. 9ff).

Erst gegen Mitte des 20. Jahrhunderts wurde die familiäre häusliche Pflege Inhalt öffentlicher Diskussionen. In Deutschland ist sie vor allem mit Einführung der Pflegeversicherung bewusst in den Blickwinkel der Öffentlichkeit getreten (Müller, Bird et al., 2006). Obwohl sie mittlerweile zu einem der sozialpolitischen Themen unserer Zeit avanciert ist, scheint die häusliche Pflege auch 17 Jahre nach der gesetzlichen Verankerung noch nicht das Stadium der Tabuisierung überwunden zu haben. Selbst die zunehmenden Beiträge der Medien, die mit Filmen, Berichten und Reportagen den Lebensalltag von Pflegebedürftigen und Pflegepersonen aus verschiedenen Perspektiven beleuchten, tragen kaum zum offenen, sensiblen und „natürlichen" Umgang bei: Häusliche Pflege ebenso wie die Kommunikation mit pflegebedürftigen Menschen erfolgen primär unter Ausschluss der Öffentlichkeit bei gleichzeitiger öffentlicher und politischer Forderung nach Übernahme häuslicher Pflege. Über das Erleben sowie die Probleme des Pflegealltags herrscht oftmals Schweigen. Die Pflegeübernahme mit den anknüpfenden Konsequenzen für das eigene Leben zählt als ein vorrangig individueller, persönlicher Prozess der Anpassung und Bewältigung einer pflegenden Angehörigen. Dies beginnt mit der fehlenden Möglichkeit, sich mit anderen über seine Gefühle, sein Befinden auszutauschen und sich dabei verstanden zu fühlen. Aber auch die Reaktionen des sozialen Umfeldes und der Health Professionals führen häufig zu einem Zurückziehen und/oder zu einer Verleumdung von empfundenen Belastungen gegenüber Außenstehenden (vgl. Corbin & Strauss, 2004; Mischke & Meyer, 2008; Seidl & Labenbacher, 2007).

2.1

PFLEGENDE ANGEHÖRIGE –
KURZE SKIZZIERUNG EINER PERSONENGRUPPE

Bevor auf die potentiellen Auswirkungen einer Pflegeübernahme auf das Leben der familiären Pflegeperson eingegangen wird, erfolgt eine kurze Skizzierung dieser Personengruppe. Allerdings kann dies nur im Ansatz erfolgen, denn eine umfassende Datenlage zu pflegenden Angehörigen existiert nicht, da die hierzu in den Pflegebegutachtungen erhobenen Daten bis dato nicht statistisch ausgewertet werden. Ein Rückschluss von den rund eine Million Pflegegeldanträgen in 2007 (Gesundheitsberichterstattung des Bundes (GBE), 2007) auf die Anzahl der pflegenden Angehörigen kann nicht bedenkenlos erfolgen. Zum einen wird eine pflegebedürftige Person nicht automatisch nur von einer Privatpflegeperson betreut. Zum anderen unterstützen pflegende Angehörige oft parallel mehrere Personen (Mischke & Meyer, 2008; Müller, Bird et al., 2006; Schneekloth & Leven, 2003). Bisher wurden weder die Summe der pflegenden Angehörigen noch ihre soziodemografischen Daten systematisch erfasst (Bartholomeyczik, 2006; Kofahl, Nolan et al., 2005). Um dennoch einen Eindruck über die Gruppe der pflegenden Angehörigen zu erhalten, lohnt sich der Blick in die Ergebnisse von drei großen quantitativen Studien:[2]

- die Infratest-Repräsentativerhebung von 3.622 Haushalten, in denen Personen mit Hilfe- und Pflegebedarf leben, im Rahmen der MuG III-Studie (Schneekloth & Leven, 2003; Schneekloth & Wahl, 2005),
- das sozioökonomische Panel (SOEP), das u. a. die Übernahme häuslicher Pflege innerhalb einer repräsentativen Stichprobe erfasst (Schupp & Künemund, 2004) und
- die Ergebnisse der EUROFAMCARE-Studie, die sich auf Deutschland beziehen. Hierbei wurden jeweils 1.000 pflegende Angehörige in Deutschland, die mindestens vier Stunden pro Woche einen 65-jährigen oder älteren Menschen betreuen bzw. pflegen, zu ihren Erfahrungen befragt (Döhner, Kofahl et al., 2007; Mnich & Balducci, 2006).[3]

---

[2] Auch wenn die Ergebnisse leicht voneinander abweichen, lassen sich dennoch allgemeine Trends erkennen.

[3] Die EUROFAMCARE-Studie gilt aufgrund der Stichprobenziehung nicht als repräsentative Studie (Döhner, Kofahl et al., 2007, p. 75).

2 Die Situation pflegender Angehöriger

Betrachtet man die Daten, so zeigt sich ein eher heterogenes Bild. Die pflegende Angehörige als Person mit bestimmten Merkmalen existiert nicht, auch wenn eine starke geschlechterdifferente Tendenz erkennbar ist. Zwischen 73 und 76 Prozent aller Hauptpflegepersonen sind weiblich, nur ca. ein Viertel sind männlich (vgl. Döhner, Kofahl et al., 2007; Schneekloth & Wahl, 2005). Die Gründe für diese Verteilung sind vielfältig: Neben der höheren Lebenserwartung von Frauen, der traditionellen innerfamiliären Rollenverteilung und Rollenerwartung wird die weiblich dominierte Pflege u. a. auch durch den, in Folge des Zweiten Weltkrieges bedingten, Frauenüberschuss begründet. Jedoch wächst die Anzahl der Männer, die sich aktiv an der Pflege beteiligen, stetig (vgl. Schupp & Künemund, 2004). Interessant ist darüber hinaus, dass ihr Anteil scheinbar mit der Pflegestufe der Pflegebedürftigen im Zusammenhang steht. So finden sich unter den Hauptpflegepersonen von Personen mit Pflegestufe III vergleichsweise mehr pflegende Männer (34,6 Prozent (ebd.)).

Die Altersverteilung von pflegenden Angehörigen zeigt, dass bei den Frauen vor allem die 45- bis 70-Jährigen die Hilfe- und Pflegeleistungen für eine nahestehende Person übernehmen, bei den Männern sind es insbesondere die Gruppe der über 60-Jährigen (vgl. Döhner, Kofahl et al., 2007; Schupp & Künemund, 2004).[4] Pflegende Angehörige gehören folglich oft selbst zu einer Bevölkerungsgruppe, die, unabhängig von sonstigen Belastungen, mit eigenen altersbedingten Gesundheitseinschränkungen konfrontiert sein könnte.

Neben den Lebenspartnern (38,5 Prozent (MuG III) bzw. 18,4 Prozent (EUROFAMCARE)) sind es besonders die eigenen Kinder (39,2 Prozent (MuG III) bzw. 53,4 Prozent (EUROFAMCARE)), die diese Aufgabe übernehmen (Döhner, Kofahl et al., 2007; Schneekloth & Wahl, 2005). Die Familie ist also nach wie vor die Leistungsträgerin für die häusliche Pflege.

Der Hilfe- und Pflegeaufwand variiert von weniger als vier Stunden bis über 60 Stunden pro Woche, wobei ca. 50 Prozent der pflegenden Angehörigen angibt, bis zu 20 Stunden pro Woche in die Pflege involviert zu sein. Im Gegensatz hierzu bringen 14,3 Prozent (MuG III) bzw. 27,3 Prozent (EUROFAMCARE) der pflegenden Angehörigen mehr als 40 Stunden pro Woche für diese Leistungen auf (Döhner, Kofahl et al., 2007).

Die Betrachtung der Beschäftigungssituation zeigt, dass viele pflegende Angehörige berufstätig sind. 15 (MuG III) bzw. 26 Prozent (EUROFAMCARE) arbeiten Vollzeit (= 30 Stunden oder mehr), 10 Prozent (MuG III und EUROFAMCARE) sind bis zu 29 Stunden pro Woche beschäftigt. Die Zahl der Nicht-Berufstätigen variiert zwischen 71 (MuG III) und 59 Prozent (EUROFAMCARE). Unter den Nichtberufstätigen finden sich vor allem Personen, die bereits in Rente sind oder solche, die sich primär um die Haushaltsführung und die Versorgung der Familie kümmern (Döhner, Kofahl et al., 2007).

---

[4] Alter pflegender Angehöriger (beide Geschlechter): unter 45 Jahren: 16%, zwischen 45 und 54 Jahren: 21%, zwischen 55 und 64 Jahren: 27%, 65 bis 79 Jahre: 25%, 80 Jahre und älter: 3% (Schneekloth & Wahl, 2005, p. 77).

Gruberman und Maheu (2004) untersuchen die Vereinbarkeit von Berufstätigkeit und familiärer Pflege und kommen zu dem Ergebnis, dass diese abhängt von dem „Gelingen" eines Balanceakts zwischen verschiedenen Lebensbereichen: persönlichem und sozialem Leben, Familie, Pflege und Berufstätigkeit. Das Erreichen einer solchen Ausgewogenheit ist ein komplexer Jonglier-Prozess von Koordinations-, Verhandlungs- und Vermittlungsleistungen, die wiederum von verschiedenen Faktoren, Bedingungen und Kontexten beeinflusst werden (Guberman & Maheu, 2004). So kann z. B. eine Entscheidung gegen die Berufstätigkeit zugunsten der Pflegeübernahme finanzielle Probleme nach sich ziehen, denn neben dem Verdienstausfall fallen häufig Kosten für die Pflege an, die nicht über die Sozialversicherungen refinanziert werden können (Brouwer, Van Exel et al., 2006).

Die Bereitschaft zur Pflegeübernahme existiert in allen sozialen Milieus, wenn auch mit unterschiedlicher Ausprägung. Die Motivation ist im „traditionellen Unterschicht-Milieu", das geprägt ist durch knappe strukturelle Ressourcen (u. a. geringes Einkommensniveau, niedrige Schul- und Berufsqualifikation), deutlich höher als im „liberal-bürgerlichen Niveau".[5] Eine steigende Verfügbarkeit von strukturellen Ressourcen schwächt offenbar das familiäre Pflegeengagement. Zusätzlich zu diesem Effekt konnte Blinkert ein Stadt-Land-Gefälle nachweisen; die Bereitschaft zur häuslichen Pflege ist im städtischen Umfeld niedriger (Blinkert, 2005). Unabhängig hiervon zeigt sich das Bedürfnis nach einer pflegerischen Kontinuität für die zu Pflegende. Mit der Pflegedauer und der Zunahme des Pflegebedarfs steigt trotz erhöhter Belastungen der Wunsch nach Fortsetzung der häuslichen Pflege, eine Unterbringung in eine stationäre Einrichtung wird im fortgeschrittenen Pflegestadium eher selten in Erwägung gezogen (Döhner, 2006).

Fazit

Die häusliche Pflege bricht, nicht zuletzt bedingt durch die soziodemografischen Entwicklungen, immer mehr aus dem traditionellen Korsett der „naturgemäßen" Aufgabe von Hausfrauen und Rentnerinnen aus. Die steigende Lebenserwartung der Bevölkerung sowie die mit höherem Alter zunehmende Gefahr von Multimorbidität und Pflegebedürftigkeit erhöhen für alle Menschen die Wahrscheinlichkeit, irgendwann im Lebenslauf mit dem Thema Pflegeübernahme konfrontiert zu werden. Das Risiko „Pflegendenkarriere" mutiert zunehmend in Richtung Regelfall, vor allem weil die familiäre Pflege entgegen aller Befürchtungen nach wie vor die dominante pflegerische Versorgungsform ist und vermutlich vorerst auch bleiben wird. Die Konfrontation mit-

---

[5] Vergleiche hierzu auch die Studie von Schulz, Newsom et al. (1997) zu den pflegebedingten Gesundheitseffekten bei pflegenden Angehörigen.

ten im Lebensverlauf verlangt von der Familie eine schnelle Reaktion. Dies mag einer der Gründe für eine zunehmend pragmatische Entscheidung und weniger traditionell geschlechterspezifische Rollenverteilung in der familiären Pflege sein. Der Anteil männlicher Pflegepersonen (Ehepartner oder Söhne der Pflegebedürftigen), nimmt in den letzten Jahren langsam zu (Schupp & Künemund, 2004; Backes, Amrhein et al., 2008).

Unbestreitbar zieht die Pflegeübernahme eine Lebensumstellung mit sich, unabhängig davon, zu welchem Zeitpunkt im Lebenslauf und in welcher familiären Situation es die pflegende Angehörige trifft. Dieser Veränderung begegnen Betroffene mehr oder weniger bewusst mit verschiedenen Bewältigungsstrategien (vgl. auch Kapitel 3 – theoretischer Rahmen). Montgomery und Koloski (2001 in Dobrof & Ebenstein, 2004) beschreiben die familiäre Pflege als einen dynamischen Prozess, der sich in der Pflegezeit immer weiter entfaltet und ausdehnt. Um einen Eindruck in diese Vielfältigkeit zu erhalten, scheint es zunächst sinnvoll zu klären, was familiäre Pflege umfasst bzw. umfassen kann, denn ein einheitliches Verständnis über Angehörigenpflege existiert bislang nicht. Ein Blick in die Literatur zeigt, dass die Angehörigenpflege weniger durch terminologische Klarheit als vielmehr durch begriffliche Diversität gekennzeichnet ist (u. a. Bowers, 1987; Geister, 2004; Morse, Solberg et al., 1990).

2.2

KOMPLEXITÄT FAMILIÄRER PFLEGE

Nolan und Kollegen (Nolan, Grant et al, 1996) sind der Frage nachgegangen, was häusliche bzw. familiäre Pflege eigentlich ist, denn der Begriff hat sich in unserem Alltagssprachgebrauch ebenso selbstverständlich manifestiert wie in wissenschaftlichen Berichten, erklärt und definiert wird er hingegen eher selten.[6] Die Problematik besteht vor allem in der Abgrenzung zwischen informeller und formeller Pflege.[7] Nolan et al.

---

[6] Auch ein Blick in die verschiedenen Pflegetheorien zeigt, dass die Inhalte und Umschreibungen des Handlungsfelds Pflege mannigfaltig sind. Entsprechend finden sich zu dem Bereich der familiären bzw. häuslichen Pflege teilweise sehr unterschiedliche Auffassungen (u. a. Meleis, 1999).

[7] Die angloamerikanische Literatur verwendet häufig die Begriffe der formellen und informellen Pflege. Diese Bezeichnungen basieren nicht auf wissenschaftlich-empirischen Erkenntnissen, sondern gehen offenbar auf eine politische Differenzierung zwischen bezahlter (professioneller) und unbezahlter (Laien-)Pflege in Amerika zurück. Diese „politische" Abgrenzung der beiden Termini kann nicht problemlos auf die deutsche Situation übertragen werden, u. a. sieht unser Sozialversicherungssystem, zumindest teilweise, auch für nicht-professionelle Pflegeleistungen, eine finanzielle Entschädigung vor. In der vorliegenden Arbeit findet daher, außer bei direktem Quellenbezug, nur der Begriff der familiären Pflege Verwendung.

versuchen hier eine Trennschärfe herzustellen. Sie beziehen sich u. a. auf Kitsons Kriterien einer „akzeptablen professionellen Pflege":

- Respekt gegenüber der zu Pflegenden und ihrer Angehörigen
- Fähigkeit und Bereitschaft zur Pflege
- Beherrschung des notwendigen Fachwissens, der fachtechnischen Fertigkeiten und adäquate Einstellungen (Nolan, Grant et al., 1996, p. 33).

Allerdings zeigt sich im Alltag, dass diese Abgrenzung nicht eindeutig genug ist. Wenn beispielsweise Zuneigung und Bereitschaft bei den Angehörigen fehlen, wird auch die familiäre Pflege schwierig durchzuführen bzw. die Verfügbarkeit familiärer Pflegeressourcen zu hinterfragen sein. Ebenso scheint das Kriterium der fachtechnischen Fertigkeiten von Kitson nur begrenzt eine Hilfe zur Differenzierung zu bieten. Beide, familiär und professionell Pflegende, verfügen über pflegerische Kompetenzen und Fertigkeiten, auch wenn sich deren Qualität und Umfang voneinander unterscheiden. Die pflegepraktischen Aufgaben sind Aspekte, die sowohl von den Laiinnen wie auch von den Pflegefachkräften als offenkundiger Teil pflegerischer Arbeit betrachtet werden, denn sie sind unstreitig Inhalt beider Bereiche. Bowers (1987) untersucht in einer qualitativen Untersuchung auf dem Hintergrund dieser Abgrenzungsproblematik, wie familiär Pflegende selber ihre Tätigkeit umschreiben. Hieraus entwickelt sie die Typologie generationsübergreifender familiärer Pflege, deren unterschiedliche Pflegekategorien sich überschneiden können:

1. Die *antizipierende Pflege* (oder wie Bowers sie charakterisiert: „just in case care") umfasst Überlegungen zur potentiellen Unterstützung weit im Vorfeld einer aktiven Pflege. Sie basiert auf den zu erwartenden Pflegebedarfen, die im Falle einer Pflegebedürftigkeit bei einer nahestehenden Person auftreten könnten. Auch wenn noch keine direkte Pflege notwendig ist bzw. deren Eintreten noch nicht vorhersehbar ist, kann die Auseinandersetzung mit dem Thema die eigene Lebensplanung beeinflussen. Turner und Karasik betrachten dieses frühzeitige Zeigen von Verantwortung allerdings als normale Überlegungen, die jeden irgendwann in seinem Leben beschäftigen und sehen diese Form von Pflege daher weniger als einen Teil familiärer Pflege als vielmehr einen normalen Prozess im Leben (in Nolan, Grant et al., 1996).

2. Die *vorbeugende bzw. präventive Pflege* beinhaltet das Monitoring bzw. Beobachten aus einer gewissen Distanz, um Unterstützungsbedarfe frühzeitig zu erkennen. Da diese Form der Pflege kein Eingreifen erfordert, ist sie für die Pflegeempfängerin oft nicht sichtbar und entsprechend nicht existent. Beispielsweise werden die Medikamenteneinnahme oder Aktivitäten des täglichen Lebens wie die Körperpflege oder die Nahrungsaufnahme beobachtet.

3. Wenn die Pflegeperson allerdings häufiger unterstützend aktiv werden muss, beispielsweise, indem sie bei der Medikation assistiert, ist das Stadium der *überwachenden oder beaufsichtigenden Pflege* erreicht. Diese pflegerische Aufgabe wird von der Pflegeempfängerin eher wahrgenommen, aber in der Regel bemüht sich die Pflegeperson um eine unauffällige Unterstützung, die für die Betroffene kaum spürbar ist und somit ihr Selbstbewusstsein und ihre Selbständigkeit möglichst wenig tangiert.

4. Die Stufe der *mitwirkenden oder instrumentellen Pflege* wird erkennbar, wenn die Pflegeperson immer häufiger Aufgaben für die Angehörige übernehmen oder sie bewusst in ihren Aktivitäten unterstützen muss. Die Pflegeempfängerin ist sich dieser Unterstützung und Hilfe bewusst. Die Pflegeperson wiederum versucht in dieser Situation das Element der Wechsel- und Gegenseitigkeit ihrer bisherigen Beziehung zu erhalten.

5. Als umfangreichste Form familiärer Pflege sieht Bowers (1987) die *(be)schützende Pflege*, in deren Fokus die Erhaltung des Selbstwertgefühls und der Selbstachtung der Pflegeempfängerin im Vordergrund steht. Allerdings kann sich diese wichtige Aufgabe, so Bowers, manchmal sehr belastend und stressreich gestalten: Aktiv unterstützen und dem Gegenüber dennoch das Gefühl vermitteln, dass sie nicht vollständig von anderen abhängig ist und sie trotz ihrer Einschränkungen eine wertvolle Person ist. In diesem Balanceakt müssen pflegende Angehörige oft innere Konflikte überwinden. Die schützenden Anteile können hier manchmal die praktisch notwendigen Pflegehandlungen überragen (Bowers, 1987).

Eine Abgrenzung zur professionellen Pflege ist Bowers mit dieser Typologie allerdings nicht gelungen, denn einzelne Elemente sind ebenfalls Bestandteile professionellen Handelns. Dennoch spiegelt diese Typologie die Komplexität familiärer Pflege wider, wenn auch von Betroffenen und Außenstehenden primär die mitwirkende, instrumentelle Pflege als pflegerische Aktivität bewusst wahrgenommen wird (Bowers, 1987).

Nolan und Kollegen (1996) haben diese Typologie in ihrer Studie weiterentwickelt und um zwei weitere Kategorien ergänzt. So sehen sie die antizipierende Pflege nicht nur als Überlegungen von Kindern zu dem potentiellen Versorgungsbedarf ihrer Eltern, sondern als universelle menschliche Aktivität und Gedanken, die auch in anderen Konstellationen zwischenmenschlicher Beziehungen auftreten können, z. B. zwischen Lebenspartnern oder weiter entfernten Verwandten. Darüber hinaus sehen sie diese Form der Pflege nicht auf den Zeitraum vor einer möglichen Pflegephase begrenzt. Das Vorplanen und die Gedanken über Situationen, in denen die Angehörige auf weitere Hilfe- und Unterstützungsleistungen angewiesen sein könnte, oder in denen die Pflegeperson nicht mehr die Pflege erbringen kann (z. B. durch eigene Krankheit, Pflegebedürftigkeit oder Tod), begleitet pflegende Angehörige oft die gesamte Pflegezeit. Allerdings ändern sich mit den Anforderungen an die Pflege auch der Charakter und die Inhalte dieser vorausschauenden Pflege. Gleichzeitig ist sie abhängig von den jeweils verfügbaren Informationen und Unterstützungsangeboten (Nolan, Grant et al., 1996).

Darüber hinaus unterstützen Nolan und Kollegen (ebd.) die Kategorie der (be)schützenden Pflege nur eingeschränkt. Sie gehen vielmehr davon aus, dass es im Pflegeverlauf irgendwann einen Punkt gibt, an dem sich die (be)schützende Pflege kontraproduktiv gestaltet und die Verschleierung der zunehmenden Abhängigkeit und Bedürftigkeit weder möglich noch wünschenswert ist, insbesondere wenn gleichzeitig Fähigkeiten, Fertigkeiten und Interessen der zu Pflegenden erhalten bzw. gefördert werden sollen. Eine (be)schützende Pflege ist entsprechend nur bis zu einem bestimmten Grad umsetzbar bzw. sinnvoll. Sie schlagen daher eine Ergänzung der Pflegetypologie vor: Die Kategorie der *(wieder)aufbauenden Pflege*. Unter Berücksichtigung ihrer Vergangenheit und Biografie soll die Pflegeempfängerin unterstützt werden neue Aufgaben und damit einhergehende soziale Rollen zu entwickeln und einzunehmen, mit denen sie sich identifizieren kann. Die Pflegende Angehörige hilft ihr, ihre früheren Fähig- und Fertigkeiten an ihre aktuellen Möglichkeiten anzupassen und aufrechtzuerhalten. Gleichzeitig gibt sie ihr damit das Gefühl, nicht wertlos zu sein, und stärkt so ihr Selbstbewusstsein.

Außerdem fügen Nolan und Kollegen (1996) die Kategorie der gegen- bzw. wechselseitigen Pflege zu der Typologie von Bowers hinzu:[8] Selbst bei einem hohen Maß an Abhängigkeit existieren Aspekte gegenseitigen Helfens und Motivierens in einer Pflegebeziehung. Beispiele hierfür sind u. a. finanzielle, materielle und psychologische Faktoren, die sowohl die Wechselseitigkeit wie auch die Zufriedenheit beeinflussen können. Auch wenn die Pflegesituation objektiv betrachtet eher ungünstig erscheint, kann der Erhalt solcher Aspekte wichtig zur Pflegemotivation und zum Fortbestehen der Pflegebeziehung sein. Schwindet das Gefühl von Wechselseitigkeit und Zufriedenheit, kann dies ein Signal für eine notwendige Einforderung von Unterstützungsangeboten sein. Die Bedeutung der Reziprozität für die subjektive Einschätzung der Pflegesituation aus Sicht der pflegenden Angehörigen wurde bereits in einer Untersuchung von Hirschfeld bestätigt (Hirschfeld, 1983).

Die von Bowers (1987) entwickelte und von Nolan und Kollegen (Nolan, Grant et al., 1996) modifizierte Pflegetypologie spiegelt die Facettenvielfalt und den möglichen Umfang familiärer Pflege wider (vgl. Abbildung 1). Gleichzeitig verdeutlicht sie, dass familiäre Pflege neben den körperlichen Aufgaben ein hohes Maß an – mehr oder weniger bewusster – kognitiver Arbeit und psychologischen Strategien verlangt, um den neuen Alltag als pflegende Angehörige bewältigen zu können. Hierbei steht häufig das Finden einer Balance zwischen dem Bedürfnis nach Routine und Stabilisierung einerseits, und der notwendigen Flexibilität aufgrund wechselnder Anforderungen andererseits im Vordergrund. Da sie als Laiinnen nur selten über eine fachliche Expertise verfügen, erfordert die Pflegendenkarriere von ihnen immer wieder hohe Lern- und Anpassungsleistungen, um auf Veränderungen und neue Erfordernisse reagieren zu können. Allerdings fällt es pflegenden Angehörigen, die sich auch als solche betrachten, leichter, sich an diese Veränderungen anzupassen. Die Identifizierung mit der Rolle der pflegenden Angehörigen fördert darüber hinaus die Inanspruchnahme von Unterstützungsangeboten. Pflegende Angehörige, die sich nicht als solche sehen, suchen und nehmen Hilfsangebote vergleichsweise seltener an (Dobrof & Ebenstein, 2004). Der EUROFAMCARE-Studie zufolge nehmen pflegende Frauen vergleichsweise weniger Leistungen und Angebote in Anspruch als pflegende Männer (vgl. Döhner,

---

[8] Bowers hat diesen Aspekt ansatzweise in die Kategorie der mitwirkenden, instrumentellen Pflege integriert (Bowers, 1987).

Kofahl et al., 2007; Kofahl, Lüdecke et al., 2009; Lüdecke, Mnich et al., 2007). Der Annahme von Dobrof & Ebenstein (2004) folgend, nehmen Männer demnach die Rolle des pflegenden Angehörigen eher an als Frauen.

Der Prozess dieser Rollenannahme und die Rollenentwicklung wurden in verschiedenen Studien untersucht und als eine Form von Karriere beschrieben (vgl. Geister, 2004; Görres, 1993; Lindgren, 1993; Pearlin & Aneshensel, 1994).

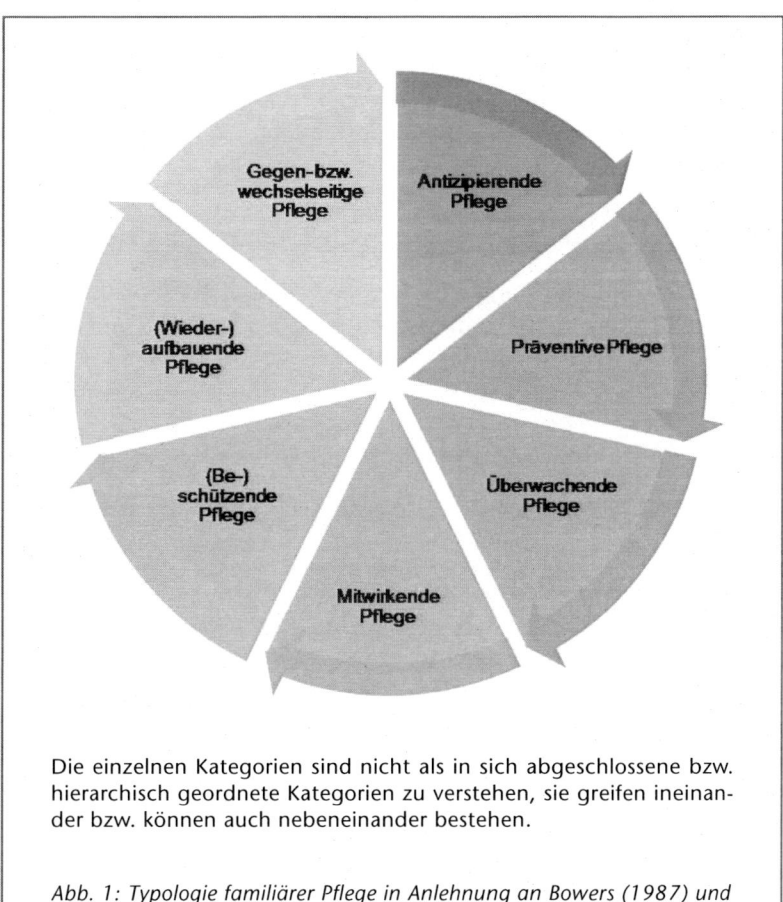

Die einzelnen Kategorien sind nicht als in sich abgeschlossene bzw. hierarchisch geordnete Kategorien zu verstehen, sie greifen ineinander bzw. können auch nebeneinander bestehen.

Abb. 1: Typologie familiärer Pflege in Anlehnung an Bowers (1987) und Nolan, Grant et al. (1996) – eigene Darstellung

2.3
PHÄNOMEN PFLEGENDENKARRIERE

Die Übernahme einer familiären Pflege bedeutet gleichzeitig der Beginn eines neuen Lebensabschnittes für die pflegende Angehörige. Die Pflegeaufgabe und die zu Pflegende müssen in den bisherigen Lebensalltag und die Lebenswelt integriert werden; Zeman spricht daher auch von „lebensweltlicher Pflege".[9]

> „Lebensweltliche Pflege ist eine Form der alltagsorientierten Sorgearbeit (...), die als ein besonderer „Handlungsrahmen" von den Pflegepersonen (inter-)aktiv hergestellt wird. Dies geschieht in einer Balance zwischen den Anforderungen, welche die Bewältigung des (normalen) Alltagslebens mit sich bringt, mit den zusätzlichen Leistungen, wie sie die Pflege erfordert, und den Bedürfnissen nach Sicherung einer persönlichen (Rest-)Autonomie als Person, um weder in der Hausarbeits- noch in der Pflegerolle unterzugehen" (Zeman, 2005, p. 252).

Dennoch, so Lindgren (1993), ist die Pflegezeit eine Lebensphase, in deren Verlauf der bisherige Alltag zunehmend in den Hintergrund gestellt wird. Die Pflege, Unterstützung und Betreuung eines Menschen bildet immer mehr den Lebensmittelpunkt. Lindgren definiert drei Phasen einer „Karriere" als pflegende Angehörige.

Das Eintrittsstadium oder das Stadium der unerwarteten Begegnung beschreibt den Prozess bis zur ersten eigenen Wahrnehmung der Situation als Pflegesituation und der medizinischen Diagnosestellung. Für viele pflegenden Angehörigen eröffnet die professionelle Feststellung einer Diagnose die Möglichkeit, sich konkret mit der Krankheit und den Folgen auseinanderzusetzen und sich auf den weiteren Verlauf vorzubereiten, denn nicht immer sind die Ursachen körperlicher und psychischer Veränderungen einordbar. In diese erste Phase gehört zudem, so Lindgren (1993), die Entwicklung eines individuellen Krankheits- und Pflegeverlaufsverständnisses sowie die Bewältigung der neuen Herausforderungen bezogen auf die Pflegesituation und den eigenen Lebensstil (vgl. auch Corbin & Strauss, 2004; Mischke & Meyer, 2008). Diese Phase kann bei chronischen Prozessen, wie beispielsweise dementiellen Erkrankungen schleichend und

---

[9] Die Übernahme einer Pflege tangiert in der Regel nicht nur das Leben der Pflegeperson, sondern ebenso das System „Familie"', u. a. können sich die Rollenverteilungen und Kommunikationsstrukturen ändern (vgl. u. a. Ducharme, Lévesque et al., 2007; Pearlin, Mullan et al., 1990; Wright & Leahey, 2005). Dieser Aspekt ist weder zu ignorieren noch in seiner Dynamik und (Aus)Wirkung zu unterschätzen, auch wenn er in der vorliegenden Arbeit nur in der Entwicklungsphase des Assessmentinstruments aufgegriffen wird.

Phasen einer Pflegendenkarriere

Austrittsstadium
→ Ab- und Aufgabe der Pflegerolle

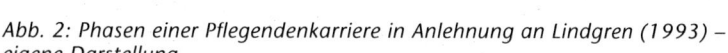

Beständiges Stadium
→ „Neuer Pflegealltag", etablieren neuer Routinen
→ Erleben von Belastungen

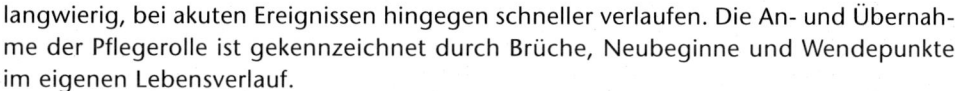

Eintrittsphase
→ Wahrnehmung der Situation als Pflegesituation und Annahme der Rolle „pflegende Angehörige"
→ Eigenes Krankheits- und Pflegeverlaufsverständnis entwickeln

Abb. 2: Phasen einer Pflegendenkarriere in Anlehnung an Lindgren (1993) – eigene Darstellung

langwierig, bei akuten Ereignissen hingegen schneller verlaufen. Die An- und Übernahme der Pflegerolle ist gekennzeichnet durch Brüche, Neubeginne und Wendepunkte im eigenen Lebensverlauf.

Silva-Smith hat aus einer qualitativen Studie mit pflegenden Angehörigen von Schlaganfallpatientinnen die Theorie der Restrukturierung des Lebens entwickelt. Der hierin beschriebene Prozess der Restrukturierung des Lebens mit den Teilschritten ‚warten/abwarten', ‚reorganisieren/-arrangieren' und ‚stabilisieren' spiegelt wesentliche Aspekte dieser ersten Phase der Pflegendenkarriere nach Lindgren wieder, auch wenn Silva-Smith hier keine Verknüpfung herstellt (Silva-Smith, 2007).

Die zweite oder beständige Phase beginnt, so Lindgren (1993), mit dem Etablieren des neuen Pflegealltags und neuer Routinen. Das eigene Leben ist geprägt von den unmittelbaren Erfahrungen und Konsequenzen aus der Pflegeübernahme, die teilweise ein enormes subjektives Belastungsempfinden auslösen. Lindgren umschreibt das Erleben dieser Phase auch als „gefangen sein in der Pflegerolle" (Lindgren (1993, p. 216).

Das Austrittsstadium skizziert die Ab- bzw. Aufgabe der Pflegerolle, die in der Regel mit der vollständigen Beendigung der pflegerischen Sorge und Verantwortung um die

Pflegebedürftige zusammenfällt, also mit dem Tod der Betroffenen. Die Institutionalisierung oder der Umzug in ein anderes häusliches Umfeld der zu Pflegenden führt hingegen, zumindest zuerst, „nur" zu einer Veränderung der Pflegerolle, da diese Schritte von der pflegenden Angehörigen neue Entscheidungen und Aktivitäten verlangen. Gleichzeitig können sie jedoch auch der vollkommenen Ab- und Aufgabe der Pflegerolle vorgeschaltet sein. Die endgültige Abnabelung von der Pflegendenkarriere ist ein individueller Prozess, der oft eine längere Zeitspanne umfasst, die bereits vor der Veränderung der Pflegesituation beginnt und über den Zeitpunkt des Pflegeaustritts hinausgeht, denn sie bedeutet – vor allem bei langen Pflegendenkarrieren – ebenso ein Wendepunkt und Neubeginn wie die Pflegeübernahme (Lindgren, 1993).

In Kombination mit der Pflegetypologie zeigen die Phasen der Pflegendenkarriere die vielschichtigen, größtenteils unkalkulierbaren Herausforderungen und Erfordernisse, denen sich pflegende Angehörige im Verlauf einer familiären Pflege stellen müssen. Diese Erfahrungen nehmen sie oft als Belastungen war. Die Art und Stärke dieser subjektiv erlebten Belastungen verändern sich im Pflegeverlauf (u. a. Kirchen-Peters, 2005; Mischke & Meyer, 2008; Schneekloth & Wahl, 2005; Ühlein & Evers, 1999). Sie werden zudem geprägt von dem spezifischen Kontext. Neben der Unterschiedlichkeit der einzelnen Charaktere, ihrer Wissens- und Kompetenzprofile bezogen auf die häusliche Pflege sowie dem jeweiligen sozialen Netzwerk und Umfeld zählen u. a. die Biografie und die Lebensumstände sowohl auf Seiten der pflegenden Angehörigen wie auf Seiten der Pflegeempfängerinnen hierzu (Corbin & Strauss, 2004; Martire & Schulz, 2001).[10] Die bisherigen Forschungsarbeiten zeigen, dass pflegende Angehörige vielfältige Copingstrategien einsetzen, die den Umgang mit und das Erleben der Pflegesituation unterschiedlich beeinflussen.[11] Dies kann wiederum divergierende Auswirkungen auf die Gesundheit bzw. das Gesundheitserleben pflegender Angehöriger zufolge haben.

---

[10] Auch Corbin und Strauss (2004) untersuchen die mit einer chronischen Krankheit einhergehenden Veränderungs- und Anpassungsprozesse und zeigen Verlaufskurven auf, die durch verschiedene Phasen, die Normalisierungsphasen, stabile und instabile Phasen, Phasen der Verschlechterung und die Sterbephase gekennzeichnet sind. Diese Verlaufskurven, die sie sowohl aus der Perspektive der Pflegeempfängerinnen wie auch aus der Sicht der pflegenden Angehörigen beschreiben, zeigen viele Parallelen zu den oben beschriebenen Phasen einer Pflegendenkarriere.

[11] Auf die möglichen Hintergründe und Ursachen der unterschiedlich eingesetzten Strategien soll an dieser Stelle nicht weiter eingegangen, sondern auf die entsprechenden, bereits vorliegenden, Publikationen verwiesen werden (u. a. Al-Janabi, Coast et al., 2008; Beach, Schulz et al., 2000; O'Reilly, Connolly et al., 2008).

2.4

GESUNDHEIT PFLEGENDER ANGEHÖRIGER

Die gesundheitsbezogenen Begleiterscheinungen häuslicher Pflege sind seit den 1980er Jahren immer wieder Gegenstand der Pflege- und Versorgungsforschung. Auffällig ist die Fokussierung auf die vor allem negativen körperlichen, emotionalen und psychischen Belastungen durch die Pflege. Eine Aussage von Opie, „To care is to experience stress", verdeutlicht ein mögliches Motiv für diese Schwerpunktsetzung (1994 zitiert in Nolan, Grant et al., 1996, p. 52), denn die Forschungen werden von Studien zum Stresserleben und den möglichen Stressursachen dominiert (u. a. Brodaty & Gresham, 1989; Caron & Bowers, 2003; Gopalan & Brannon, 2006; Pearlin, Aneshensel et al., 1997; Pearlin, Mullan et al., 1990; Rainer, Jungwirth et al., 2002; Schulz & Beach, 1999; Vitaliano, Schulz et al., 1997; Wilz, Adler et al., 1999). Inzwischen ist unbestritten, dass die familiäre Pflege gesundheitliche Effekte, z. B. in Form von Überforderungssymptomen, für die pflegenden Angehörigen zu Folge haben können. Vorliegende Studien zeigen, dass sich nur wenige pflegende Angehörige gar nicht oder nur gering belastet fühlen. Neben somatischen Beschwerden (u. a. körperliche Erschöpfung, Magenprobleme, Herzkreislauferkrankungen, Rücken- und Gliederschmerzen, Muskelverspannungen, Arthritis) treten psychosomatische und psychische Beeinträchtigungen auf. Meistens sind es jedoch nicht einzelne Symptome, sondern die Kumulation vieler Faktoren, die das Gefühl von Belastung auslösen und zu subjektiv erlebten bzw. objektiv erkennbaren Gesundheitseinschränkungen führen (Coen, Swanwick et al., 1997; Faison, Faria et al., 1999; Gräßel, 1998a; Meinders, 2001; O'Reilly, Connolly et al., 2008; Schneekloth, 2006; Schneekloth & Wahl, 2005; Schulze & Drewes, 2004). Personen, die ihre pflegebedingten Belastungen als hoch einschätzen, haben ein gesteigertes Morbiditäts- und Mortalitätsrisiko (Gräßel, 1998a; Schulz & Beach, 1999).[12] Pflegende Angehörige von dementiell erkrankten Menschen zeigen, vor allem bezogen auf die geistig-seelischen Beschwerden, deutlich negativere gesundheitsbezogene Effekte, wobei hier ergänzend erwähnt werden muss, dass ge-

---

[12] Allerdings kommen O'Reilly, Connolly et al. (2008) im Hinblick auf das Mortalitätsrisiko in einer Longitudinalstudie zu einem gegenteiligen Ergebnis: Laut ihrer Untersuchung haben familiär Pflegende ein niedrigeres Mortalitätsrisiko und erkranken seltener an chronischen tödlich verlaufenden Krankheiten verglichen mit Nichtpflegenden. Dies gilt insbesondere für Frauen und ältere Menschen. O'Reilly und Kollegen vermuten, dass dies mit den positiven Erfahrungen und Erlebnissen in der Pflegesituation zusammenhängt, die gesundheitsfördernd wirken können.

rade diese Personengruppe im Vergleich zu anderen pflegenden Angehörigen eine erhöhte Aufmerksamkeit durch die Wissenschaft erhält (u. a. Alspaugh, Stephens et al., 1999; Coen, Swanwick et al., 1997; Gallant & Connell, 1997; Gräßel, 1998a, 1998b, 1998c; Rainer, Jungwirth et al., 2002; Son, Emo et al., 2007; Wilz, Kalytta et al., 2005).

Häufig bagatellisieren pflegende Angehörige erste Warnsignale und ignorieren die eigene Belastungsgrenze. Dass pflegende Angehörige manchmal bis zur völligen Erschöpfung weiterpflegen, verwundert daher nicht. In Kombination mit den eigenen Normvorstellungen und den an sie gestellten (bzw. von ihnen vermuteten) extrinsischen Erwartungen bezogen auf die Übernahme der Pflegerolle, fällt ihnen das Annehmen von Hilfs- und Unterstützungsangeboten schwer. Entlastungsmöglichkeiten werden oft erst in einem sehr späten Stadium in die nähere Betrachtung gezogen (Blom & Duijnstee, 1999; Boeger & Pickartz, 1998; Kirchen-Peters, 2005; Meinders, 2001; Ühlein & Evers, 1999). Hinzu kommt, dass in Abhängigkeit mit der Pflegedauer, pflegebedingten Schlafstörungen und dem damit einhergehenden Gefühl von Erschöpfung, die eigene Sensibilität für Gefahren, die auf Stress und Pflegeroutinen zurückgeführt werden können, sinkt. Gleichzeitig nimmt die Wachsamkeit für die persönliche Gesundheit und das eigene Gesundheitsverhalten ab. Die Folge sind mehr oder weniger schwere Unfälle, wie Hartke und Kollegen am Beispiel pflegender Angehöriger von Menschen nach Schlaganfall nachweisen konnten (Hartke, Heinemann et al., 2006). Darüber hinaus zeigen Gallant und Connell (1997), dass sich das Gesundheitsverhalten von – insbesondere weiblichen – pflegenden Angehörigen dementiell Erkrankter im Pflegeverlauf negativ verändert. Während ältere Frauen eher die Nahrungsaufnahme vergessen und zur überdurchschnittlichen Gewichtsabnahme neigen, antworten jüngere Pflegepersonen häufiger mit erhöhter Nahrungszufuhr auf Stresserleben. Daneben sinkt die Motivation zu körperlichen Aktivitäten mit zunehmender Pflegedauer und Schlafbeeinträchtigungen nehmen deutlich zu (Gallant & Connell, 1997).

Bei der Recherche zum Thema Gesundheit pflegender Angehöriger kristallisiert sich schnell heraus, dass folgende Studienschwerpunkte die Forschungslandschaft prägen: Belastungen, die zum einen aus der Pflegesituation bzw. der Pflegendenkarriere entstehen und zum anderen Belastungen, die mit den neuen Aufgaben, Veränderungen im Lebensstil und Anforderungen einhergehen. Twigg und Atkin sehen in dieser Tendenz die Gefahr der „Pathologisierung informeller Pflege" (in Nolan, Grant et al., 1996, p. 52). Dieser Trend spiegelt sich ebenfalls in der Entwicklung und Testung von Assessmentinstrumenten wider. Die Erfassung pflegebedingter Belastungen steht hier augenscheinlich im Vordergrund, auch wenn in Einzelfällen, wie beispielsweise bei dem Screeninginstrument zur Erhebung der objektiven und subjektiven Belastungen von Vitaliano und Kollegen, in Ansätzen eine Verknüpfung mit moderierenden Variablen (Stressoren, Vulnerabilität und Ressourcen) erfolgt (Vitaliano, Russo et al., 1991).

Ein Problem dieses „pathologieorientierten" Forschungsansatzes, so Nolan et al. (Nolan, Grant et al., 1996), stellt die eingenommene Perspektive der Untersucherinnen dar: Die Einengung auf die Belastungsphänomene verhindert die Berücksichtigung möglicher präventiver und ressourcenorientierter Ansätze, obwohl sich pflegende

2 Die Situation pflegender Angehöriger

Angehörige in einem ständigen Anpassungsprozess befinden bzw. in einen solchen begeben müssen, um die für sie ungewohnte Herausforderung zu bewältigen (u. a. Kofahl & Mnich, 2005; Leipold, Schacke et al., 2005; Schaeffer & Ewers, 2001) (siehe auch Kapitel 2.5). Studien über spezifische Ressourcen pflegender Angehöriger sind, wie im weiteren Verlauf zu sehen sein wird, entsprechend selten (vgl. Kapitel 3). In der Folge ist bisher nur wenig bekannt über ihre begünstigenden Wirkungen auf die physische und psychische Gesundheit. Auch der Frage, wieso manche pflegende Angehörige die Pflegesituation weniger bis kaum belastend wahrnehmen und besser damit zurechtkommen als andere, ist bislang nur vereinzelt nachgegangen worden (u. a. von Cohen, Colantonio et al., 2002; Leipold, Schacke et al., 2006).

Die Untersuchung von Pot et al. (Pot, Deeg et al., 2000) zeigt, dass Ressourcen, wie das Vorhandensein problemorientierter und/oder emotionsgesteuerter Bewältigungsstrategien, emotionaler Stabilität, emotionaler und praktischer Unterstützung sowie körperliche Fitness, keine Moderator-Effekte in Bezug auf das Stresserleben von pflegenden Angehörigen bilden. Vielmehr beeinflusst die eigene Situationseinschätzung und -bewertung maßgeblich das subjektive Stresserleben. Eine kleine qualitative israelische Studie kommt zu der Vermutung, dass einige Teilaspekte familiärer Pflege, die üblicherweise oft als Belastungen deklariert werden, in Wahrheit Strategien der Bewältigung, also Ressourcen, beinhalten und damit gesundheitsfördernde Effekte haben können (Navon & Weinblatt, 1996). Die Ergebnisse von O'Reilly, Connolly et al. (2008) zeigen, dass pflegende Angehörige ein niedrigeres Mortalitätsrisiko haben können als Nichtpflegende (vgl. Fußnote 12). Sie fordern daher, dass die positiven gesundheitsfördernden bzw. -erhaltenden Aspekte familiärer Pflege besser erforscht werden müssen.

Die Arbeit von Meinders (2001) extrahiert positive gesundheitsfördernde Aspekte bzw. Merkmale aus unterschiedlichen Studien heraus, die sich allerdings auf Pflegende von dementiell erkrankten Angehörigen konzentrieren. Zu diesen identifizierten Kategorien zählen u. a.

- positive Veränderung und Wertschätzen familiärer Beziehungen,
- Freude am Zusammensein mit Pflegebedürftiger, Gefühl der Liebe gegenüber Pflegebedürftiger,
- erfüllen einer Pflicht,
- Gefühl, eine gute Pflege zu leisten, Gefühl der Zufriedenheit,[13]
- an Erfahrung wachsen, neue Dinge lernen,
- Sinn, Bedeutung und Bereicherung für eigenes Leben, Gefühl des persönlichen Wachstums,
- erleben, dass die Pflegebedürftige glücklich ist,

---

[13] (Vgl. u. a. Kuuppelomaki, Sasaki et al., 2004; Nolan, Grant et al., 1996).

- Gefühl etwas zurückgeben zu können,
- Vorbild für eigene Kinder geben,
- Pflege als Schutz vor der Entwicklung von Schuldgefühlen und anderen negativen Selbstwahrnehmungen u. a. (Meinders, 2001, p. 51ff).

Im Weiteren wird kurz darauf eingegangen, wie pflegende Angehörige mit der neuen Lebenssituation umgehen und mit welchen Strategien sie versuchen, ihr Leben an die neuen Gegebenheiten anzupassen.

2.5
Umgang mit der neuen Lebenssituation

Der Beginn einer Pflegeübernahme im häuslichen Umfeld ist zugleich eine Konfrontation mit dem gesamten Spektrum an Unterstützungsbedarf. Hierzu gehören neben einer pflege- bzw. körperbezogenen Unterstützung, hauswirtschaftlich-instrumentelle Verrichtungen, wie beispielsweise putzen oder einkaufen, ebenso der Betreuungs- und Aufsichtsbedarf bei der Betreuung von Personen mit kognitiven Beeinträchtigungen.[14] Da die neuen Aufgaben in der Regel zusätzlich zu dem bestehenden Aufgabenspektrum zu bewältigen sind, müssen sie mit denen des gewohnten Alltagslebens in Einklang gebracht werden. Abläufe und Routinen müssen angepasst bzw. umorganisiert werden. Oft ist ein einfaches Hinzufügen oder Addieren zu den bestehenden Verpflichtungen oder Tätigkeiten nicht möglich. Dies gilt insbesondere, wenn bei der Integration der neuen Anforderungen in das „normale" Alltagsleben eine Ausgewogenheit gefunden werden soll, ohne hierbei das persönliche Bedürfnis nach Aufrechterhaltung der eigenen Autonomie zu vernachlässigen, um nicht in der neu übernommenen Pflegerolle unterzugehen. Die Notwendigkeit zur Veränderung bzw. Anpassung beeinflusst häufig nicht nur die Person der pflegenden Angehörigen selbst, sondern ebenso ihre familiäre Lebenswelt. Durch die zusätzliche Beanspruchung verändern sich mehr oder weniger bewusst Aufgaben- und Rollenverteilungen innerhalb einer Familie (u. a. Ankri, Andrieu et al., 2005; Cheung & Hocking, 2004; Wright & Leahey, 2005; Zeman, 2005). Allerdings sind pflegende Angehörige bei der Bewältigung der neuen Lebenssituation und dem Finden einer neuen Balance häufig sich selbst und ihren eigenen intuitiven Handlungen überlassen. Pflegende Angehörige betrachten ihre Fähigkeiten als Pfle-

---

[14] In Kapitel 2.2 wurde bereits die Komplexität der familiären Pflege dargestellt.

gende oft als begrenzt. Viele wissen nicht, auf welche Ressourcen sie zurückgreifen können und wie sie neue für sich aufbauen können (Zabalegui, Bover et al., 2008). Rose (1997) bemerkt hierzu

> „... it is unfair to expect carers to have the necessary knowledge and skills to care for an ill relative without some form of support" (in Chambers, Ryan et al., 2001, p. 103).

Die gesellschaftliche Erwartung scheint extrem hoch, doch ist fraglich, ob diese realistisch und angemessen ist: Woher stammt die paradoxe Vermutung, dass eine Person zum Zeitpunkt der Pflegeübernahme per se über das notwendige Wissen und die pflegerischen Fähigkeiten und Fertigkeiten für die Betreuung und Versorgung einer pflegebedürftigen Person verfügt und darüber hinaus in der Lage ist, Strategien zur Bewältigung des neuen Alltags zu entwickeln? Untersuchungen zum Erleben der Pflegesituation zeigen, dass dieses Bild die Realität nicht widerspiegelt. Betroffene fühlen sich in der ungewohnten Situation oftmals alleine gelassen, sind unsicher und nehmen die Situation teilweise als sehr belastend wahr. Professionelle Dienstleistungsangebote greifen, betrachtet man die Studienergebnisse zu dieser Problematik, bisher nur in Ansätzen. Dabei mangelt es nicht an einem vielfältigen Angebotsspektrum. Allerdings lässt die geringe Inanspruchnahme dieser Leistungen darauf schließen, dass die Angebote nicht den individuellen Bedarfen und Bedürfnissen von pflegenden Angehörigen entsprechen (u. a. Ose & Schaeffer, 2005; Wilz & Böhm, 2007). Zeman (2005) versteht dies u. a. als Hinweis, dass die Entwicklung von Beratungs- und Unterstützungsleistungen in der Vergangenheit vorrangig aus der Expertinnenperspektive erfolgt ist. Auf in Untersuchungen identifizierte Belastungsphänomene von pflegenden Angehörigen wurde mit, aus professioneller Sicht eindeutigen und wirksamen, Interventionen reagiert. Allerdings – so ein Hauptkritikpunkt – wurde hierbei die Lebenswelt „häusliche Pflege" kaum berücksichtigt, obwohl allgemein bekannt ist, dass präventive und gesundheitsfördernde Maßnahmen im Settingansatz wirksamer sind (vgl. Hasseler, 2006; Hurrelmann, 2000; Mantovan, Ausserhofer et al., 2010; Rosenbrock & Gerlinger, 2006). Die Motive für die Nichtinanspruchnahme reichen entsprechend von fehlenden niedrigschwelligen Angeboten, mangelnder Transferunterstützung pflegetechnischer Maßnahmen im realen Pflegeumfeld bis hin zu einer vermissten kontinuierlichen und regelmäßigen Begleitung (u. a. Deutsches Institut für angewandte Pflegeforschung, 2006; Hasseler & Görres, 2005; Schneekloth & Wahl, 2006; Zarit, Gaugler et al., 1999; Zeman, 2005).

Studien zeigen also, dass pflegende Angehörige eine Unterstützung und Begleitung wünschen und benötigen. Diese sollte sich an ihren eigenen Ressourcen und Bedürfnissen orientieren, auch wenn es ihnen selbst schwer fällt, diese Bedarfe in ihrer speziellen Lebenslage klar zu identifizieren und zu artikulieren. Anstatt Bedarfe zu benennen, sprechen pflegende Angehörige über ihre Belastungen und Probleme im Pflegealltag. Nur selten formulieren sie spontan Ideen zur Verbesserung ihrer Situation (u. a. Ankri, Andrieu et al., 2005; Berg-Weger & Tebb, 2003; Kofahl, Nolan et al., 2005; Mischke & Meyer, 2008; Zabalegui, Bover et al., 2008). Ein Vorschlag, der in einer qualitativen saarländischen Studie von einer pflegenden Angehörigen geäußert wurde, ist beispielsweise die Durchführung von Pflege-Check-ups im Vorfeld einer Pflegeübernahme, um Bedarfe und mögliche Problembereiche frühzeitig aufzudecken (Mischke & Meyer, 2008).

2.6
Zusammenfassung

Der Umgang mit der neuen Lebenssituation gestaltet sich als Prozess, der je nach soziokulturellem Kontext, individuellen Voraussetzungen und Rahmenbedingungen unterschiedlich verläuft. Da neben der überwiegend eher belastungsorientierten Forschung auch einige Studien bestehen, in denen pflegende Angehörige über positive Erfahrungen berichten, bleiben Fragen offen: Wieso erleben einige pflegende Angehörige die Pflegeübernahme kaum oder gar nicht belastend, während andere über ein sehr hohes Belastungsempfinden klagen, welches allein aufgrund der psychischen Effekte gesundheitsbeeinträchtigende Folgen nach sich ziehen kann? Welche Faktoren beeinflussen diese unterschiedlichen Ausprägungen? Diesen Fragen ist Antonovsky (1987) bereits allgemein nachgegangen, indem er hinterfragte, wieso manche Menschen gesund bleiben, während andere erkranken (vgl. Kapitel 3). Umfassende und konkrete Erkenntnisse für die Gruppe der pflegenden Angehörigen fehlen jedoch bisher.

An diese Überlegungen schließt sich eine weitere Frage an: Über welche Informationen kann es einerseits gelingen, individuelle Beratungs- und Unterstützungsbedarfe von pflegenden Angehörigen zu erfassen, wenn diese andererseits Probleme haben, ihre Bedarfe zu erkennen bzw. zu benennen?

Im Folgenden werden auf diese Fragen Antworten gesucht, indem die Situation und das Erleben familiärer Pflege mit einer gesundheitssoziologischen Perspektive verknüpft werden. Im Mittelpunkt des Interesses steht hierbei ein Erkenntnisgewinn über Ressourcen pflegender Angehöriger.

3
GESUNDHEITSSOZIOLOGISCHER RAHMEN

Die Pflegeübernahme stellt in der Regel einen ungeplanten Einschnitt im Lebensrhythmus eines Menschen dar. Denn obwohl familiäre Pflege inzwischen zunehmend zum erwartbaren Lebensrisiko gehört (vgl. Kapitel 2) und viele Personen sich mit ersten Gedanken und Inhalten einer potentiellen Pflege (antizipierende Pflege) häufig bereits lange vor der offiziellen, legitimierten Rollenannahme beschäftigen, stellt die Konfrontation mit der realen Situation die Betroffenen vor besondere An- und Herausforderungen. Den Umgang mit diesen neuen, ungewohnten Erfordernissen meistern pflegende Angehörige auf verschiedene Art und Weise. Ebenso erleben sie die familiäre Pflegesituation unterschiedlich, entsprechend variiert die subjektive Einschätzung des eigenen Befindens bzw. der objektiv messbare Gesundheitszustand. Die vorliegende Arbeit will sich nicht auf die Belastungen konzentrieren, sondern fragt danach, welche Faktoren daran beteiligt sind, dass die häusliche Pflege unterschiedlich wahrgenommen wird. Das Interesse liegt besonders auf den Strategien und Ressourcen, die pflegende Angehörige zur Bewältigung nutzen und einsetzen bzw. die wichtig zum Erhalt eines persönlichen Gleichgewichts und der eigenen Gesundheit sind. Im Folgenden werden daher wichtige Aspekte der Gesundheitssoziologie, die für die Herleitung des Ressourcenansatzes der spezifischen Gruppe der pflegenden Angehörigen von Bedeutung sind, aufgezeigt.

3.1
STRESS UND FAMILIÄRE PFLEGE

Im Alltagsgebrauch ist „Stress" zunächst ein sehr beliebiger, undifferenzierter Begriff, der vielseitige Anwendung findet. Der ursprünglich aus der Physik stammende Begriff wurde von Seyle auf die Medizin übertragen (Lyon, 2005). Selye (1979, 1981, 1991) ging der Frage nach, wie und unter welchen Bedingungen sich psychische Befindlichkeiten in körperlichen Reaktionen niederschlagen. Er konnte nachweisen, dass der menschliche Körper in Stresssituationen unterschiedliche Ressourcen mobilisieren kann, um auf eine Gefahr zu reagieren oder ihr zu entgehen (beispielsweise durch Adrenalinausschüttung, die individuell unterschiedliche Reaktionsfähigkeit bei Einwirkung von Reizen (= Reagibilität), die Erhöhung des Muskeltonus oder die Produktion von Enzymen). Stress definierte er als „die unspezifische Reaktion des Organismus auf jede Anforderung" (Selye, 1979, p. 93), also als biologischen Mechanismus, um Gefahren abzuwehren. Stress kann daher zunächst als ein positiver Prozess (= Eustress) angesehen werden, der zu der „Überlebensausstattung" eines Menschen gehört (Hurrelmann, 2000, p. 52). Erst wenn die Bewältigung von Stress bzw. Stressoren zur Dauerbelastung wird, die Person in ständiger Alarmbereitschaft und Anspannung lebt, wandelt sich Stress zum negativen, krankheitsauslösenden bzw. gesundheitsschädigenden Mechanismus (= Distress) und löst Stress-Symptome aus. Nach Badura und Pfaff (1989) wird Distress immer dann ausgelöst, „wenn eine Diskrepanz oder ein Konflikt besteht zwischen Lebensbedingungen, Zwängen und Erwartungen auf der einen Seite und individuell gegebenen Bedürfnissen, Fähigkeiten und Ressourcen auf der anderen – und dieses Missverhältnis vom einzelnen als sein Wohlbefinden bedrohend oder beeinträchtigend erfahren wird" (Badura & Pfaff, 1989, p. 644). Jerusalem hebt u. a. in Anlehnung an Lazarus und Folkman die subjektive Bewertung hervor und definiert Stress als

„... ein Ereignis komplexer, subjektiver Einschätzungsprozesse bezüglich der eigenen Ziele, Handlungsalternativen und Situationsbedingungen" (Jerusalem, 1990, p. 4).

Als Belastungsfaktoren gelten in der Stressforschung vor allem kritische Lebensereignisse, Übergänge und Brüche im Lebenslauf, regelmäßig wiederkehrende Probleme sowie belastende oder energiezehrende Anforderungen und Anspannungen, die über einen langen Zeitraum bestehen und aufgrund der Dauereinwirkung keine Erholungspausen ermöglichen (Knoll, Scholz et al., 2005). Weitere mögliche Stressoren können auch unklare Rollenverteilungen und Verantwortlichkeiten sein (Aneshensel, 1992). Diese können u. a. durch einschneidende, belastende Lebensereignisse bzw. Unterbrechungen im gewohnten Lebensrhythmus bedingt sein, wie beispielsweise die Rollenverschiebungen und ungewohnten Anforderungen, die mit einer Pflegeübernahme einhergehen können. Problematisch sind vor allem die langsam wachsenden und sich manifestierenden Rollenbelastungen (An- und Herausforderungen, Konflikte), weil diese in der Regel nur mühsam beeinflusst werden können und zu langanhaltenden Anspannungen führen können (Pearlin, 1987). Untersuchungen zu dem Erleben ihrer neuen Lebenssituation zeigen, dass viele pflegende Angehörige sowohl die Unterbrechung bzw. die Veränderung ihres gewohnten Alltages als Belastung wahrnehmen wie auch die gesamte Komplexität der neuen Situation. Zarit et al. (Zarit, Todd et al., 1986) haben die Belastung pflegender Angehöriger definiert als

> *"... the extent to which caregivers perceive their emotional or physical health, social life, and financial status as suffering as a result of caring for their relative"* (Zarit, Todd et al., (1986; p. 261) in Faison, Faria et al., 1999, p. 244).

Objektive und subjektiv erlebte Belastungen können demnach Stress-Symptome auslösen und zu gesundheitsbeeinflussenden physiologischen und psychologischen Reaktionen und Verhaltensweisen führen (vgl. Hartke, Heinemann et al., 2006).

Pearlin et al. (Pearlin, Mullan et al., 1990) betrachten das Belastungserleben von pflegenden Angehörigen als das Ergebnis eines prozesshaften Ineinandergreifens von verschiedenen Komponenten:

- Hintergrund und Kontext der Belastung, hierunter verstehen sie u. a. die sozialen, personalen und sozioökonomischen Merkmale einschließlich der Lebensbedingungen und Lebensumwelt einer Person.
- Stressoren, also beispielsweise die Umstände, Erfahrungen und Aktivitäten, die problematisch eingeschätzt werden bzw. die auf die Person bedrohlich oder beängstigend wirken. Hierzu zählen Pearlin et al. (1990) mögliche Kommunikationseinschränkungen mit der Pflegebedürftigen aufgrund einer dementiellen Erkrankung, Rollenkonflikte zwischen Pflegender und Gepflegter oder ökonomische Probleme.
- Mediatoren bzw. Mediatoreffekten, die belastungsreduzierende Wirkungen haben und die Bewältigung einer Situation ermöglichen.
- Ergebnis der Belastung, also beispielsweise dem Wohlbefinden, dem Gesundheitsstatus und dem Zurechtfinden in ihren sozialen Rollen.

Sie verstehen Belastungen pflegender Angehöriger entsprechend als eine Kombination von Lebensumständen, Erfahrungen, Reaktionen und Ressourcen, die individuell variieren und daher zu unterschiedlichen Ergebnissen und unterschiedlichem Belastungserleben führen.

> *"We believe that it is useful to think of caregiver stress not as an event or as a unitary phenomenon. It is, instead, a mix of circumstances, experiences, responses, and resources that vary considerably among caregivers and that consequently, vary in their impact on caregivers' health and behavior. The mix is not stable ..."* (Pearlin, Aneshensel et al., 1996, p. 591).

Um besser zu verstehen, wieso die Auseinandersetzung mit der Pflegesituation und die Integration der neuen sozialen Rolle als pflegende Angehörige Stressempfinden hervorrufen können, soll zunächst mit Hilfe des transaktionalen Stressmodells von Lazarus (Lazarus, 2000; Lazarus & Folkman, 1984, 1987) aufgezeigt werden, auf welche Art und Weise Personen auf Stress reagieren können.[15]

---

[15] Dieses Modell wird gewählt, weil viele Variationen von Stress/Stresserleben von pflegenden Angehörigen bereits mit Hilfe des transaktionalen Ansatzes nachgewiesen bzw. erklärt werden konnten (vgl. Nolan, Grant et al., 1996).

3.2
DER COPING-ANSATZ

Lazarus (2000) hat bei der Übertragung der Stresstheorie auf die Gesundheitspsychologie die Bedeutung von transaktionalen Prozessen, die die Auseinandersetzung eines Individuums mit einer sich verändernden Situation umfassen, hervorgehoben. Er stellt den angeborenen Mechanismus bzw. die menschliche „Überlebungsausstattung" hinter die Art und Weise, wie eine Person auf Stress reagiert, zurück. Nach Lazarus wird ein vermeintlich gleiches Ereignis von unterschiedlichen Personen verschieden eingeschätzt und erlebt. Dies impliziert, dass ein Individuum in der Problembewältigung von physischen, psychischen und sozialen Impulsen geleitet wird. Wird eine Situation oder ein Ereignis als Stressor wahrgenommen, findet eine erste Einschätzung statt. Hierbei erfolgt eine subjektive und kognitive Einstufung der Lage als belanglos, positiv oder stressrelevant. Bei einem stressrelevanten Ergebnis werden die eigenen Wertvorstellungen und Ressourcen, die für die Bewältigung zur Verfügung stehen bzw. mobilisiert werden können, abgewogen. Die zweite Einschätzung umfasst die Beurteilung der persönlichen Fähigkeiten, um die Situation verändern zu können (problemorientierte Bewältigungsstrategie) oder um mit dem Belastungsempfinden lernen umgehen zu können, z. B. indem der Situation eine andere geringere Bedeutung beigemessen wird (emotionsorientierte Bewältigungsstrategie).[16] Diese beiden Einschätzungen, die oft zeitgleich und unbewusst ablaufen, bestimmen nach Lazarus die Strategien, die eine Person zur Bewältigung einsetzt. Inwieweit das Ereignis als Herausforderung, Bedrohung und/oder als Schaden bzw. Verlust eingestuft wird, hängt hierbei weniger von den objektiven Gegebenheiten, sondern vielmehr von der persönlichen Sichtweise ab. Wird die Verfügbarkeit von effektiven Bewältigungsmöglichkeiten subjektiv eher nega-

---

[16] Bandura spricht im Zusammenhang mit der Ressourceneinschätzung vom Konzept der Selbstwirksamkeitserwartung oder Selbstwirksamkeitsüberzeugung einer Person. Hierunter wird die innere Überzeugung und das Vertrauen einer Person verstanden, mit den eigenen Kompetenzen und Möglichkeiten spezifischen Anforderungen erfolgreich begegnen und auf potentielle Hindernisse erfolgreich reagieren zu können (Bandura, 1977, 1979, 1997). Eine Bewältigung der Situation ist demnach nur möglich, wenn die Person von ihren, ihr zur Verfügung stehenden, Ressourcen und Fähigkeiten überzeugt ist: „Perceived self-efficacy is not a measure of the skills one has but a belief about what one can do under different sets of conditions with whatever skills one possesses" (Bandura, 1997, p. 37).

tiv bewertet, ist die Verwundbarkeit und die Anfälligkeit für Distress erhöht. Umgekehrt ist die Wahrscheinlichkeit einer dauerhaften Belastung bzw. eines langanhaltenden Stressempfindens umso niedriger, je höher die eigenen Bewältigungsressourcen eingeschätzt werden (Badura & Pfaff, 1989; Ekwall, Sivberg et al., 2007; Hurrelmann, 2006; Jerusalem, 1990; Lazarus, 2000; Lazarus & Folkman, 1984, 1987; Schwarzer, 2000, 2005). Da Lazarus und Folkman (1984) Coping als transaktionales Geschehen betrachten, in dem sich das Individuum und die Umwelt gegenseitig beeinflussen, kommt es im Verlauf einer Stressbewältigung zu einer fortwährenden Neubewertung der Situation, der Stressoren und der eigenen Ressourcen. Hierdurch kann sich eine ursprünglich als bedrohlich wahrgenommene Situation in eine positive Herausforderung ändern.

Die Person wird in der transaktionalen Stresstheorie als aktive Problemlöserin beschrieben, die immer wieder vor neuen Herausforderungen steht und denen sie sich stellen muss. Das heißt, sie steht in ständiger Wechselbeziehung zwischen Ereignissen/Anforderungen auf der einen Seite und Anpassungen auf der anderen Seite. Diese dynamischen Anpassungs- oder Bewältigungsmechanismen, auch Coping bezeichnet, sind nach Lazarus

„... those direct active tendencies aimed at eliminating or minimizing a stressful event which are task and reality oriented" (Lazarus 1977 zitiert in Goosen & Bush, 1982, p. 22).

Während Lazarus und Folkman (1984) vom problem- und emotionsorientierten Coping sprechen, definieren andere Wissenschaftler abweichende Coping-Klassifikationen. So benennt Pearlin (1987) beispielsweise drei Möglichkeiten des Coping: die Veränderung der Situation (stimulus-directed coping), die Veränderung der Bedeutung der Situation (appraisal-directed coping) und die Beeinflussung der Stress-Symptome (response-directed coping). Rothermund und Brandstädter (1997a, 1997b) wiederum grenzen das assimilative Coping vom akkomodativen Coping ab. Unter assimilativer Bewältigung verstehen sie ein aktives, eingreifendes Handeln, um bestimmte Ziele trotz Schwierigkeiten zu erreichen. Dies kann unter Umständen auch mit einer Aneignung von zusätzlichen spezifischen Kenntnissen und Kompetenzen einhergehen. Die akkomodative Bewältigung hingegen versucht die eigenen Ziele und Ambitionen flexibel an die Situation anzupassen, so dass die Diskrepanz zwischen Ist und Soll verringert wird (Rothermund & Brandstädter, 1997a, 1997b).

Schnabel und Hurrelmann (1999) verstehen unter Coping ein Zusammenspiel verschiedener kognitiver und sozialer Fähigkeiten: einem hinreichenden Maß an Selbstvertrauen und Selbstkontrolle, intellektuelle und kommunikative Kompetenzen, die Fähigkeit zur schnellen Informationsverarbeitung und zum flexiblen Situationsmanagement sowie die Bereitschaft zur konstruktiven Auseinandersetzung mit belastenden Verhältnissen. Denn letztendlich zielen Coping-Reaktionen darauf ab, eine schwierige Situation und Belastung zu ändern oder zumindest abzumildern, potentielle Bedrohungen abzuwenden bzw. zu reduzieren oder die situationsbedingten Stress-Symptome zu managen und zu lernen mit ihnen umzugehen (Pearlin & Schooler in Nolan et al., 1996, p. 60).

Neben den gewählten Coping-Strategien sind bei der Stressbewältigung vor allem auch die Selbstwirksamkeitseinschätzung, also die subjektive Bewertung der verfügbaren bzw. mobilisierbaren Coping-Ressourcen, zentral. Dass diese von Individuum zu Individuum unterschiedlich aussieht, kann u. a. mit dem von Antonovsky (1997) beschriebenen Konzept des Kohärenzgefühls erklärt werden.

3.3
Konzept der Salutogenese

Antonovsky (1987) untersuchte die Frage, welche Faktoren und Bedingungen den Erhalt bzw. die Entwicklung von Gesundheit beeinflussen können. Seine Antwort darauf sind die generalisierten individuellen, sozialen und kulturellen Widerstandsressourcen, also die Ressourcen, die die Widerstandsfähigkeit eines Individuums erhöhen. Hierzu zählen physische, biochemische, materielle, kognitive, emotionale, motivationale, soziale und makrostrukturelle Faktoren, die bewirken, dass krankhafte Belastungsfaktoren gar nicht erst auftreten oder erfolgreich bekämpft werden können, z. B. Ich-Stärke, soziale Unterstützung und Anerkennung oder Stabilität. Faltermaier hat diese Widerstandsressourcen drei Gruppen zugeordnet (Tabelle 1).

Demgegenüber stehen die Widerstandsdefizite oder Stressoren. Beide zusammen prägen in der Auseinandersetzung das Kohärenzgefühl (Sense of Coherence (SOC)),[17] das sich aus drei Komponenten zusammensetzt: der Verstehbarkeit, der Handhabbarkeit und der Bedeutsamkeit.

Die Komponente Verstehbarkeit (= sense of comprehensibility) basiert vor allem auf der Konsistenz von Erfahrungen, auf denen eine Person eine „kognitive Landkarte" (Reinshagen, 2008, p. 151) zur Einschätzung von internen und/oder externen Stimuli bzw. Stressoren erstellt. Geht eine Person davon aus, dass potentielle Stimuli, mit denen sie konfrontiert werden wird, vorhersehbar, oder unerwartet eintretende Stimuli für sie schnell erkenn- und erklärbar sind, verfügt sie über eine hohe Verstehbarkeit.

Die Handhabbarkeit (= sense of manageability) umschreibt den Umfang von vorhandenen und verfügbaren geeigneten Ressourcen (den generalisierten und spezifischen

---

[17] Es existieren verschiedene deutsche Übersetzungen des Sense of Coherence (u. a. Faltermaier, 1994; Hurrelmann, 2006; Singer & Brähler, 2007), in dieser Arbeit wird der von Franke für die deutsche Ausgabe von Antonovskys Buch zur Salutogenese (Antonovsky, 1997) benutzte Begriff des Kohärenzgefühls verwendet.

körperlich-konstitutionelle Widerstandsressourcen	• Funktionen des Organismus, die den Körpers vor Krankheitserregern und Stressoren schützen, also positive Effekte für die Gesundheitsdynamik haben, u. a. - Immunkompetenz - Stabilität des vegetativen und kardiovaskulären Systems - körperliche Konstitution und Fitness - sensorisches System
personal-psychische Widerstandsressourcen	• Persönlichkeitsmerkmale (z. B. Ich-Stärke und -Identität, Selbstwertgefühl, positive Lebenseinstellung, Kontrollüberzeugung, Selbstwirksamkeit, Gefühl der sozialen und kulturellen Integration) • Kognitive Aspekte (z. B. Gesundheitswissen und Intelligenz) • Handlungskompetenzen (Fähigkeit, rational, flexibel und vorausschauend auf Anforderungen zu reagieren; kommunikative und soziale Kompetenzen)
soziale Widerstandsressourcen	• Impulse aus der sozialen Umwelt einer Person (u. a. soziale Unterstützung, soziale Beziehungen, soziales Netzwerk, Stabilität der Lebenswelt, Religion, Kultur) • Finanzielle Möglichkeiten zum Erhalt bzw. Gewinn wichtiger Ressourcen, die das körperliche und psychische Wohlbefinden erhalten bzw. fördern (z. B. Verfügbarkeit von Dienstleistungen oder Gütern)

Tab. 1: Widerstandsressourcen – Gruppeneinteilung in Anlehnung an Faltermaier (2005 in Hurrelmann, 2006, p. 121), eigene Darstellung

Widerstandsressourcen), die für die Auseinandersetzung mit den von den Stimuli ausgelösten Anforderungen notwendig sind bzw. sein werden. In Kombination mit konsistent positiven Erfahrungen bei der Bewältigung von Anforderungen entwickelt sich ein stärkeres Kohärenzgefühl. Eine Person, die über ein hohes Maß von Handhabbarkeit verfügt, wird entsprechend den Stimuli aktiv begegnen und mit ihnen umgehen können. Antonovsky betrachtet Widerstandsressourcen und Widerstandsdefizite als ein bipolares Konstrukt, dessen positiver Pol sich durch ein an Lebenserfahrung gestärktes Kohärenzgefühl widerspiegelt, wohingegen am entgegengesetzten Pol eine höhere Vulnerabilität gegenüber Stressoren droht.

3 Gesundheitssoziologischer Rahmen

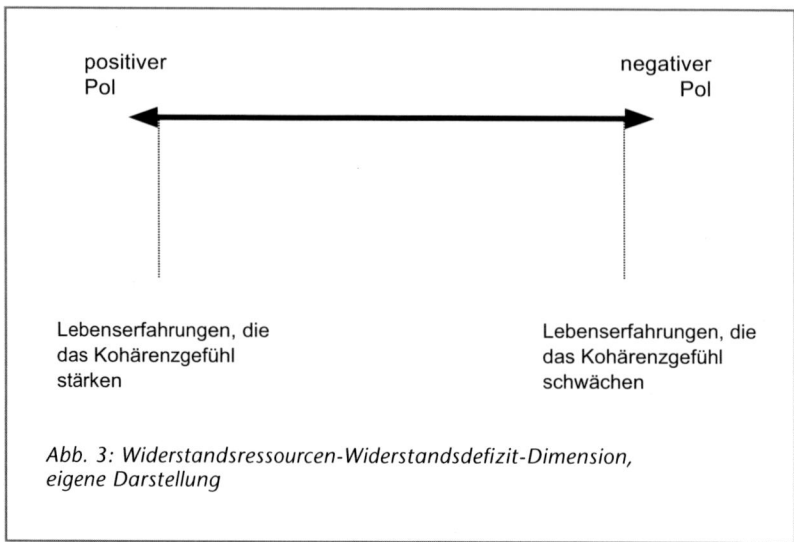

Abb. 3: Widerstandsressourcen-Widerstandsdefizit-Dimension, eigene Darstellung

Die Bedeutsamkeit (= sense of meaningfulness) bezeichnet Antonovsky auch als das motivationale Element des Kohärenzgefühls. Sie bezieht sich auf die Einschätzung, inwieweit das Leben bzw. bestimmte Lebensbereiche als emotional sinnvoll und wichtig erachtet werden. U. a. sind die interpersonelle Anerkennung und Wertschätzung für die eigenen Anstrengungen und Leistungen wichtige Aspekte, die diese Selbstbewertung beeinflussen. Die Selbsteinschätzung beeinflusst den Umgang mit Stimuli und Stressoren: Wird das Leben als sinnvoll erlebt, fällt der Einsatz von Ressourcen zur Bewältigung leichter, denn Anforderungen werden vor allem als Herausforderungen gesehen (Antonovsky, 1997; Horsburgh, 2000; Hurrelmann, 2006; Knoll, Scholz et al., 2005; Reinshagen, 2008; Singer & Brähler, 2007).

Aus diesen drei Komponenten definierte Antonovsky das Kohärenzgefühl:

„Das SOC (Kohärenzgefühl) ist eine globale Orientierung, die ausdrückt, in welchem Ausmaß man ein durchdringendes, andauerndes und dennoch dynamisches Gefühl des Vertrauens hat, daß

1. die Stimuli, die sich im Verlauf des Lebens aus der inneren und äußeren Umgebung ergeben, strukturiert, vorhersehbar und erklärbar sind;
2. einem die Ressourcen zur Verfügung stehen, um den Anforderungen, die diese Stimuli stellen, zu begegnen;
3. diese Anforderungen Herausforderungen sind, die Anstrengungen und Engagement lohnen" (Antonovsky, 1997, p. 36).

Die Ausprägung der einzelnen Komponenten differiert von Mensch zu Mensch, wobei bestimmte Kombinationen als eher stabil, andere als labil oder weniger wahrscheinlich gelten. So sieht Antonovsky (1987, 1997) in der emotionalen Komponente Bedeutsamkeit eine zentrale Dimension. Ohne ein hohes Maß an Bedeutsamkeit haben Versteh- und Handhabbarkeit nur einen eingeschränkten Einfluss auf den Einsatz von Copingstrategien. Außerdem vermutet Antonovsky, dass eine realistische Ressourcenabschätzung (= Handhabbarkeit) vom Erkennen und Verstehen bestehender bzw. potentieller Stimuli und den sich daraus ergebenden Anforderungen (= Verstehbarkeit) abhängt. Das Ausmaß der Handhabbarkeit wiederum beeinflusst das Ausmaß der Bedeutsamkeit, denn eine eher pessimistische Ressourcenbewertung wird sich demotivierend und destabilisierend auf die Bedeutsamkeit auswirken. Zwischen den drei Komponenten existieren entsprechend dynamische wechselseitige Beziehungen, die in ihrer Komplexität das Kohärenzgefühl eines Menschen ausmachen und den Umgang mit neuen Herausforderungen und Anforderungen beeinflussen. Hierbei ist es wichtig zu beachten, dass das Kohärenzgefühl selbst kein Copingstil oder -verhalten ist bzw. das individuelle Kohärenzgefühl einer Person nicht automatisch eine bestimmte Art und Weise der Bewältigung von Anforderungen impliziert. Es können lediglich Vermutungen abgeleitet werden, ob und wie die Person damit umgeht. Da die Stimuli/Stressoren, mit denen eine Person in den unterschiedlichsten Lebenssituationen und -phasen konfrontiert wird, oft sehr vielfältig und wenig vergleichbar sind, verlangen diese eine flexible Mobilisierung der eigenen Ressourcen und die Anwendung verschiedener Strategien. Allerdings, so Antonovsky (1997), ist das Kohärenzgefühl im Erwachsenenalter weitest gehend ausgebildet und verhältnismäßig stabil, nur extreme Lebensereignisse und Lebensbedingungen können auch im höheren Lebensalter zu elementaren Änderungen des Kohärenzgefühls führen.[18] Nach Antonovsky ist es jedoch eher wahrscheinlich, dass eine Person mit einem starken Kohärenzgefühl ihr Gleichgewicht zwischen verfügbaren generalisierten Widerstandsressourcen, generalisierten Widerstandsdefiziten und Stressoren aufrechterhält und an neuen Anforderungen wachsen wird. Die Person kann ihre Ressourcen ausbauen oder neue dazugewinnen und so ihre Widerstandsfähigkeit und Gesundheit stärken. Eine Person mit einem mäßigen oder geringen Kohärenzgefühl wird hingegen geschwächt aus der Situation herausgehen und ein Ungleichgewicht zwischen verfügbaren generalisierten Widerstandsressourcen, generalisierten Widerstandsdefiziten und Stressoren erleben (Antonovsky, 1997). Diese Annahmen wurden u. a. in einer finnischen Studie bestätigt (Hakanen, Feldt et al., 2007).

Zentral ist in diesem Zusammenhang auch das Konzept der Grenzen. Antonovsky (1997) geht davon aus, dass eine Person mit einem starken Kohärenzgefühl nicht

---

[18] Andere Forscher, wie z. B. Maddi und Kobasa, widersprechen diesem Ansatz. Sie gehen davon aus, dass sich die Widerstandsfähigkeit einer Person durch die permanente Auseinandersetzung mit neuen Veränderungen stetig wandelt. Stimuli und neue Herausforderungen sehen sie entsprechend als Chance für Wachstum und nicht als Bedrohung oder Belastung (Kobasa, Maddi et al., 1982; Maddi & Kobasa, 1984).

ihre gesamte Lebenswelt als verstehbar, handhabbar und bedeutsam erlebt, sondern dass sie zwischen subjektiv wichtigen und weniger wichtigen Lebensbereichen unterscheidet und entsprechend flexibel mit den Anforderungen umgeht. Darüber hinaus kann eine dynamische Anpassung dieser „Grenzen" helfen, den Alltag als kohärent wahrzunehmen. Wenn eine Person sich mit den Herausforderungen in einem Lebensbereich überfordert fühlt, kann sie versuchen diesen Lebensbereich einzugrenzen/zu verkleinern, um die Anforderungen zunächst zu verringern (Antonovsky, 1997; Singer & Merbach, 2008).

3.4
ÜBERTRAGUNG AUF PFLEGENDE ANGEHÖRIGE

Pflegende Angehörige haben statistisch betrachtet ein Durchschnittsalter, in dem nach Antonovsky (1997) das Kohärenzgefühl gefestigt ist und selbst unter Belastungen relativ stabil bleibt. Nur extreme Ereignisse können jetzt noch einen stärkeren Einfluss auf das Kohärenzgefühl ausüben. Folgt man den Überlegungen Antonovskys, so stellt die Übernahme einer häuslichen Pflege einen gravierenden und in der Regel länger anhaltenden Einschnitt im Leben einer Person dar und kann daher Auswirkungen auf ihr Kohärenzgefühl und ihre Copingstrategien haben (vgl. Reinshagen, 2008). Pflegenden Angehörigen mit einem hohen Kohärenzgefühl werden bei unvorhersehbaren Ereignissen, wie beispielsweise der plötzlichen Pflegeübernahme, oder chronischen Stressoren, wie etwa die oft langwierigen, häufig demotivierenden Auseinandersetzungen mit Sozialversicherungsträgern, die Auswahl und der Einsatz „geeigneter" Copingstrategien vergleichsweise leichter fallen als Menschen mit einem niedrigeren Kohärenzgefühl.

> *„Antonovsky (1987) described a person with a high sense of coherence (SOC) as someone who has inner resources to cope with external strain. For a caregiver with high SOC the situation may be appraised as more positive and meaningful than for a person with low SOC (Antonovsky 1987)"* (Ekwall & Hallberg, 2007, p. 833).

Es kann entsprechend angenommen werden, dass die Gesundheit und das Wohlbefinden pflegender Angehöriger mit dem Ausmaß und den Beziehungen der drei Komponenten des Kohärenzgefühls zusammenhängen. Ein Weg, das Kohärenzgefühl einer pflegenden Angehörigen zu stärken, könnte beispielsweise die Förderung der Komponente Handhabbarkeit sein. Hierzu ist es allerdings notwendig, die Widerstandsressourcen ebenso wie die Widerstandsdefizite einer pflegenden Angehörigen bzw. ihre Einschätzung hierzu zu erkennen und zu erfassen. Daneben kann angenommen werden, dass auch die Stärkung der Verstehbarkeit von Stimuli und Anforderungen hilfreich für eine gezieltere Auswahl von Widerstandsressourcen für den Umgang mit den Stressoren sein kann. Das Ausmaß der Bedeutsamkeit kann schließlich wichtig sein, wenn es um die Entscheidung geht, ob die Energie für die Mobilisation von Widerstandsressourcen aufgebracht werden soll oder nicht.

Hinsichtlich des flexiblen Umgangs mit Grenzen scheinen die theoretischen Überlegungen sinnvoll. Übertragen auf die reale Pflegesituation kann dies beispielsweise bedeuten, dass die pflegende Angehörige nicht in einem Schritt versucht, alle wahrgenommenen Belastungen zeitgleich zu lösen, sondern Prioritäten setzt und diese Aspekte zuerst versucht mit Hilfe der ihr subjektiv zur Verfügung stehenden Ressourcen zu bewältigen. Aufgrund dieses vergleichsweise reduzierteren Ressourcenbedarfs kann vermutet werden, dass die Komponente der Handhabbarkeit eine positivere Bewertung erhält. Gerade im beständigen Stadium innerhalb der Pflegendenkarriere (siehe Kapitel 2), in dem der Pflegealltag den Lebensmittelpunkt und oft auch Lebensinhalt einer pflegenden Angehörigen darstellt, kann der variable Umgang mit Grenzen eine Chance zur Bewältigung der vielfältigen Anforderungen familiärer Pflege (siehe Pflegetypologie, Kapitel 2) und zur Verringerung des Belastungserlebens darstellen.

Der aktuelle Forschungsstand zeigt, dass das Konzept der Salutogenese in einigen Studien mit pflegenden Angehörigen zugrunde gelegt wurde. Es werden die Stärke des Kohärenzgefühls, die Lebensqualität sowie das Belastungs- und Gesundheitserleben untersucht. Hierbei liegt häufig die Annahme zugrunde, dass ein ausgeprägtes Kohärenzgefühl eine pflegende Angehörige befähigt, Ressourcen zu mobilisieren, um mit der Situation besser zurechtzukommen. So wird beispielsweise untersucht, ob ein ausgeprägtes Kohärenzgefühl zur Förderung und Aufrechterhaltung der Gesundheit beiträgt bzw. ein geringes Kohärenzgefühl zu einer Destabilisierung und zu einem erhöhten Belastungsempfinden führt. Verschiedene Studien konnten zeigen, dass ein starkes Kohärenzgefühl mit dem subjektiven und körperlichen Wohlbefinden einer Person assoziiert ist (u. a. Andrén & Elmståhl, 2005, 2008; Antonovsky, 1993; Bengel, Strittmatter et al., 2001; Chumbler, Rittman et al., 2004; Ekwall, Sivberg et al., 2007; Horsburgh, 2000; Pallant & Lae, 2002; Schumacher, Wilz et al., 2000; Weber, 2005).

Nach Antonovsky besteht ein positiver Zusammenhang zwischen einem hohen Maß an generalisierten Widerstandsressourcen, einem starken Kohärenzgefühl und einem positiven Gesundheitserleben und Wohlbefinden (Antonovsky, 1987; Horsburgh, 2000).

Da das Erfassen des Kohärenzgefühls jedoch nur globale Ansätze für Unterstützungs- und Beratungsbedarfe geben kann, soll nun eine genauere Betrachtung von Ressourcen erfolgen. Dies erfolgt mit Hilfe der von Hobfoll entwickelten Theorie der Ressourcenerhaltung (COR) (Hobfoll, 1988, 1989, 1998; Hobfoll & Lilly, 1993).

3.5
DIE THEORIE DER RESSOURCENERHALTUNG

Die Theorie der Ressourcenerhaltung (Conservation of Resources Theory – COR) stellt das Erleben von Ressourcendefiziten und Ressourcengewinnen in den Vordergrund. Hobfoll (1989, 1998, 2002) geht davon aus, dass Menschen sowohl ein angeborenes wie auch ein erlerntes Bestreben haben, die Qualität und Quantität ihrer Ressourcen zu erhalten. Infolgedessen sind sie stets bestrebt, ihre Ressourcen zu bewahren, zu schützen und auszubauen. Gleichzeitig versuchen sie Situationen, in denen die Sicherheit und Stabilität ihrer Ressourcen gefährdet werden könnten, zu begrenzen. Der potentielle oder tatsächliche Verlust dieser wertvollen Ressourcen verursacht Stress. Ressourcen bilden somit im Hinblick auf die Stressresistenz eines Individuums essentielle Elemente. Hobfoll definiert Stress entsprechend als eine Reaktion auf die Umwelt, in der entweder

- ein Verlust von Ressourcen droht,
- der tatsächliche Verlust von Ressourcen eintritt oder
- ein Mangel von Ressourcengewinn, insbesondere nach Ressourcen-Fehlinvestitionen vorherrscht (Hobfoll, 1989, p. 516, 1998, p. 25).

Dieser Annahme folgend, ist ein bestimmtes Wissen über Ressourcen notwendig, um Stress, Stressprozesse und Belastungen zu verstehen. Hobfoll (1998) beschreibt hierzu drei Ressourcentaxonomien:

Die erste Klassifikation umfasst die beiden Kategorien internale und externale Ressourcen. Unter internalen Ressourcen werden alle persönlichen, eigenen Ressourcen eines Individuums verstanden, z. B. persönliche Merkmale wie Selbstbewusstsein, Kompetenzen oder Optimismus. Als externale Ressourcen werden alle Ressourcen bezeichnet, die außerhalb des Individuums in seiner sozialen Umwelt liegen und über die die Person nicht selbst verfügt, aber auf die sie Zugriff hat, u. a. soziale Unterstützung, Beschäftigung und sozialer Status (Hobfoll, 1998). Allerdings erschwert diese dichotome Kategorisierung teilweise die eindeutige Zuordnung von Ressourcen, daher entwickelte Hobfoll eine komplexere strukturelle Taxonomie mit vier Kategorien: Objekte, persönliche Ressourcen, Lebensbedingungen und -umstände und Energien. Hieraus ergibt sich ein neues, erweitertes Verständnis von Ressourcen. Ressourcen werden definiert als solche Objekte, persönliche Eigenschaften/Personenmerkmale, Lebensbedingungen oder Energien,

- die einer Person wichtig sind bzw. von ihr geschätzt werden und denen eine Bedeutung beigemessen wird,

  oder

- die Bedeutung für den Erwerb solcher Objekte, persönlicher Eigenschaften/Personenmerkmale, Lebensbedingungen oder Energien haben bzw. haben könnten (Hobfoll, 1989, p. 516, 1998, p. 26).

Neben dem technisch-materiellen Wert spielt vor allem auch der symbolisch-emotionale Wert der Ressourcen eine entscheidende Rolle; die Kombination beider beeinflusst die individuelle Wertigkeit einzelner Ressourcen und führt entsprechend zu unterschiedlichen Bedeutungszuschreibungen bei verschiedenen Personen. Verluste oder Bedrohungen von Ressourcen, die für eine Person keine oder nur eine geringe Relevanz besitzen, werden nicht in dem Maß wahrgenommen bzw. beeinflussen das Wohlbefinden weniger stark als der Verlust von Ressourcen, die eine hohe persönliche Bedeutung haben.

Die folgenden tabellarischen Darstellungen erläutern das Verständnis der vier von Hobfoll beschriebenen Ressourcen-Kategorien.

Kategorie	Definition
Objektressourcen/ materielle Ressourcen	Ressourcen mit materieller Präsenz (z. B. Haus, Wohnung, Transportmittel). Der „Wert" der Ressource ergibt sich u. a. durch • ihre Nützlichkeit zum (Über-)Leben (z. B. Obdach/ Schutz), • ihren Beitrag zur Erhaltung des eigenen (sozioökonomischen) Status, • das Selbstwertgefühl und/oder • den eigenen Anspruch bzw. den Mangel an diesen Ressourcen. In der Regel investieren Menschen sehr viel in den Erhalt, die Beschaffung, den Erwerb und den Schutz sogenannter Objekt-Ressourcen, um ihren Lebensstandard zu erhalten bzw. zu verbessern.

Tab. 2a: Kategorien in Anlehnung an Hobfoll (Buchwald, 2004, p. 13f; Hobfoll, 1989, p. 517, 1998, pp. 57-62; Hobfoll & Lilly, 1993, p. 129), eigene Darstellung

Lebensbedingungen und -umstände, Lebenslage[19] als Ressource	Sie legen das Fundament für den Zugang zu anderen Ressourcen und können deren Stabilität sichern. Sie beinhalten Strukturen oder Zustände, die den Weg zu anderen Ressourcen ebnen oder deren Besitz ermöglichen. Zu diesen Ressourcen zählen u. a. gesund sein, berufstätig sein, Berufserfahrung, eine bestimmte berufliche Position innehaben, Lebenserfahrung, verheiratet sein, Privilegien, bestimmte soziale Rollen innehaben oder der soziale Status. Zu Gesundheit im Rahmen dieser Ressource zählen der individuelle Gesundheitszustand sowie der Zugang und die Nutzungsmöglichkeiten von Gesundheitsleistungen. Ressourcen in dieser Kategorie können sowohl erarbeitet werden (z. B. berufliche Stellung/Status), genetisch beeinflusst sein (z. B. Gesundheit) aber sie können auch „in die Wiege gelegt werden" (z. B. Abstammung und sozialer Status).
Personenmerkmale/ persönliche Eigenschaften als Ressourcen	Personale Ressourcen umfassen a) die Fähigkeiten (einschließlich Management-fähigkeiten, beruflicher Qualifikationen, sozialem Selbstbewusstseins und sozialer Kompetenz) und b) die Charakterzüge einer Person (u. a. Selbstwertgefühl, Optimismus, Selbstvertrauen und Hoffnung). Personale Ressourcen werden vor allem erlernt und sind das Ergebnis von Modellierung, Edukation, Fürsorge und Rollenanpassung. Die Grundlagen zu den personalen Ressourcen werden oft in den frühen Entwicklungsphasen eines Menschen gelegt. Sie entwickeln sich im Laufe des Lebens weiter und werden insbesondere durch Erfahrungen, die mit Sicherheit und Zuneigung zusammenhängen, beeinflusst. Ressourcen aus der Kategorie der Lebensbedingungen/-umstände können Auswirkungen auf diese Kategorie haben. So kann beispielsweise soziale Unterstützung zu einem besseren Selbstwertgefühl führen.
Energieressourcen	Der Wert von Energieressourcen hängt von der Möglichkeit ab, inwieweit sie in Ressourcen der anderen drei Kategorien eingetauscht bzw. für den Erwerb dieser genutzt werden können. Sie sind vor allem wertvoll in ihrer Funktion als Hilfsmittel/Hilfsfunktion, um den Zugang zu anderen Ressourcen zu ermöglichen. Energieressourcen sind insbesondere dann kostbar, wenn sie ein hohes Tausch- oder Gewinnpotential besitzen. Energieressourcen sind z. B. Geld, Vertrauensvorschuss bei anderen Menschen oder Institutionen, sozialer Status, soziale Netzwerke/Beziehungen, Informationen und Wissen.

Tab. 2b: Kategorien in Anlehnung an Hobfoll (Buchwald, 2004, p. 13f; Hobfoll, 1989, p. 517, 1998, pp. 57-62; Hobfoll & Lilly, 1993, p. 129), eigene Darstellung

Ähnlich wie bei der ersten Taxonomie zeigt sich auch hier das Problem, dass nicht immer eine eindeutige Zuordnung von Ressourcen gelingt bzw. einige Ressourcen in mehrere Kategorien eingeordnet werden können. So können soziale Beziehungen beispielsweise sowohl als Energieressourcen für den Erwerb anderer Ressourcen herangezogen werden, als auch als persönliche Ressourcen zur Stärkung des Selbstwertgefühls oder als Lebensbedingung zur Sicherung der eigenen Stabilität fungieren. Andere Beispiele bilden die Gesundheit, die den Lebensbedingungen und den persönliche Ressourcen (in Bezug auf das Gesundheitsverhalten) zugeordnet werden kann. Dennoch ermöglicht diese Taxonomie eine vergleichsweise differenzierte Ressourcen-Zuordnung (Hobfoll, 1998).

Die dritte Taxonomie ist ein Modell der hierarchischen Ressourcen-Klassifikation.[20] Hobfoll (1998) unterscheidet zwischen primären, sekundären und tertiären Ressourcen, die alle in Richtung der lebensnotwendigen Ressourcen ausgerichtet sind. Er eröffnet mit dieser Taxonomie die Möglichkeit, Ressourcen unterschiedlichen Bedeutungsebenen zuzuordnen, wenngleich er einschränkend sagt, dass sich die Zuordnung vor allem in Abhängigkeit von soziokulturellen und situationsspezifischen Aspekten verändern kann. Eine klare Zuordnung scheint auch für die Gruppe der pflegenden Angehörigen schwierig, berücksichtigt man, dass sich die zentralen Lebensinhalte in Abhängigkeit von der Pflegephase (insbesondere beständiges Stadium der Pflegendenkarriere) und den Pflegeinhalten (vgl. Pflegetypologie) einseitig in Richtung Pflege des Familienmitgliedes verschieben können. Nicht die eigene Person steht im Vordergrund, sondern die Bewältigung des Pflegealltags. Entsprechend lassen sich Ressourcen pflegender Angehöriger nicht verallgemeinernd in die hierarchische Taxonomie einordnen. Dennoch ist sie im Hinblick auf die Bedeutungsebenen, die pflegende Angehörige verschiedenen Ressourcen zu bestimmten Zeitpunkten beimessen, interessant. Die Skala zur Erfassung der Bedeutung der einzelnen Ressourcen bildet diesen Ansatz ab (vgl. Kapitel 8).

Insgesamt kommt Hobfoll (1998) zu dem Schluss, dass keine der Taxonomien eine theoretisch fundierte und empirisch bestätigte Antwort auf die Frage geben kann, was Ressourcen sind. Er geht jedoch davon aus, dass sie einzeln oder in Kombination eine Hilfestellung für die Forschung und Entwicklung von Instrumenten/Methoden zu Ressourcen von Individuen oder Gruppen bilden können.

In der Theorie der Ressourcenerhaltung sind der Zugewinn und der Verlust von Ressourcen für das Erleben von Stress und Belastung von zentraler Bedeutung. Die Wahrnehmung eines Ereignisses oder Stressors führt zu der Einschätzung der eigenen Res-

---

[19] „Lebenslagen sind nach Amann „Strukturbeziehungen, die sich aus den äußeren Lebensbedingungen ergeben, die Menschen im Ablauf ihres Lebens vorfinden, sowie die mit diesen äußeren Bedingungen in wechselseitiger Abhängigkeit sich entwickelnden individuellen Wahrnehmungen, Deutungen und Handlungen, die diese Menschen hervorbringen" (Amann, 2000 in Cappell, 2005, p. 194).

[20] Dies ist die von Stoll (2001) gewählte Übersetzung, mit der er die hierarchische Systematik hervorheben wollte. Im Original bezeichnet Hobfoll diese Taxonomie als „Centrality of Resources to Survival", um die Ausrichtung aller Ressourcen hin zu lebensnotwendigen Dingen zu betonen (Stoll, 2001).

3 Gesundheitssoziologischer Rahmen

sourcen und der Auswahl von Copingstrategien, die insbesondere andere vorhandene Ressourcen schützen sollen. Wenn Ressourcen zur Sicherung des Ressourcenpools fehlen, ist die Person verwundbarer gegenüber Stressoren. Dennoch bedeutet jedes Coping auch, dass Ressourcen eingesetzt werden müssen. Coping verursacht entsprechend „Kosten", z. B. in Form von Zeit, Geld, Energie oder Zuwendung. Daher, so Hobfoll, strebt eine Person in stressfreien Phasen danach, Ressourcenüberschüsse zu entwickeln, um so potentielle Verluste kompensieren zu können. Der Zuwachs von Ressourcen stärkt das Wohlbefinden einer Person und löst ein Gefühl von Eustress aus (Hobfoll, 1989).

Insbesondere bei chronischen Stressoren kann der Verlust von Ressourcen schneller erfolgen als Ressourcen wieder ersetzt werden können. Anfängliche Ressourcenverluste können so in eine Spirale zunehmender Verluste übergehen (= Verlustspirale). Personen, die einen Mangel an adäquaten, benötigten Ressourcen spüren oder die glauben, dass sie aufgrund vorheriger Belastungen nur noch über geringe oder überhaupt keine Ressourcenreserven mehr verfügen, sind vergleichsweise vulnerabler für Verlustspiralen. Initiale Ressourcenverluste können so zu einer verstärkten Belastungswahrnehmung führen (vgl. Hobfoll & Buchwald, 2004).

Im Gegensatz dazu erleben Personen mit einem ausreichenden Ressourcenpool, dass Ressourceninvestitionen zu Gewinnspiralen und Ressourcenerhalt bzw. -zuwachs führen können. Insbesondere soziale und persönliche Puffervariablen, wie Selbstwirksamkeit, Optimismus, Selbstwertgefühl oder soziale Ressourcen, begünstigen diesen Verlauf (siehe Abbildung 4).

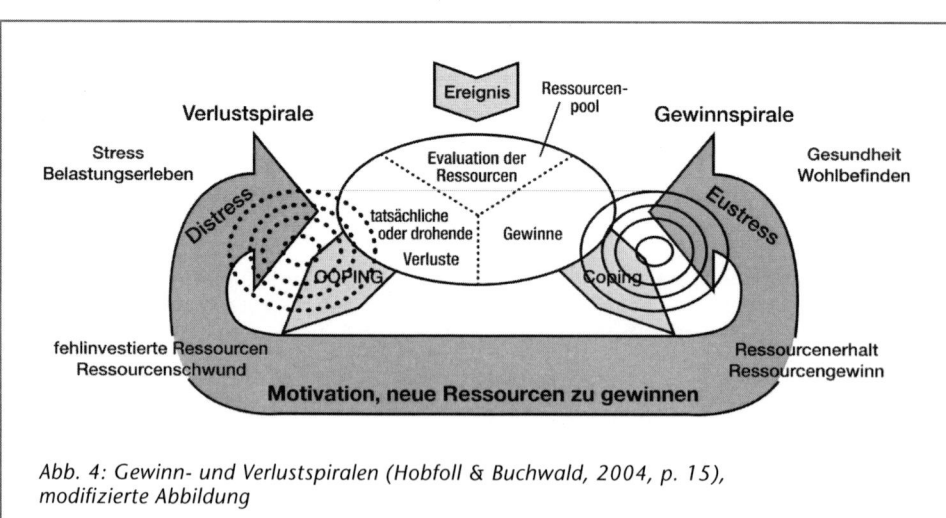

Abb. 4: Gewinn- und Verlustspiralen (Hobfoll & Buchwald, 2004, p. 15), modifizierte Abbildung

3 Gesundheitssoziologischer Rahmen

Aus seinen Überlegungen und Untersuchungen heraus formuliert Hobfoll zwei Prinzipien zur Vorhersehbarkeit von Ressourcenveränderungen, die in verschiedenen Studien empirisch belegt werden (u. a. Hobfoll, 1998; Hobfoll & Buchwald, 2004; Hobfoll & Lilly, 1993; Hobfoll & Schumm, 2004; Stoll, 2004):

1. Prinzip: Ressourcenverluste haben einen stärkeren Effekt als Ressourcengewinne.
2. Prinzip: Ressourcen müssen investiert werden, um Ressourcen zu gewinnen oder ihren Verlust zu verhindern (Hobfoll & Lilly, 1993, p. 131).

Hieraus folgt er, dass

- Personen mit einem umfangreichen Ressourcenpool weniger gefährdet sind Ressourcen zu verlieren. Sie sind in der Regel in der Lage, ihren Ressourcenpool zu erweitern und so für Stresssituationen vorzubeugen. Demgegenüber sind Personen mit einem eher schwachen Ressourcenpool vulnerabler für Ressourcendefizite und erleben kaum Ressourcengewinne.
- Personen mit einem eher schwachen Ressourcenpool für das Erleben von Verlustspiralen gefährdeter sind, vor allem weil ihnen weniger Ressourcen zur Verfügung stehen, um neue Ressourcen hinzugewinnen zu können.
- Personen, die Ressourcendefizite bei sich wahrnehmen, dazu neigen, eine defensive Haltung einzunehmen, um ihre noch verfügbaren Ressourcen zu sichern. In der Konsequenz zeigen sie eine geringe Bereitschaft, diese Ressourcen für den Gewinn neuer Ressourcen zu investieren (Hobfoll & Lilly, 1993, p. 132).

Hobfoll und Lilly (1993) kommen in ihrer Untersuchung zur Überprüfung des ersten COR-Prinzips zu dem Schluss, dass der primäre Forschungsfokus in der Zukunft auf die Prävention von Ressourcenverlusten gelegt werden sollte. Hierzu zählt ebenso die Förderung von Ressourcengewinnen als eine Möglichkeit der Prävention von Ressourcenverlusten. Da die Ressourcen-Verlustspiralen i.d.R. schneller und folgenschwerer verlaufen, scheinen zielgerichtete, präventive Interventionen hier notwendig und folgerichtig. Hobfoll und Lilly (1993) nehmen an, dass, abhängig von Lebenssituation und Setting, bestimmte Ressourcen eine höhere Relevanz haben. Sie gehen davon aus, dass spezifische Schlüsselressourcen existieren, die z. B. robuster sind bei Bedrohungen oder die Veränderungen im Ressourcenreservoir „überwachen". Als zukünftige Aufgabe der COR-Forschung betrachten sie daher die Beantwortung der Frage, welche Ressourcen für Personen in bestimmten Settings/Lebenssituationen von Bedeutung sind. Erste Beispiele aus verschiedenen Settings, u. a. dem Schulwesen oder der Sporttherapie, existieren bereits (vgl. Buchwald, Schwarzer et al., 2004; Stoll, 2001).[21]

Die Prinzipien der COR-Theorie hat Hobfoll zu einem späteren Zeitpunkt mit dem Fitting, Adaption, Limitation and Leniency-Modell (FALL-Modell) erweitert. *Fitting* bezieht sich auf die Anpassung der Ressourcen auf Umwelteinflüsse, um zukünftigen Umweltanforderungen leichter gerecht werden zu können. Adaption – in Anlehnung

---

[21] Siehe auch Kapitel 4.1.2 – Beispiele von Fragebögen zur Diagnostik von Ressourcen.

an das von Lazarus und Folkman beschriebene emotionale Coping – beinhaltet die zielgerichtete Aufmerksamkeitslenkung, Anpassung bzw. Neubewertung von Ressourcen, Ressourcenverlusten und Ressourcenbedrohungen. Hinter *limitations* verbergen sich die Grenzen bzw. Begrenzungen der eigenen Möglichkeiten, die beispielsweise durch soziale Strukturen (Alter, ethnische und soziale Zugehörigkeit u. a.) vorgegeben sind. *Leniency* (nachgiebig sein) beschreibt den flexiblen, lockeren Umgang mit Grenzen und Regeln, hierbei ist der soziale Status einer Person von großer Bedeutung: Er kann sowohl ressourcenlimitierend (bei einem eher niedrigen sozialen Status) und ressourcenbegünstigend (für privilegierte Personen) wirken (Hobfoll, 1998).

3.6
Übertragung auf pflegende Angehörige

Eine Übertragbarkeit der COR-Theorie auf die spezifische Situation pflegender Angehöriger ist bisher nicht erfolgt. Persönliche Nachfragen bei Hobfoll und Buchwald, die in verschiedenen Veröffentlichungen und in der internationalen Gesellschaft „Stress and Anxiety Research Society" mit Hobfoll zusammenarbeitet, bestätigten die umfangreichen (erfolglosen) Recherchen in den verschiedenen Datenbanken. Entsprechend fehlen bisher Informationen über Ressourcen, Ressourcenentwicklungen und Ressourcenbedeutungen für die Gruppe der pflegenden Angehörigen (vgl. auch Schaeffer, 2001).

Lediglich potentielle Ursachen für Ressourcenveränderungen im Verlauf von Pflegesituationen können aufgrund des bisherigen Ergebnisses zum Forschungsfeld pflegende Angehörige vermutet werden. Folgt man der Annahme von Hobfoll (1989, 1998), dass Reaktionen auf Stressoren und Umweltfaktoren zu einer Bedrohung oder einem tatsächlichen Verlust von Ressourcen bzw. zu ineffektivem, erfolglosem Ressourceneinsatz führen können, so muss das Erleben von Belastungen als möglicher Auslöser von Ressourcenveränderungen in Betracht gezogen werden. Eine qualitative Untersuchung zu den Pflegeberatungsbedarfen im Verlauf von Pflegendenkarrieren zeigt, dass pflegende Angehörige vor allem folgende Belastungen wahrnehmen:

- Unsicherheit und Umgang mit der neuen/ungewohnten Situation,
- Unterschätzung der Situation (zeitliche, körperliche, organisatorische, finanzielle und psychische Beanspruchung),
- Bürokratische und sozialrechtliche Hürden,
- Erfahrungen und Unstimmigkeiten in der medizinisch-pflegerisch-therapeutischen Versorgung,

- Umgang mit krankheits- und pflegebedingten Phänomenen,
- Begrenzung der eigenen Lebensqualität,
- Reaktionen des sozialen Umfeldes,
- Erleben beruflicher und finanzieller Grenzen,
- Umgang mit Verlust/Tod (vgl. Mischke & Meyer, 2008).[22]

Dennoch bleibt die Frage, welche Ressourcenausstattung bei einem Ereignis oder einer Bedrohung zu Distress (Ressourcenverlust) und welche eher zu Eustress (Ressourcenerhalt, Ressourcengewinn) führt. Informationen über die individuelle Ressourceneinschätzung und die spezifische Bedeutung einzelner für die familiäre Pflege relevanter Ressourcen für eine Person könnten Gesundheits- und Pflegeberaterinnen helfen, pflegende Angehörige gezielt beim Erhalt und Gewinn von zentralen Ressourcen zu unterstützen. Ressourcenorientierte Beratungsansätze bauen auf dieser Grundlage auf (vgl. Faltermaier, 2004; Nestmann, 2004; Sickendiek, Engel et al., 2002; Stark, 2004). Hierbei geht es u. a. darum, den Betroffenen durch Beratung Ressourcen verfügbar zu machen – auch im Sinne von Empowerment:

> *"Those who are empowered will do well because they have access to the resources necessary to control their lives and positively affect their environments. Those who lack power, in contrast, have limited access to opportunities to protect themselves or to gain access to resources available to others in the society. Allen and Britt (1983) suggest, in particular, that those who are less empowered have more vulnerable resources"* (Hobfoll & Lilly, 1993, p. 129).

Ein Beratungsbedarf entsprechend der von Hobfoll (1989, 1998) entwickelten COR-Theorie kann sich ergeben, wenn Ratsuchende

- ihre Ressourcen erweitern oder gezielt nutzen möchten,
- Unsicherheiten bezüglich der eigenen Ressourcen erleben, z. B. ob und wie sie bestimmte Situationen mit eigenen Ressourcen bewältigen oder ihre Ressourcen effektiv nutzen können,
- einen Verlust von Ressourcen befürchten, gerade erleben oder erlebt haben.

Allerdings setzt dies voraus, dass pflegende Angehörige lernen, ihre eigenen Ressourcen bewusst wahrzunehmen und einzuschätzen. Der Einsatz eines entsprechenden Assessmentinstrument im Beratungsgespräch, könnte pflegenden Angehörigen hierbei helfen.

Bislang fehlt jedoch ein solches Instrument zur Erhebung der persönlichen Ressourceneinschätzung, ihrer Bedeutungsbeimessung und dem Wunsch nach Ressourcenentwicklung für die Zielgruppe der pflegenden Angehörigen.

---

[21] Hinweise zu anderen einschlägigen Studien zum Belastungserleben siehe Kapitel 2.

3.7
ABLEITUNG DER FORSCHUNGSFRAGEN UND DES FORSCHUNGSVORHABENS

Die bisherigen Ausführungen haben gezeigt, dass zum einen die Anforderungen an pflegende Angehörige stark variieren. Zum anderen können das Belastungserleben ebenso wie die individuellen Bedarfe der pflegenden Angehörigen von den unterschiedlichsten Faktoren beeinflusst sein, z. B. von

- der Phase innerhalb der Pflegendenkarriere, in der sich die pflegende Angehörige gerade befindet,
- der persönlichen Situationseinschätzung und
- der aktuellen Bewertung ihres Ressourcenpools, auf den sie zur Bewältigung der Pflege zurückgreifen kann.

Gerade der zuletzt genannte Aspekt ist eng verknüpft mit dem Ausmaß des persönlichen Kohärenzgefühls, denn die Beurteilung und der Einsatz von Ressourcen ist, wie in Kapitel 3.3 aufgezeigt, assoziiert mit den Komponenten Verstehbarkeit, Handhabbarkeit und Bedeutsamkeit.

Die Vermutung liegt nahe, dass pflegende Angehörige mit einem großen Ressourcenreservoir und einem starken Kohärenzgefühl die Pflegerolle weniger belastend erleben, da sie bestrebt und in der Lage sind, ihre Ressourcensituation zu sichern bzw. auszuweiten. Dagegen sind Personen mit einem eher geringen Ressourcenreservoir und einem weniger ausgeprägten Kohärenzgefühl möglicherweise vulnerabler für Verlustspiralen und fühlen sich subjektiv belasteter.

Umso zentraler für eine zielgerichtete Unterstützung scheint das Wissen über die Ressourcensituation und die individuelle Bedeutung der Ressourcen für die einzelne pflegende Angehörige in ihrer spezifischen Lebenssituationen zu sein. Auf der Basis dieser Informationen könnten bedarfsgerechte Angebote zur Förderung und zum Erhalt von Ressourcen entwickelt werden, um so das Belastungserleben zu reduzieren und das Wohlbefinden zu stärken.

Ergänzend kann eine verzahnte Nutzung der strukturellen und hierarchischen Ressourcen-Taxonomien von Hobfoll in einem Assessmentinstrument zur Erhebung von Ressourcen aufzeigen, wo eine Flexibilisierung der Bedeutungsgrenzen die Bewältigung erleichtert bzw. die Ressourceninvestition optimiert.[23] Allerdings, so Stoll (2001), kann keine der drei von Hobfoll beschriebenen Taxonomien „eine theoretisch fundierte, empirisch abgesicherte und zufriedenstellende Antwort auf die Frage „was denn nun Ressourcen sind" geben (...)" (Stoll, 2001, p. 21). Gleiches kann für die von Antonovsky beschriebenen Widerstandsressourcen konstatiert werden (siehe Tabelle 1, Kapitel 3.3). Beide, Antonovsky (1997) und Hobfoll (1989, 1993, 1998) definieren Ressourcen als Kompetenzen und Potenziale einer Person, mit denen sie zum einen ihren normalen Lebensalltag meistert und auf die sie zum anderen zurückgreift, um besondere Anforderungen und Belastungen zu bewältigen. Dahinter steht die Annahme, dass das Vorhandensein dieses „Reservoirs" positive Effekte auf die Gesundheit und das Wohlbefinden einer Person hat (vgl. Laireiter, 2008). Diese Definition ist jedoch ebenso wie die Taxonomien zu global, um das Feld der Ressourcen zu konkretisieren. Dennoch können sie zusammen eine wichtige Hilfestellung für die Erforschung spezifischer Ressourcen bestimmter Zielgruppen bilden, wie beispielsweise für pflegende Angehörige.

In den vorausgegangenen Ausführungen wurde die Rolle, die Ressourcen für die Bewältigung häuslicher Pflege spielen können, erläutert. Dennoch existiert bisher nur ein globales Wissen über diese Ressourcen: Es ist bisher wenig erforscht, welche Ressourcen pflegende Angehörige zur Bewältigung ihrer Lebenssituation einsetzen bzw. über welche sie verfügen oder welche sie evtl. im Pflegeverlauf dazugewinnen. Einzig die subjektive Wahrnehmung, dass pflegende Angehörige sehr verschieden mit der Pflegeübernahme umgehen und Belastungen unterschiedlich einschätzen, lässt vermuten, dass sie aufgrund unterschiedlich eingesetzter Ressourcen verschiedenartige Strategien anwenden, die mehr oder weniger gesundheitsfördernde Effekte nach sich ziehen. Von Interesse ist daher, wie eine pflegende Angehörige ihren Ressourcenpool einschätzt, zu welchen Ressourcen sich die Einzelne Unterstützung z. B. in Form von Beratungsangeboten wünscht und welchen sie weniger Bedeutung beimisst oder auch welche bei ihr so ausgeprägt sind, dass sie im Hinblick auf Stärkung vernachlässigt werden können. An diese Überlegung schließt sich die Frage an, ob mit einem noch zu entwickelnden Assessmentinstrument eine Einschätzung der individuellen Ressourcensituation einer pflegenden Angehörigen gelingen kann.

Daraus folgend leitet sich das Promotionsvorhaben ab, das in zwei Phasen gegliedert ist. Im ersten Teil wird auf der Basis des oben erläuterten theoriegeleiteten Ansatzes, ergänzt durch eine hierauf abgestimmte Sekundäranalyse qualitativer Interviews mit pflegenden Angehörigen ein Instrument zur Erhebung von Ressourcen und ihrer Bedeutung für pflegende Angehörige entwickelt.

Die zentrale Forschungsfrage dieser Phase lautet entsprechend:

> **Welche spezifischen Ressourcen haben im Verlauf ihrer Pflegendenkarriere für pflegende Angehörige eine Bedeutung?**

[23] Siehe Kapitel 3.3 – Konzept der Grenzen von Antonovsky und Kapitel 3.4 – FALL-Modell von Hobfoll.

3 Gesundheitssoziologischer Rahmen

Im zweiten Teil des Promotionsvorhabens wird das neu entwickelte Instrument ersten statistischen Testungen unterzogen, um es auf seine Objektivität, Validität und Reliabilität zu überprüfen.

Die zentrale Fragestellung der zweiten Phase lautet entsprechend:

> **Wie gut können mit dem entwickelten Assessmentinstrument**
> - **die Ressourcensituation,**
> - **die Bedeutung einzelner Ressourcen für die pflegende Angehörige und**
> - **ihr Unterstützungsbedarf zur Stärkung der Ressourcen erfasst werden?**

Erste Phase: Entwicklung des Assessmentinstruments

4
Methodisches Vorgehen für die Entwicklung des Assessmentinstruments

Im folgenden Kapitel wird das zweiphasige Verfahren zur Entwicklung des Assessmentinstruments erläutert. Im Mittelpunkt steht die Frage, welche spezifischen Ressourcen für pflegende Angehörige im Verlauf ihrer Pflegendenkarriere bedeutsam sind.

Um sich der Beantwortung dieser Frage anzunähern, wird ein mehrstufiges Vorgehen gewählt. Zunächst werden die von Antonovsky (1993) und Hobfoll und Kollegen (Hobfoll, Lilly et al., 1992) benannten Ressourcen zu einem Katalog zusammengeführt (Kapitel 5). Die neue Ressourcenliste wird mit Hilfe einer abgestimmten Sekundäranalyse qualitativer Interviews für die Gruppe pflegender Angehöriger überprüft und modifiziert (Kapitel 6). Eine systematische Literaturanalyse ergänzt die Katalogentwicklung (Kapitel 7). Die Fragebogenentwicklung schließt die Entwicklungsphase ab (Kapitel 8).

Im Folgenden werden nun die einzelnen Schritte des methodischen Vorgehens erläutert.

4 Methodisches Vorgehen für die Entwicklung des Assessmentinstruments

> **Entwicklung und Testung eines Assessmentinstruments zur Erfassung der Ressourcen pflegender Angehöriger**
>
> **PHASE 1: ENTWICKLUNG DES ASSESSMENTINSTRUMENTS**
>
> ➢ Entwicklung eines Ressourcenkatalogs – Entwicklung von Items
>   - Vor-Rück-Übersetzung des Ressourcen-Evaluations-Fragebogens (COR-E) von Hobfoll et al. (Hobfoll, Lilly et al., 1992) Grundlage: Übersetzungsmodell nach Brislin (1970)
>   - Bildung eines vorläufigen Kategorienschemas auf der Grundlage der Instrumente:
>   - COR-E
>   - GCOR-E-xx (von Stoll entwickelte deutschsprachige Ressourcen-Evaluations-Fragebögen) (Stoll, 2001)
>   - SOC-Fragebogen zur Lebensorientierung von Antonovsky (1993)
>   - Sekundäranalyse von 30 Interviews mit pflegenden Angehörigen → Entwurf eines Variablenkatalogs für das neue Instrument
>   - Literaturrecherche → Modifizierung des Katalogs
> ➢ Fragebogenkonstruktion in Anlehnung an die GCOR-E-xx-Instrumente
>
> Abb. 5: Phase 1 – Entwicklung des Assessmentinstruments

4.1

ENTWICKLUNG DER ITEMS

ENTWICKLUNG DES VORLÄUFIGEN RESSOURCENKATALOGS

Aufbauend auf den theoretischen Vorüberlegungen werden in einem ersten Schritt die von Antonovsky (1993) und Hobfoll, Lilly et al. (1992) entwickelten und getesteten

Instrumente genauer betrachtet. Von Interesse ist, ob die beiden Instrumente konkrete Ressourcen erfassen, die in den ersten Entwurf eines Ressourcenkatalogs aufgenommen werden können.

Der von Antonovsky (1993) entwickelte Fragebogen zur Lebensorientierung (im Folgenden SOC-Fragebogen genannt) liegt in der deutschen Fassung vor und wurde bereits vielfältig in Studien getestet (u. a. Schuhmacher, Wilz et al., 2000; Singer & Brähler, 2007). Er kann daher unmittelbar in die weitere Arbeit einbezogen werden. Zusätzlich fließen die von ihm beschriebenen Widerstandsressourcen (vgl. Tabelle 1) in die Erstellung des vorläufigen Ressourcenkatalogs ein.

Auf ein zum original Ressourcen-Evaluations-Fragebogen (Conservation of Resources Evaluation – COR-E; (Hobfoll, Lilly et al., 1992)) äquivalentes deutschsprachiges Instrument kann nicht zurückgegriffen werden. In Anlehnung an das Modell von Brislin (1970) werden die 74 Items des COR-E daher in einer Vor-Rück-Übersetzung übersetzt. Die Vorübersetzung erfolgt unabhängig durch zwei deutschsprachige Personen mit sehr guten Englischkenntnissen. Die beiden Übersetzungen werden miteinander verglichen und eine Konsensversion erstellt. Die Rückübersetzung ins Englische übernimmt eine Dolmetscherin mit Englisch als Muttersprache, die keine Kenntnisse über die ursprüngliche Version hat. Alle Übersetzerinnen kommen aus dem Gesundheitsbereich. Originalfassung und Rückversion werden verglichen, im Idealfall sollten sie übereinstimmen. Als problematisch kann sich allerdings die Konstruktion des COR-E erweisen, denn die Items werden fast ausschließlich aus einzelnen Wörtern bzw. Begriffen gebildet. Aufgrund fehlender Kontextinformationen kann dies eventuell zu Verständnisproblemen und Diskrepanzen bei der Übersetzung führen. Bei Abweichungen soll daher eine weitere Vor-Rück-Übersetzung der unklaren Items erfolgen (vgl. Brislin, 1970; Jones, Lee et al., 2001). Auf eine Testung – auch im Sinne eines Prätest zur Überprüfung der Verständlichkeit – wird verzichtet, da für die Entwicklung des Assessmentinstruments „lediglich" die Items des COR-E als Kategorien für die qualitative Sekundäranalyse von Interesse sind.

Neben den bereits aufgeführten Informationsquellen werden auch die von Stoll (2001) entwickelten deutschsprachigen Ressourcen-Evaluations-Fragebögen[24] in diesen ersten Schritt der Ressourcen-Identifizierung einbezogen und ein erster Entwurf eines Ressourcenkatalogs erstellt. Die Ressourcen dieses vorläufigen Katalogs werden im Weiteren anhand einer qualitativen inhaltsanalytischen Sekundäranalyse auf ihre Bedeutsamkeit für die Gruppe der pflegenden Angehörigen überprüft.

---

[24] Wenn alle von Stoll entwickelten deutschsprachigen Ressourcen-Evaluations-Fragebögen gemeint sind und keine Differenzierung zwischen den einzelnen Instrumenten erfolgt, werden diese im Weiteren mit GCOR-E-xx abgekürzt.

Qualitative Sekundäranalyse: Überprüfung des vorläufigen Ressourcenkatalogs

Aus forschungspragmatischen Gründen erfolgt diese Überprüfung mit einer qualitativen Sekundäranalyse von 30 leitfadengestützten Interviews mit pflegenden Angehörigen, die im Rahmen des Forschungsprojektes „Pflegeberatungsbedarfe im Verlauf von ‚Pflegendenkarrieren' aus der Perspektive pflegender Angehöriger" an der Hochschule für Technik und Wirtschaft des Saarlandes (HTW) im Zeitraum Dezember 2006 bis Januar 2008 geführt wurden.

Hintergrund zu den Interviews und den Teilnehmerinnen

Die Rekrutierung von pflegenden Angehörigen als Interviewpartnerinnen verlief über Pressemitteilungen, ein Interview im Radio und Flyer, die saarlandweit in Arztpraxen und zusätzlich in verschiedenen Saarbrücker Apotheken ausgelegt wurden. Angesprochen wurden Personen, die sich selber als pflegende Angehörige betrachten, unabhängig davon, ob die zu Pflegenden bzw. zu Betreuenden Leistungen der Pflegeversicherung erhielten oder nicht. An der Untersuchung nahmen insgesamt 30 Personen teil (22 Frauen und acht Männer). Es wurde bewusst keine Spezifizierung auf Angehörige in Pflegesituationen mit bestimmten Pflegephänomenen vorgenommen, da das innerhalb der Untersuchung zu entwickelnde Beratungskonzept für alle pflegenden Angehörigen Anwendung finden sollte.[25] Alle befragten pflegenden Angehörigen verfügten bereits über eine längere Pflegeerfahrung, bei sieben Interviewpartnerinnen waren die pflegebedürftigen Personen zum Zeitpunkt des Erstinterviews bereits verstorben (vgl. Mischke & Meyer, 2008).

Die leitfadengestützten Interviews wurden nach dem von Witzel beschriebenen problemzentrierten Ansatz geführt (Witzel, 1989, 2000). Die Gespräche fanden je nach Wunsch der Interviewpartnerinnen in der Hochschule oder in den Wohnungen der Befragten statt, sie dauerten zwischen 20 und 150 Minuten. Zusätzlich wurde ca. ein Jahr nach dem Erstinterview ein Telefoninterview mit allen Teilnehmerinnen durchgeführt, um eventuelle Veränderungen in den Bedarfen zu erfassen. Die Interviews wurden digital aufgezeichnet, transkribiert und anonymisiert. Daneben wurde zu jedem Interview ein Interviewtagebuch verfasst. Zusätzlich standen persönliche Dokumente von pflegenden Angehörigen zur Verfügung, u. a. Briefwechsel mit Behörden und Ausschnitte eines persönlichen Pflegetagebuches.

---

[25] Das Spektrum der Pflegephänomene der pflegebedürftigen Menschen zeigt ebenso wie die Krankheitsbilder eine große Vielfalt: Einschränkungen infolge von Schlaganfällen, Morbus Parkinson, dementiellen Veränderungen, Multiple Sklerose, Wachkoma, Mehrfachbehinderungen oder auch Querschnittslähmung.

4 Methodisches Vorgehen für die Entwicklung des Assessmentinstruments

Primäres Anliegen dieser Untersuchung war die Identifizierung von Beratungsbedarfen aus Sicht der pflegenden Angehörigen. Da zum Untersuchungszeitraum bereits die Idee für ein Promotionsvorhaben zur Entwicklung eines Assessmentinstruments bestand, konnten in den Interviewleitfaden ergänzende Fragen integriert werden. Aussagen zu den individuellen Ressourcen wurden in den Interviews beispielsweise mit Fragen nach der eigenen Gesundheit und Gesundheitsfürsorge, den Unterstützungsmöglichkeiten und der Nutzung dieser Möglichkeiten oder auch nach dem sozialen Netzwerk gewonnen. Angaben finden sich jedoch auch in den narrativ ausgerichteten Fragen zum Erleben der Pflegesituation und zu ihren Wünschen und Erwartungen als pflegende Angehörige.

Durchführung der qualitativen Sekundäranalyse

Da die damaligen Einverständniserklärungen nicht ohne Weiteres die Verwendung der Daten für weitergehende Forschungsarbeiten erlauben, werden von denjenigen Interviewpartnerinnen, deren Aussagen z. B. als Begründung für bestimmte Fragen bzw. Item-Generierungen in der Promotionsarbeit verwendet werden, eine mündliche Einverständniserklärung eingeholt. Dies erfolgt telefonisch unter Zeugen.

Die Daten werden computergestützt mit dem Programm MAXQDA 2007 mit der Methode der strukturierenden qualitativen Inhaltsanalyse nach Mayring (2003) ausgewertet. Die qualitative Inhaltsanalyse stellt eine vergleichsweise effiziente Methode zur Datenreduktion und Analyse dar und bedient sich verschiedener Verfahren, von denen hier die strukturierende und die skalierende Strukturierung angewendet werden. Die Technik der strukturierenden Inhaltsanalyse hat zum Ziel, eine bestimmte Struktur aus dem Datenmaterial mit Hilfe eines Kategorien- oder Kodiersystems herauszufiltern und zusammenzufassen (Mayring, 2003). Sie eignet sich daher gut für das geplante Vorhaben. Als vorläufige Struktur bzw. vorläufiges Kodierschema dient das zusammengeführte Ressourcen-Kategoriensystem (Kapitel 5.3), das im weiteren Verlauf reduziert und modifiziert werden soll. Hierzu werden die durch dieses Kodierschema angesprochenen Textbestandteile aus dem Material systematisch extrahiert, paraphrasiert und zusammengefasst. Mit Hilfe der skalierenden Strukturierung erfolgt eine Gewichtung der identifizierten Ressourcen entsprechend ihres Vorhandenseins, ihrer Relevanz und ihrer Veränderung in Bezug auf Zuwachs oder Verlust.

Anmerkung zur Güte der qualitativen Sekundäranalyse

Für die Beurteilung der Güte qualitativer Untersuchungen finden sich in der Literatur unterschiedliche Grundpositionen (z. B. Bortz & Döring, 2005; Flick, 2002; Haas-Unmüßig & Schmidt, 2010; Mayring, 2003; Prakke & Wurster, 1999; Steinke, 2007), auf die an dieser Stelle nicht näher eingegangen werden sollen.

Gütekriterien wie die Indikation des qualitativen Vorgehens, Grenzen und die Relevanz wurden im Abschlussbericht zum primären Forschungsvorhaben „Pflegeberatungsbedarfe im Verlauf von ‚Pflegendenkarrieren' aus der Perspektive pflegender Angehöriger" thematisiert. Auf eine Duplikation wird hier daher verzichtet und auf die entsprechende Veröffentlichung verwiesen (Mischke & Meyer, 2008).

Für die Beurteilung der Qualität der Sekundäranalyse wird ergänzend eine intersubjektive Nachvollziehbarkeit des Forschungsprozesses hergestellt. Dies erfolgt anhand eines Überprüfungspfades bzw. einer Verfahrensdokumentation in Anlehnung an Flick (Flick, 2002) und Steinke (Steinke, 2007) (Abbildung 6).

Ergänzende Literaturrecherche

Die abschließende Literaturanalyse dient der Ergänzung des Ressourcenkatalogs. Hierdurch soll gewährleistet werden, dass für pflegende Angehörige bedeutsame Ressourcen, die durch die Sekundäranalyse nicht erfasst werden konnten, aber in anderen Studien bereits identifiziert wurden, in das Assessmentinstrument mit aufgenommen werden.

Hierzu erfolgt eine Recherche zu Studien zum Thema Ressourcen pflegender Angehöriger in den relevanten deutschen und internationalen Literaturdatenbanken (Medline, CINAHL, PsycINFO, Social Sciences Citation Index, GeroLit) und in MedPilot. Es werden u. a. folgende Suchbegriffe einzeln und in Kombination verwendet: Pflegende Angehörige (family and informal caregiver), Ressourcen (resources) [einzeln oder in Kombination mit den Wörtern: Gewinn (gain), Verlust (loss), positive Erlebnisse (positiv appraisals) oder Bedrohung (threat)]. Außerdem werden die Ressourcen des vorläufigen Ressourcenkatalogs, die nicht in der Sekundäranalyse identifiziert werden konnten, verknüpft mit dem Begriff pflegende Angehörige (family and informal caregiver) gesucht. Da die Literaturanalyse keinen systematischen Review zum Ziel hat, sondern explorativ erfolgt, wird auf eine Differenzierung der Trefferquoten nach Suchbegriffeingaben verzichtet.

Die Ergebnisse der Literaturanalyse fließen in den Ressourcenkatalog ein, der entsprechend modifiziert die Grundlage für den nächsten Schritt bildet.

Daten

Primärdaten stammen aus der Studie von Mischke & Meyer (2008):
- Leitfadenentwicklung auf der Basis einer Literaturanalyse, Diskussion im Rahmen eines Seminars mit Studierenden der Fakultät für Sozialwissenschaften an der HTW und innerhalb des Kollegiums
- Teilnehmerinnen-Rekrutierung: Mitteilungen in der saarländischen Presse, Interview bei einem regionalen Radiosender, Auslage von Informationsschreiben und -karten in Apotheken und Arztpraxen
- Information und schriftliches Einverständnis von allen teilnehmenden pflegenden Angehörigen (für die verwendeten Daten in der Sekundäranalyse: telefonisches bzw. persönliches Einholen eines erneuten Einverständnisses)
- Interview-Ort: je nach Wunsch der pflegenden Angehörigen im häuslichen Umfeld oder an der HTW, Gewährleistung der Betreuung der Pflegeempfängerin je nach Bedarf durch Studierende
- Digitale Aufnahmen von 30 teilstrukturierenden Interviews und Follow-up-Interviews ein Jahr nach den Erstinterviews
- zusätzliche Daten: Interviewtagebücher, Dokumente der pflegenden Angehörigen (Pflegetagebücher, Schriftwechsel)
- vollständige Transkription der Interviews in Anlehnung an die Transkriptionsregeln von Bortz & Döring (2005) mit Hilfe der Software f4

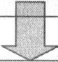

Auswertung: Sekundäranalyse

- Forschungsfrage: Welche spezifischen Ressourcen haben für pflegende Angehörige im Verlauf ihrer Pflegendenkarriere eine Bedeutung?
- Strukturierende qualitative Inhaltsanalyse nach Mayring (2003) mit der Software MAXQDA 2007. Als vorläufige Struktur bzw. vorläufiges Kodierschema dient das zusammengeführte Ressourcen-Kategoriensystem (Kapitel 5.3). Zu allen Codes werden Code-Memos erstellt, in denen die Codes definiert und zum Teil mit Ankerbeispielen ergänzt werden. Zusätzlich werden in dem Logbuch spezifische Kodierregeln festgehalten.
- Skalierende Strukturierung nach Mayring (ebd.): Alle identifizierten Ressourcen werden gewichtet:
  - 0 - Ressource nicht vorhanden (als fehlend beschrieben)
  - 25 - Aktueller Ressourcenverlust (innerhalb der Pflegendenkarriere)
  - 50 - Ressource vorhanden
  - 75 - Aktueller Ressourcengewinn (innerhalb der Pflegendenkarriere)
  - 100 - Ressource als wichtig/wünschenswert eingestuft

Ergebnisse

- Modifizierung des vorläufigen Kodierschemas:
  - Streichen von Ressourcen (= Kategorien oder Codes), die auf der Grundlage der Analyse keine oder nur eine sehr untergeordnete Bedeutung für pflegende Angehörige besitzen
  - Ergänzung von Ressourcen, die im vorläufigen Kodierschema nicht erfasst wurden
- Erstellung des vorläufigen Itemkatalogs für den Fragebogen: Ressourcen = Items, Erläuterung der einzelnen Items

Abb. 6: Überprüfungspfad zur Beurteilung der Güte der qualitativen Sekundäranalyse

4.2
FRAGEBOGENKONSTRUKTION IN ANLEHNUNG AN DEUTSCHSPRACHIGE RESSOURCEN-EVALUATIONS-FRAGEBÖGEN (GCOR-E-xx)

Die so identifizierten Ressourcen bilden die Items für das neue Assessmentinstrument. Für die weitere Entwicklung des Assessmentinstruments ist die Konstruktion der Skalen notwendig. Sie soll in Anlehnung an den COR-E und die GCOR-E-xx-Instrumente erfolgen, wobei das Instrument neben der Bedeutsamkeit und den Ressourcenveränderungen auch individuelle Bedarfe zur Stärkung einzelner Ressourcen abbilden soll. Erst hierdurch ist der Fragebogen als Assessmentinstrument einsetzbar, denn

> „... bei jedem Assessment sollte das Ziel der Information basierten Entscheidungsfindung im Vordergrund stehen, für die als Basis zuverlässige Informationen benötigt werden; das Assessment-Ergebnis sollte folglich handlungsleitend sein" (Bartholomeyczik, 2007, p. 212).

Insgesamt betrachtet sollte das neue Assessmentinstrument bestimmten Anforderungen genügen: Es sollte

- die Komplexität der individuellen Lebenssituation von pflegenden Angehörigen berücksichtigen,
- die relevanten Aspekte Relevanz, Gewinn- und Verlusterleben sowie Unterstützungsbedarfe hinsichtlich individueller Ressourcen strukturiert erfassen,
- theorie- und empiriegestützt sein,
- praxistauglich sein, d.h. er sollte leicht verständlich und einfach in der Durchführbarkeit sein,
- eine Selbstbewertung durch die pflegende Angehörige ermöglichen und daher das Antworten auf die einzelnen Items leicht und schnell möglich sein,
- die Testlänge nicht zu umfangreich und in einer angemessenen Testzeit zu bearbeiten sein,
- eine Basis für eine begründete Handlungsbasis bilden sowie
- den Gütekriterien der Objektivität, Reliabilität und Validität genügen

(vgl. u. a. Bartholomeyczik, 2007; Bartholomeyczik & Hunstein, 2006; Lienert & Raatz, 1998).

4 Methodisches Vorgehen für die Entwicklung des Assessmentinstruments

Nach der Erläuterung des methodischen Vorgehens der ersten Phase des Promotionsvorhabens erfolgt im nachfolgenden Kapitel die Darstellung der Instrumentenentwicklung.

5

Entwicklung eines vorläufigen Ressourcenkatalogs

Aus den bisherigen Vorüberlegungen werden im ersten Schritt potentielle spezifische Ressourcen pflegender Angehöriger abgeleitet. Hierzu werden die Instrumente der beiden theoretischen Ansätze von Antonovsky (1987) und Hobfoll (1988, 1998) vorgestellt und ihre Eignung für die Identifizierung von Ressourcen pflegender Angehöriger sowie für die Beantwortung der Forschungsfrage überprüft.

5.1

SOC-Fragebogen – Fragebogen zur Lebensorientierung von Antonovsky

Zur Einschätzung des Kohärenzgefühls hat Antonovsky den Fragebogen zur Lebensorientierung (SOC-Fragebogen) mit 29 Items entwickelt: elf Items zur Verstehbarkeit, zehn Items zur Handhabbarkeit und acht Items zur Bedeutsamkeit. Die einzelnen Items können den drei Komponenten des Kohärenzgefühls zugeordnet werden (Antonovsky, 1993). Der SOC-Fragebogen liegt in deutscher Übersetzung vor und wurde umfangreich getestet (Schumacher, Wilz et al., 2000).

Die Zuverlässigkeit des SOC-Fragebogen kann als gut bis sehr gut bezeichnet werden: In mehreren Untersuchungen konnte für den Gesamtfragebogen eine sehr hohe interne Konsistenz (Cronbachs Alpha: .84 bis .95), für die drei Subskalen eine gute interne Konsistenz (Cronbachs Alpha: .71 bis .87) nachgewiesen werden (Schumacher, Wilz et al., 2000). Die von Antonovsky selbst reduzierte Version, ein 13 Items umfassender Fragebogen, enthält fünf Items zur Verstehbarkeit, vier Items zur Handhabbarkeit und vier Items zur Bedeutsamkeit (alle Items stammen aus seinem Originalfragebogen). Diese gekürzte Skala weist ebenfalls eine gute interne Konsistenz auf (Cronbachs Alpha: .84). Allerdings zeigt die von Schumacher, Wilz et al. (2000) entwickelte eindimensionale Sense of Coherence Scale – Leipziger Kurzform (SOC-L9-Fragebogen) mit lediglich neun Items mit einem Cronbachs Alpha von .87 eine leicht höhere interne Konsistenz. Die Kurzform enthält zwei Items aus der ursprünglichen Subskala Verstehbarkeit, drei aus der Subskala Handhabbarkeit und vier aus der Skala Bedeutsamkeit. Der SOC-L9-Fragebogen ermöglicht eine ökonomische, reliable und valide Erfassung des von Antonovsky eingeführten Konzepts des Kohärenzgefühls, allerdings sieht sie keine separate Betrachtung der Subskalen vor. Dies ist jedoch aufgrund der Tatsache, dass die von Antonovsky theoretisch abgeleiteten Subskalen des Originalfragebogens (Verstehbarkeit, Handhabbarkeit, Bedeutsamkeit) bisher faktorenanalytisch nicht reproduziert werden konnten, zu vernachlässigen. Auch Antonovsky selbst empfiehlt nur die Verwendung des SOC-Gesamtskalenwertes (vgl. Franke, 1997; Schumacher, Wilz et al. 2000). Neben der faktoriellen Validität wurden in verschiedenen – auch deutschen – Studien weitere Untersuchungen zur Überprüfung der Validität durchgeführt. Korrelationen des SOC-Fragebogens mit unterschiedlichen Skalen (u. a. der Hospitaly Anxiety and Depression Scale (HADS), dem Multidimensional Fatigue Inventory (MFI) und dem Gießener Beschwerdebogen (GBB)) ergeben ausschließlich signifikante negative Korrelationen. Ein hohes Kohärenzgefühl geht demzufolge mit geringen körperlichen und psychischen Beschwerden einher und umgekehrt (Singer & Brähler, 2007).

In den in Kapitel 3 aufgeführten Studien zu pflegenden Angehörigen steht in der Regel das Kohärenzgefühl als Gesamtes im Mittelpunkt, das überwiegend mit dem ungekürzten SOC-Fragebogen erfasst wurde. Eine differenzierte Betrachtung der Widerstandsressourcen erfolgt nicht. Obwohl der Einsatz des SOC-Fragebogens einen Hinweis über das Ausmaß von Handhabbarkeit geben kann, geben die Analysen keinen konkreten Aufschluss darüber, über welche Ressourcen pflegende Angehörige verfügen, welche ihnen wichtig zur Bewältigung des Pflegealltags sind oder welche sie hierzu benötigen. Risikogruppen bzw. pflegende Angehörige mit einem geringeren Kohärenzgefühl können so zwar erkannt werden, eine gezielte Beratung und Unterstützung zur Förderung bzw. zum Erhalt dieser Ressourcen anzubieten, ist auf dieser Basis allerdings kaum möglich (Horsburgh, 2000).

Nur wenige Forschungsarbeiten konnten gefunden werden, die neben dem Ausmaß des Kohärenzgefühls auch explizit Ressourcen untersucht haben. Eine belgische Studie zeigt, dass pflegende Angehörige mit einem starken Kohärenzgefühl der Pflegeübernahme einen positiven Sinn zuordnen können (Gallagher, Wagenfeld et al., 1994). Diese Betrachtung der Situation kann u. a. als Bewältigungsressource betrachtet werden. Coe, Miller et al. (1992) bestätigen, dass sich pflegende Angehörige mit einem hohen Kohärenzgefühl von ihrem sozialen Umfeld, insbesondere Familie und Freunden, besser unterstützt fühlen. Die soziale Unterstützung bzw. das soziale Netzwerk kann entsprechend als generalisierte Widerstandsressource betrachtet werden. Andere Studien stellen eher den Zusammenhang zwischen Kohärenzgefühl und Belastungserleben in den Vordergrund (u. a. Andrén & Elmståhl, 2005, 2008; Chumbler, Rittman et al., 2004; Van Puymbroeck, Hinojosa et al., 2008).

5.2
COR-E – Ressourcen-Evaluations-Fragebogen

Der ressourcentheoretische Ansatz von Hobfoll (1988, 1998) beschäftigt sich mit der Ausprägung von Ressourcenverlusten und -gewinnen, die mit einer spezifischen Situation zusammenhängen bzw. durch sie ausgelöst werden. Um einerseits das Ausmaß von Ressourcenverlusten und Ressourcengewinnen sowie andererseits die individuelle Bedeutung, die spezifischen Ressourcen beigemessen wird, zu erfassen, entwickelten Hobfoll und Kollegen einen Ressourcen-Evaluations-Fragebogen, den COR-E (Conservation of Resources Evaluation) (Hobfoll, Lilly et al., 1992). Hierzu wurde in einem Gruppenprozess mit 30 Stressforscherinnen in den Niederlanden eine 74 Ressourcen umfassende Liste erstellt. Diese Ressourcenliste spiegelt nach Hobfoll et al. (1992) eine breite kulturelle Basis wider. Die Liste wurde zwei verschiedenen Stichproben[26] vorgelegt, die die einzelnen Ressourcen hinsichtlich kürzlich erlebter Verluste und Gewinne sowie rückblickend für das vergangene Jahr auf jeweils zwei Skalen von „1" (kleiner Verlust bzw. Gewinn) bis „7" (großer Verlust bzw. Gewinn) einschätzen sollten.

Mit einer Faktorenanalyse konnte eine Konstruktvalidität für das Instrument nachgewiesen werden. Hierbei konnten ebenso eindeutig Faktoren für das Erleben von Ressourcengewinnen wie auch für das Erleben von Ressourcenverlusten identifiziert werden. Als stärkste Faktoren zeigten sich die persönlichen Ressourcen, aber auch die Ressource soziale Unterstützung und die Einschätzung der finanziellen Ressourcen spielten eine zentrale Rolle (Hobfoll & Lilly, 1993; Hobfoll, Lilly et al., 1992; Stoll, 2004). Die 74 Ressourcen wurden von Hobfoll et al. (1992) den vier strukturellen Ressourcenkategorien Objekte, persönliche Ressourcen, Lebensbedingungen/-umstände und Energieressourcen zugeordnet.[27]

---

[26] Erste Stichprobe: Mitglieder einer religiösen Gemeinde (N = 74), zweite Stichprobe: Universitätsstudentinnen (N = 255).

5 Entwicklung eines vorläufigen Ressourcenkatalogs

Der COR-E bildete die Grundlage für die von Stoll, Schega et al. (2004) entwickelte und validierte deutschsprachige Conservation of Resources Evaluation Rehabilitation Skala (German Conservation of Resources Evaluation – Rehabilitation (GCOR-E-R)) für den Bereich des Rehabilitationssports. Hierzu wählte er spezifische zielgruppenrelevante Items aus dem Originalfragebogen COR-E aus, die er zum Teil neu formulierte und ergänzte. Der GCOR-E-R besteht aus 25 Items in fünf Subskalen: soziale Ressourcen, Lebenszuversicht/Optimismus, arbeitsplatzbezogene Ressourcen, Wohlbefinden/Selbstwert und Bewältigungsressourcen, die über die Faktorenanalyse identifiziert wurden. Ergänzend zu der Originalversion von Hobfoll, Lilly et al. (in Stoll, 2001) wird neben der Verlust- und Gewinneinschätzung ebenfalls die persönliche Bedeutung, die jeder einzelnen Ressource beigemessen wird, erfragt. Jedes Item wird somit auf drei verschiedenen Skalen erfasst. Neben dem GCOR-E-R wurden von Stoll weitere GCOR-E-Instrumente für andere Zielgruppen bzw. Settings entwickelt. Für Senioren gibt es den GCOR-E-S mit 25 Items in den vier Subskalen: soziale Ressourcen/Selbstwert, Finanzen/Gesundheit, materielle Ressourcen/Sicherheit und Bewältigungsressourcen. Ein anderes GCOR-E-Instrument erfasst die Ressourcen gesunder Personen im mittleren Erwachsenenalter (GCOR-E-G) mit 16 Items in drei Subskalen: soziale Ressourcen/Optimismus, arbeitsplatzbezogene Ressourcen und Selbstwert. Alle Instrumente wurden wissenschaftlich getestet, die Stichprobengröße variierte zwischen 68 und 110, die Zuordnung der Items zu den Subskalen erfolgte über Faktorenanalysen (Stoll, 2001, 2004).

Eine Übertragung auf bzw. die Entwicklung eines COR-E-Instruments für die spezifische Gruppe pflegender Angehöriger ist nach bisherigen Erkenntnisstand nicht erfolgt (vgl. Kapitel 3.4).

---

[27] Da in der umfangreichen zur Verfügung stehenden Literatur kein Hinweis auf eine Untergliederung der 74 Ressourcen in Subskalen bzw. eine Zuordnung zu den vier strukturierten Ressourcenkategorien gefunden werden konnte, erfolgte eine E-Mailanfrage an Stevan Hobfoll. In seiner Antwort bestätigte er, dass die Ressourcen nicht aus theoretischen Konstrukten abgeleitet wurden, sondern die Liste wie oben beschrieben von Stressforscherinnen erstellt wurde. Die einzelnen Ressourcen wurden im Nachhinein mit Hilfe der Faktorenanalyse verschiedenen Faktoren zugeordnet (E-Mailkontakt am 1. und 2. Februar 2009 mit Stevan Hobfoll). Eine Veröffentlichung zu den konkreten Ergebnissen der Faktorenanalyse konnte nicht gefunden werden.

5.3
ZUSAMMENFÜHRUNG DER ERKENNTNISSE

Beide Instrumente, der SOC-Fragebogen und der COR-E in seiner Originalfassung, wurden nicht auf der Grundlage bestehender ressourcenorientierter Konstrukte entwickelt, dennoch lassen sich „theoretisch" viele der beschriebenen Ressourcen zu empirisch untersuchten Konstrukten zuordnen. Die deutschen Modifizierungen des COR-E zeigen in der Bezeichnung der Subskalen (bzw. Faktoren) ansatzweise eine solche Zuordnung (vgl. Kapitel 5.2). Aufgrund dieser „Realität" wird auf ein weiteres Eingehen hinsichtlich möglicher Konstrukte verzichtet und der Schwerpunkt auf die in den Instrumenten benannten Ressourcen gelegt.

Ein Vergleich von Widerstands- und strukturellen Ressourcen zeigt ein hohes Maß an Übereinstimmung. Im Folgenden werden beide „Ressourcenlisten" zusammengeführt. Als Grundlage dient die Ordnung der vier Ressourcen-Klassen von Hobfoll, da sie als praxisnah für die Entwicklung eines Instruments für die Zielgruppe pflegender Angehöriger eingeschätzt wird.[28]

Zunächst werden die 74 Items des COR-E in einer Vor-Rück-Übersetzung entsprechend des Übersetzungsmodells nach Brislin ins Deutsche übersetzt (Brislin, 1970; Jones, Lee et al., 2001). Der Vergleich der beiden Vor-Übersetzungen zeigt nur geringe Abweichungen, so dass eine Konsensbildung schnell gelingt. Die Rückübersetzung und Gegenüberstellung von Originalversion und Rückversion zeigen bis auf Abweichungen bei zwei Ressourcen, dass die Vorübersetzung gelungen ist und keine Diskrepanzen bzw. Verständigungsprobleme auftreten. Zur Klärung der zwei Abweichungen werden die beiden Ressourcen von einer dritten Person erneut vorübersetzt und von der Dolmetscherin erneut zurückübersetzt. Hiernach konnte auch für diese Ressourcen eine gemeinsame Vorübersetzung gefunden werden.

Die Ressourcen des COR-E, der GCOR-E-Instrumente sowie die von Antonovsky benannten Widerstandsressourcen werden nun in das strukturelle Kategoriensystem nach Hobfoll eingeordnet (siehe Tabelle 3a-3c).

---

[28] Die Zusammenführung bzw. Integration der Widerstandsressourcen in die strukturelle Ressourcen-Klassifikation erfolgt pragmatisch ohne theoretische Diskussion. Aufgrund des hohen Überschneidungsgrades können Redundanzen an dieser Stelle zu Kapitel 3 nicht vermieden werden.

5 Entwicklung eines vorläufigen Ressourcenkatalogs

Ressourcen-Kategorie	Ressourcen
Objektressourcen/ materielle Ressourcen	- Obdach: Haus, Wohnung - Unterkunft, die meinen Bedürfnissen entspricht - angemessene Wohnungseinrichtung - größeres Zuhause, als ich benötige - Transportmittel bzw. -möglichkeiten - passende und angemessene Kleidung - mehr Kleidung als ich benötige - notwendige, nützliche Haushaltsgeräte - notwendige Grundlagen (Instrumente/Werkzeuge/Materialien) für die Arbeit - angemessene Ernährung - Kindern die wichtigsten Dinge zur Verfügung stellen - Extras für Kinder - Geld für Extras - Erspartes oder Notgroschen - angemessenes Einkommen - angemessener Finanz-Kredit - finanzielle Vermögenswerte (Aktien, Immobilien etc.) - finanzielle Sicherheit/Stabilität - Krankenversicherung - gesicherter finanzieller Ruhestand, Rentensicherheit - Selbstwertgefühl durch materielle Ressourcen
Lebensbedingungen und -umstände, Lebenslage als Ressource	- eine gute Ehe führen - Vertrautheit mit Ehe- oder Lebenspartnerin - Familienstabilität - gute Beziehung zu meinen Kindern - Gesundheit der Kinder - Gesundheit des Ehe- oder Lebenspartnerin - Gesundheit von Familie/engen Freundinnen - persönliche Gesundheit - Vertrautheit mit mindestens einer Freundin - Loyalität von Freundinnen - Begleitung/Gesellschaft - Hilfe bei Aufgaben in der Arbeit - Hilfe bei Arbeiten zu Hause - Hilfe bei der Kinderbetreuung - soziale Unterstützung - Engagement in der Kirche, Synagoge, etc. - berufliche Stellung/Status, Dauer der Betriebszugehörigkeit - sichere Arbeitsstelle - Rolle als Führungsperson - Anerkennung meiner Leistungen/Fähigkeiten - Verständnis von meinen Vorgesetzten

Tab. 3a: Ergänztes strukturelles Ressourcen-Kategoriensystem

5 Entwicklung eines vorläufigen Ressourcenkatalogs

Ressourcen-Kategorie	Ressourcen
	- Unterstützung von Kolleginnen - Privilegien - bestimmte soziale Rollen innehaben - sozialer Status - gute Verständigung mit anderen - positiv herausfordernde Routinen
Personenmerkmale/ persönliche Ressourcen	- Gefühl, Erfolg zu haben - Gefühl, dass ich meine Ziele erreiche - Gefühl, wichtig für andere zu sein - Gefühl, Stolz auf mich selbst zu sein - Gefühl, dass mein zukünftiger Erfolg von mir selbst abhängt bzw. Gefühl, dass ich meinen zukünftigen Erfolg selbst beeinflussen kann - Gefühl, die Kontrolle über mein Leben zu haben - Gefühl, dass ich weiß, wer ich bin - positives Gefühl über mich selbst - zu wissen, wo mein Leben mich hinführt - Gefühl, dass mein Leben einen Sinn hat - Gefühl von Unabhängigkeit - Gefühl der Verpflichtung - Gefühl der sozialen und kulturellen Integration/Gefühl akzeptiert zu sein - Gefühl, dass mich mein Alltag positiv herausfordert - Hoffnung - optimistische Einstellung/positive Lebenseinstellung - Sinn für Humor - Durchhaltevermögen/Geduld/Ausdauer - Gefühl, dass mein Leben friedlich verläuft - genügend Zeit zum Schlafen - Freizeit - Zeit für mir nahestehende Personen - Zeit zum Arbeiten - Zuneigung von anderen - Vertrautheit mit einem oder mehreren Familienangehörigen - Fähigkeit zur guten Kommunikation - Fähigkeit, sich mitteilen zu können - Fähigkeit, Aufgaben zu organisieren - Fähigkeit, die eigene Lebensweise umzustellen - Fähigkeit, den Lebensalltag zu bewältigen - Selbstdisziplin - Motivation, Dinge zu erledigen - Fortschritte in der Schule oder in der Ausbildung

Tab. 3b: Ergänztes strukturelles Ressourcen-Kategoriensystem

Ressourcen-Kategorie	Ressourcen

Personenmerkmale/ persönliche Ressourcen	- Kenntnisse über Ursachen und Folgen einer Erkrankung
	- eigenes Wohlbefinden
	- Handlungskompetenzen
	  • Fähigkeit, rational, flexibel und vorausschauend auf Anforderungen zu reagieren
	  • soziale Kompetenzen
	  • kognitive Aspekte (z. B. Gesundheitswissen und Intelligenz)

Energieressourcen	- Geld bzw. finanzielle Möglichkeiten zum Erhalt bzw. Gewinn wichtiger Ressourcen, die das körperliche und psychische Wohlbefinden erhalten bzw. fördern (z. B. Verfügbarkeit von Dienstleistungen oder Gütern)
	  • Geld für Extras
	  • Erspartes oder Notgroschen
	  • angemessenes Einkommen
	  • angemessener Finanz-Kredit
	  • finanzielle Vermögenswerte (Aktien, Immobilien, etc.)
	- Geld für Verkehrsmittel
	- finanzielle Hilfe, wenn sie benötigt wird
	- Vertrauensvorschuss bei anderen Menschen oder Institutionen
	- Personen, von denen ich lernen kann
	- Engagement in Organisationen mit anderen, die ähnliche Interessen haben
	- sozialer Status, soziale Netzwerke/Beziehungen
	- Engagement in der Kirche, Synagoge, etc.
	- Informationen und Wissen
	- Geld für die (persönliche) Weiterentwicklung (Bildung, die Gründung eines Unternehmens u. a.)
	- Zugang zu und die Nutzungsmöglichkeiten von Gesundheitsleistungen
	- finanzielle Absicherung bei Unfall

Tab. 3c: Ergänztes strukturelles Ressourcen-Kategoriensystem

5 Entwicklung eines vorläufigen Ressourcenkatalogs

Auch wenn Hobfoll und Lilly (1993) einen umfangreichen Ressourcen-Katalog mit 74 Items entwickelt haben, der das „normale" Ressourcenreservoir eines Menschen widerspiegeln soll, so räumen sie dennoch ein, dass diese Ressourcen nicht alle zwingend für Personen in speziellen Lebenssituationen von Bedeutung sein müssen. Gleiches gilt entsprechend für den hier ergänzten Ressourcenkatalog. Daher werden nun die oben aufgeführten Ressourcen auf ihre Bedeutung für die spezifische Gruppe der pflegenden Angehörigen überprüft und möglicherweise um neue Aspekte ergänzt. Dies erfolgt anhand einer Analyse von Interviews mit pflegenden Angehörigen.

6

Bedeutung der Ressourcen für die Gruppe der pflegenden Angehörigen – Überprüfung des Ressourcenkatalogs mit Hilfe einer qualitativen Sekundäranalyse

Die Überprüfung des Ressourcenkatalogs erfolgte, wie in Kapitel 4.1 beschrieben, aus forschungspragmatischen Gründen mit einer qualitativen Sekundäranalyse. Die Daten basieren auf 30 leitfadengestützten Interviews mit pflegenden Angehörigen.

Die strukturierende qualitative Inhaltsanalyse nach Mayring (2003) zeigt, dass zum einen viele Ressourcen aus dem vorläufigen Kodierschema übernommen werden können, einige jedoch scheinbar – zumindest im Rahmen der vorliegenden Interviews – keine Bedeutung haben. Zum anderen fallen Ressourcen auf, die mit dem vorläufigen Katalog bisher nicht erfasst werden, sie werden entsprechend in das Kodierschema eingefügt.

Viele Ressourcen können sowohl als Stressor wie auch als Ressource fungieren, denn ihr Fehlen bzw. das Gefühl von Bedrohung oder der Verlust einzelner Ressourcen wird von pflegenden Angehörigen teilweise als belastendes Erlebnis thematisiert. So wird die Unterstützung von einigen Familienmitgliedern als Ressource, der Rückzug oder die Ignoranz anderer Familienmitglieder als Verlust erlebt. Gewinn und Verlust schließen sich entsprechend nicht aus. Beide Erlebnisse werden in der Sekundäranalyse mit Hilfe einer skalierenden Strukturierung identifiziert (vgl. Mayring, 2003). Aus Gründen der Übersichtlichkeit begrenzt sich die Ergebnisdarstellung dennoch primär auf Beispiele für jene Ressourcen, denen von den pflegenden Angehörigen eine besondere Bedeutung und/oder eine positive Einschätzung beigemessen wird. Ressourcenverluste werden insbesondere dann erwähnt, wenn innerhalb der Daten zu den betreffenden Ressourcen keine Gewinne gefunden werden können.

6.1

OBJEKTRESSOURCEN

Hierunter werden Ressourcen mit materieller Präsenz verstanden, die sich u. a. auf den individuellen Lebensstandard und das Selbstwertgefühl auswirken.

Da die Pflege des auf Unterstützung und Betreuung angewiesenen Menschen im Laufe der Zeit immer mehr den Alltag der pflegenden Angehörigen prägt (vgl. Kapitel 2), geraten verschiedene Lebensaspekte in den Hintergrund. Ressourcen wie

- passende, angemessene und/oder mehr Kleidung als ich benötige
- notwendige, nützliche Haushaltsgeräte
- angemessene Ernährung und Kindern die notwendigsten Dinge zur Verfügung stellen
- Extras für Kinder
- Geld für Extras
- angemessener Finanz-Kredit
- finanzielle Vermögenswerte (Aktien, Immobilien, etc.)
- Krankenversicherung[29]
- Selbstwertgefühl durch materielle Ressourcen

scheinen für pflegende Angehörige in der aktuellen Lebenssituation keine oder nur eine nachgeordnete Bedeutung zu haben, zumindest konnten in den vorliegenden Interviews keine Hinweise hierzu gefunden werden.

Dagegen scheinen insbesondere die nachstehenden Ressourcen in der Kategorie der Objektressourcen für pflegende Angehörige wichtig.

---

[29] Die Krankenversicherung als Ressource basiert auf den amerikanischen Gegebenheiten. In Deutschland spielt sie als Ressource für pflegende Angehörige aufgrund des hier gesetzlich verankerten Sozialversicherungssystems kaum eine Rolle.

6.1.1
Wohnsituation

Die Wohnsituation als Ressource hat verschiedene Facetten. So werden sowohl im Wohnen im gleichen Haushalt wie in getrennten Haushalten Vorteile gesehen. Einigen pflegenden Angehörigen ist beispielsweise die Möglichkeit des Rückzugs in einen eigenen Bereich wichtig, um etwas Ruhe und Abstand zu finden oder auch einfach, weil sie diese Nähe nicht gewohnt sind.

> „Ich wohne im Haus, ich habe eine Wohnung im Haus, ja. So eng haben wir haben wir nicht zusammengelebt" (I-02: 69) [...] „Am Anfang war es schwierig, wie sie zu Hause war, da hatte ich auch gehofft, dass es noch mal besser wird. Musste ja am Anfang hier bei ihr auf der Couch schlafen zum Beispiel ..." (I-02: 127).

Gleichwohl sind sich pflegende Angehörige der Vorzüge einer gewissen räumlichen Nähe bewusst, z. B. das Wohnen im gleichen Haus, nicht nur wegen der schnellen Erreichbarkeit bei akuten Ereignissen, sondern auch aufgrund des damit verbundenen Zeitgewinns.

> „Wir haben, mein Mann und ich, haben in Erwägung gezogen dann dort hin zu ziehen und das Haus hier zu vermieten. Dann würde für mich dieses Pendeln, das Zwei-Haushalte-Führen und hin und her rennen aufhören" (I-11: 39).

Die Möglichkeit, die Wohnung oder das Haus behinderten- und pflegegerecht zu gestalten, kann sowohl das Wohlbefinden der pflegenden Angehörigen wie auch das der zu Pflegenden fördern.

> „Wir haben vor fünf Jahren hier unseren Neubau fertiggestellt. Sonst hätten wir sie auch nicht zu Hause pflegen können, weil unser altes Haus da ging es immer nur Treppe rauf, Treppe runter und das wäre ja nicht machbar gewesen. Am Anfang war das ja noch so [...]. Da hat man also von daher sehr viel Stress und Aufwand gehabt. Aber jetzt, durch dass wo wir alles behindertengerecht gemacht haben, ist das von der Pflege her zu handhaben" (I-15: 14).

Weniger augenscheinlich scheint die Wohnsituation im Sinne von Obdach und die Größe des Zuhauses, vermutlich weil eine Entscheidung für die häusliche Pflege u. a. von den räumlichen Möglichkeiten abhängt.

6.1.2
Notwendige Grundlagen (Hilfsmittel, Gegenstände, Materialien) für die Pflege

Zur Verfügung gestellte Hilfsmittel, wie beispielsweise Bett-, Badewannen- oder Treppenlifte, erleichtern die tägliche Pflege und werden als materielle Ressource geschätzt.

> „Wir haben eigentlich einen Lifter. Das ist Gold wert, so ein Lifter. Sonst wäre es ja gar nicht mehr möglich, sie aus dem Bett zu holen" (I-15: 14).

6.1.3
Transportmöglichkeit bzw. -mittel

Größere materielle Ressourcen, wie beispielsweise ein Aufzug oder ein behindertengerechtes Auto, gehören in der familiären Pflege nicht zur Normalität. Sie müssen oft ohne oder lediglich mit geringer finanzieller Unterstützung angeschafft werden. Zur Gestaltung des Lebens- und Pflegealltags, insbesondere zur Teilhabe am sozialen Leben, bilden sie für pflegende Angehörige und Pflegebedürftige jedoch eine wichtige Ressource.

> „... dafür das große Auto [...], weil das die Ideallösung ist. [...] und dann haben wir die beiden (Anmerkung: die beiden Pflegebedürftigen) im Doppelpack dabei. Es braucht niemand zuhause zu bleiben, alleine können wir eine nicht lassen" (I-01: 339).

6.1.4
Finanzielle Stabilität und abgesicherte eigene Zukunft

Die Einschätzung der eigenen finanziellen Situation, auch vorausschauend für die Zeit nach der Pflegephase, spielt eine wichtige Rolle. Eine positive Bewertung kann entlastend wirken.

> *„Mir geht es nicht schlecht [...], ich hab' keine Existenzängste. Muss ich nicht haben, ich kann ein gesichertes Leben leben. Ich habe hier, das ist Eigentum. Ich habe keine Schulden [...]"* (I-20: 172).

Eine pessimistische Einordnung begünstigt das Erleben von Belastungen. Entsprechend führen vor allem Berufsaufgabe, Arbeitslosigkeit, Kündigung und fehlende Rentenabsicherung zu einer eher negativen Bewertung und einem Gefühl von Bedrohung und Verlust.

> *„Das heißt, ich bin ein Sozialfall, wenn mein Mann tot ist [...]"* (I-14: 58). *„[...] und dann kommen wieder diese Ängste: Oh Gott, was machst du nur, wenn das finanziell alles nicht funktioniert"* (I-14: 303).

Diese Wirkung kann jedoch, wenn Geld und Status im Leben der betroffenen Personen eine untergeordnete und im Vergleich zu anderen Dingen unwichtige Rolle spielen, abgemildert werden, vor allem dann, wenn eine Grundsicherung gegeben ist.

> *„Ich höre auf zu arbeiten. Ich höre sofort auf zu arbeiten, egal, was ein Verlust ich habe eine Rente [...]. Geld spielt keine Rolle und Geld ist für mich nicht wichtig"* (I-09: 26).

Zu dieser Grundsicherung gehört auch die persönliche Rente, gewährleistet durch die eigene Berufstätigkeit oder die Anrechnung der Pflegezeit. Bei Letzterem ist der Erhalt der Pflichtbeiträge nicht immer der Hauptpflegeperson zugeordnet, sondern hängt von verschiedenen Faktoren innerhalb des familiären Beziehungsgeflechts ab und kann entsprechend motivationsfördernd (= vorhandene Ressource) oder motivationshemmend (= Belastung) erlebt werden.

> *„Gut, ich musste arbeiten, ich konnte nicht aufhören. [...] und deswegen haben wir versucht, also trotz Berufstätigkeit irgendwie Lösungen zu finden. Man kann ja nicht zwischendrin aufhören zu arbeiten, wenn man vor der Rente steht, das geht ja auch nicht. Ich meine, wir waren auf mein Einkommen angewiesen"* (I-25: 293).

> *„Für die Pflegenden kriegt man ja Pflichtbeiträge für die Rentenkasse und das wird auch jetzt gemacht. Weil das ist wichtig für meine eigene Rente. Ich kann ja nicht arbeiten gehen"* (I-20: 71).

> *„Meine Mutter hat Angst, dass meine Schwester dann nicht mehr kommt. Meine Schwester meint, das wären ja nur Peanuts, was das ausmacht, mir geht es ja nur um die Rentenversicherung [...] das wäre mir jetzt schon wichtig gewesen"* (I-21: 14).

Gleichzeitig bildet die Anrechnung der Pflichtbeiträge für die eigene Rente eine Form der allgemeinen Anerkennung und Motivation für die Pflegeübernahme.

6.1.5
Getroffene Vorkehrungen

Getroffene Vorkehrungen, beispielsweise in Form eines Testaments, einer Patienten- und Bereuungsvollmacht oder einer Generalvollmacht, können den Pflegealltag maßgeblich erleichtern, zum einen, weil die Auseinandersetzung und notwendige Energie zur Regelung dieser Dinge nicht aufgebracht werden müssen. Zum anderen, weil die Pflegebedürftige wichtige Entscheidungen im Vorfeld getroffen hat, die der pflegenden Angehörigen die Bewältigung der Situation erleichtern können.

> *„[...] das Schlimmste war für mich, was ich nicht gewusst habe, mein Mann hat zwar ein Testament gemacht [...}, aber keine Patientenverfügung. Und dann wurde ich angeschrieben vom Gericht, wegen der Betreuung für meinen Mann. Das geht nicht automatisch, dass man halt seinen Mann oder seine Tochter oder wen auch immer als Betreuung da hat. [...] und dann bekam ich dann erst mal die Betreuung nur für meinen Mann, aber nicht für die Finanzen"* (I-04: 40).

6.1.6
Resümee

Zusammenfassend haben anscheinend nur wenige Ressourcen dieser Kategorie eine Bedeutung auf das Erleben der Pflegesituation für pflegende Angehörige. Die tabellarische Darstellung zeigt die für sie wichtigen Objektressourcen auf (Tabelle 4).

> **Bedeutsame Objektressourcen für pflegende Angehörige:**
>
> - **Wohnsituation** (angemessene = behinderten- bzw. pflegegerechte Wohnung; Möglichkeit von Nähe und Distanz zur Pflegebedürftigen)
> - **Notwendige Grundlagen für die Pflege** (Hilfsmittel, Gegenstände, Materialien)
> - **Transportmöglichkeiten** (außerhalb des Hauses: behindertengerechtes Auto, Straßenrollstuhl; innerhalb des Hauses: Treppenlift, Aufzug)
> - **Rentensicherheit und Sicherheit der eigenen Zukunft** (einschließlich Grundsicherung; Anrechnung der Pflegezeit auf die Rente; finanzielle Stabilität und Sicherheit für die Zeit nach der Pflegezeit)
> - **Getroffene Vorkehrungen** (Testament; Vollmachten)
>
> *Tab. 4: Zusammenfassung: Bedeutsame Ressourcen für pflegende Angehörige aus der Kategorie der Objektressourcen*

6.2
Lebensbedingungen und -umstände als Ressourcen

Die Kategorie der Lebensbedingungen und -umstände umfasst die nicht-materiellen Ressourcen, die unterschiedliche Ursprünge haben können: Sie können sowohl erarbeitet sein (z. B. die berufliche Stellung oder eine gute Partnerschaft), genetisch beeinflusst sein (z. B. die Gesundheit) und/oder sie können einem „in die Wiege gelegt werden" (z. B. die Abstammung und der sozialer Status). Sie können ressourcenprotektiv und -fördernd wirken und zeichnen sich dadurch aus, dass sie in der Lage sind, den Zugang zu anderen Ressourcen zu öffnen und deren Zugewinn zu ermöglichen.

Aus der ursprünglichen Ressourcenkategorie der Lebensbedingungen und -umstände konnten in den Interviewdaten für einige Ressourcen keine Hinweise gefunden werden, weder ob pflegende Angehörige ihnen eine Bedeutung beimessen noch ob sie hierfür in den Phasen der Pflegeübernahme Verluste und/oder Gewinne erfahren haben. Zu diesen Ressourcen zählen u. a.

- positiv herausfordernde Routinen
- die Gesundheit der Familie und enger Freunde

- das Engagement in der Kirche, Synagoge etc.
- die berufliche der Stellung/Status und die Dauer der Betriebszugehörigkeit
- Privilegien
- bestimmte soziale Rollen innehaben
- eine gute Verständigung mit anderen

Anderen Ressourcen messen pflegende Angehörige wiederum eine hohe Bedeutung bei ihr Erhalt, Verlust bzw. Gewinn beeinflusst das Erleben der Pflegesituation, sie werden im Folgenden kurz erörtert.

6.2.1

Familienstabilität

Die Stabilität und Vertrautheit innerhalb der Familie bildet eine wichtige protektive und motivierende Basis für pflegende Angehörige. Die Erinnerung an eine positive, schöne gemeinsame Partnerschaft und Vergangenheit kann das Belastungserleben in der Pflegesituation reduzieren.

„Wir haben eine sehr gute Ehe, wir haben eine sehr gute Partnerschaft. Wir haben Urlaub gemacht [...], wir haben ein sehr tolles Leben gehabt. [...] da kann man jetzt nur noch zehren davon" (I-06: 13).

„Wir haben die ganze Welt bereist, das muss ich sagen, und diese Erinnerung nimmt einem keiner weg. Also das ist auch für mich irgendwo, es war eine tolle Zeit mit meinem Mann [...] (I-20: 33).

Rückhalt, Verständnis und Unterstützung von Familienmitgliedern insbesondere Partnern, sind Ressourcen, die für die Betroffenen einen erheblichen immateriellen Wert besitzen.

„... und sie (Anmerkung: die pflegebedürftige Person) hat, das muss ich auch dabei sagen, ein sehr gutes Verhältnis zu meinem Mann und deswegen ist er auch sehr in der Pflege integriert und hat alles mitgetragen und mitgemacht" (I-15: 8).

„Jetzt habe ich eine ältere Schwester, die ist schon siebzig, die war Krankenschwester auf der Intensivstation. Die kommt dann immer, wenn ich halt zum Arzt muss, so stundenweise oder einkaufen muss. Und nachts ist ja dann meine Tochter da, die hilft" (I-04: 10).

Dass Familienmitglieder manchmal die Funktion des hartnäckigen Gesundheitswächters übernehmen, wird von pflegenden Angehörigen geschätzt, denn sie neigen wegen der permanent vorhandenen Schuldgefühle gegenüber der zu Pflegenden dazu, ihre eigene Gesundheit in den Hintergrund zu drängen und Gesundheitseinschränkungen oder Krankheitssymptome zu ignorieren. Zur Wahrnehmung von gesundheitsbezogenen Terminen, wie Arztterminen, Massagen, Krankengymnastik oder Ausgleichssport, ist oft die Beharrlichkeit und die Unterstützung von engen Familienangehörigen notwendig.

> „... Krankengymnastik [...] und Massage und aber das ist dann auch wieder eine Zeit, die ich, und da muss ich sagen, da ist er sehr viel dran Schuld, die ich mir dann so abknapsen darf. Und er sagt: ‚Nein das machst du jetzt!', und, weil von mir aus würde, da würde ich dann eher sagen: ‚Nein das mach ich nicht, es geht schon wieder.' Aber er sagt: ‚Nein das ist nicht in Ordnung und jetzt mach mal' [...]" (I-01: 620 – 621).

Auch die Unterstützung durch die eigenen – noch nicht erwachsenen – Kinder ermöglicht es ihnen, sich Freiräume für die eigenen Bedürfnisse oder für Besorgungen zu schaffen.

> „... also der bleibt schon mal hier und passt auch schon mal ein bisschen auf und hat Handy und Telefon, wenn mal was wäre [...]" (I-01: 53).

Der Rückzug von Familienmitgliedern, z. B. von Geschwistern, ist je nach Motiv hingegen sehr belastend für pflegende Angehörige, insbesondere, wenn vermisstes Verantwortungsbewusstsein, fehlende Anerkennung und Unverständnis mitspielen.

> „... und von meinen Geschwistern kommt keiner. Die haben in dem Sinn haben sie keine Mutter. Die sagen: ‚Du kassierst das Geld, dann kannst du auch die Arbeit machen.' So einfach ist die Welt" (I-17: 33).

6.2.2

SOZIALE BEZIEHUNGEN UND BEGLEITUNG

Der Erhalt von Bekanntschaften und Freundschaften bedeutet für pflegende Angehörige in der Regel, sich ein Stück bisherige Alltagsnormalität zu bewahren. Hierfür gehen sie mitunter auch neue Wege, da das einfache Weggehen oder sich irgendwo Treffen selten ohne höheren organisatorischen Aufwand möglich ist. Das Einlassen auf und die Idee für neue Gestaltungsmöglichkeiten dieser Kontakte kann daher ebenso als Ressource betrachtet werden wie das Fortbestehen der Freundschaften.

> „Ich habe den (Anmerkung: Freundeskreis) weiterhin gepflegt. Ich konnte ja nicht mehr so rausgehen, also hab ich die Leute eingeladen, immer mehr eingeladen. ‚Kommt zu mir, ich kann nicht mehr so raus, aber kommt zu mir' [...] Einfach die Leute sind zu mir gekommen. Ich konnte nicht mehr raus, wie das vorher der Fall war, und die Leute sind gekommen" (I-25: 329).

Jedoch hängt dies nicht nur von der eigenen Bereitschaft und dem eigenen Engagement ab, sondern vor allem vom sozialen Umfeld, ob dieses sich auf die neue Situation einlassen kann bzw. will.

> „... und dann hat das angefangen mit den Kameraden alles, die konnten sich das nicht mehr angucken und dann hat das so nach und nach aufgehört mit feiern zusammen und so, weil sie hat ja gestört dann und ich habe ja gesagt, das gibt es nicht, meine Mutter wohnt bei mir und die ist bei uns in der Wohnung, wenn euch das nicht gefällt, müsst ihr draußen bleiben" (I-07a: 94).

Der Wegfall oder die Reduktion der Kontakte zum sozialen Netz wird als belastend erlebt.

> „Das ist das Schlimme dabei und es macht mir hier viel zu schaffen, dass niemand mehr kommt. Es kommt niemand mehr zu ihr oder zu mir hierher, außer meinen Geschwistern, ja, aber von den Bekannten oder so dergleichen. Es ist vorbei, sie kommen nicht mehr" (I-09: 68).

> „Das Schlimme ist auch, man hat zwar Freunde und Bekannte, aber man ist ja immer hier fest gebunden. [...] also man wird schon einsamer" (I-27: 53 – 55).

Beides, Zugewinn und Verlust von sozialen Beziehungen, kann parallel ablaufen, während sich einige Kontakte vertiefen oder neu entstehen, verlaufen andere im Sande und gehen, manchmal nur begrenzt für die Zeit der Pflegeübernahme, verloren.

6.2.3

Vertrautheit/Loyalität mit Freunden

Das Vorhandensein von einem oder mehreren vertrauten Menschen und/oder Freunden, die zuhören, denen man sich anvertrauen kann und mit denen man seine Gefühle und Ängste teilen kann, wird als gewichtige Ressource eingeschätzt.

> „Ja, es ist ein, ein unwahrscheinliches Vertrauen ist bei uns. [...] Jeder kann zu jedem kommen, zu jeder Zeit, zu jeder Tages- und Nachtzeit, egal wie. Es ist einer für den anderen da. ... sie sagt die Woche grad noch sagt sie: ‚Du bist der einzige Mensch mit dem ich mal über wirklich über, über intime Probleme auch sprechen kann.' Die kommen ja irgendwann auch mal. [...] und da ist eigentlich eine unwahrscheinliche Vertrautheit bei uns" (I-03: 743-749).

Das Fehlen oder der Verlust dieser Ressource wird von pflegenden Angehörigen entsprechend schmerzlich erlebt. Gleiches gilt für die Loyalität von und Verbundenheit mit Freunden.

6.2.4
Unterstützung und Hilfe durch das soziale Netz

Soziale Beziehungen bilden als wichtiges Sicherungs- und Kommunikationsnetz im Alltag bedeutsame Ressourcen, insbesondere dann, wenn Hilfe und Unterstützung benötigt werden, oder einfach das Austauschen bzw. Mitteilen von Gedanken, Erfahrungen und Problemen hilfreich ist.

> *„Zuerst hatte ich Privatleute, die ich gut gekannt habe, und dann muss ich sagen, die Nachbarn hier, die sind eigentlich alle eingesprungen, und auch, wenn heute noch irgendwas ist. Ich habe hier einen Bäcker am Ort [...] der hat die Brötchen morgens reingebracht, hat ihm die Zeitung auch reingebracht"* (I-14: 88).

Hierbei ist die Enge der Beziehungen nicht immer zentral, sondern das Dasein einer bekannten Person im „richtigen" Moment.

> *„Dazu gehört, dass man ein Umfeld hat, das man wenigstens ein paar Menschen hat, die man wirklich mal unvorhergesehen anrufen kann und sagen: ‚Kannst du gerade mal schnell kommen?', oder so'"* (I-20: 75).

> *„... und dann hat mich, da war meine Anwältin dabei. Da hat die mich im letzten Moment, hat die gesagt, hat sie mich, ich wäre heute nicht mehr da, wäre heute nicht mehr da"* (I-03: 647).

Zum sozialen Sicherungsnetz zählen auch ehrenamtliche Dienste, auf die pflegende Angehörige zurückgreifen können und die ihnen persönliche Freiräume ermöglichen. In Kombination mit Hilfen bei Haushaltsarbeiten gewinnt diese Ressource an hoher Bedeutung für pflegende Angehörige.

> *„... und so gesehen ist das jetzt im Moment von der Situation her, also sie ist dann nicht immer ganz allein. Ich hab dann zweimal in der Woche noch eine Person, die sich dann um sie kümmert, die fährt auch mit ihr schon mal zum Arzt und macht also auch ein bisschen Haushalt mit. Ist also schon ein bisschen Entlastung für mich, macht mal die Fenster und die Gardinen und so"* (I-11: 15).

6.2.5
Unterstützung durch Sozialversicherungsträger

Die aktive, engagierte Unterstützung einschließlich nützlicher Hinweise durch die verantwortlichen Sozialversicherungsträger kann pflegenden Angehörigen helfen, den Pflegealltag stressfreier zu bewältigen.

> *„Die Krankenkasse aber selbst hat mich ab und zu mal angerufen, hat gesagt: ‚Ihnen steht das zu [...].' Die hatten mir gesagt, da gab es so einen Lifter [...] oder mit dem Bett, das steht uns zu, die haben mich angerufen, ohne dass ich nachgefragt hatte [...] ja, die war also sehr, sehr informativ und hilfsbereit, ja also absolut, das ging, die war sehr gut, doch"* (I-25: 486 – 490).

> *„Was ich mir noch wünschen würde, mehr Information, auch welche Zuschüsse man beantragen kann. Welche Pflegehilfsmittel einem zustehen. Man erfährt alles nur, wenn man fragt, fragt, fragt. Fragt oder ständig auf welchen Vorträgen sitzt und sich diese Informationen holt"* (I-15: 42).

Wenn sie diese Hilfe und Unterstützung in Form einer kontinuierlichen Begleitung erleben, wird dies von vielen als weitere wichtige Ressource wahrgenommen, da ihnen dies das Gefühl gibt, ernst genommen zu werden.

Scheinbar nur selten erleben pflegende Angehörige, dass ihnen von Seiten der Sozialversicherungsträger Anerkennung oder Respekt für ihre Leistung entgegengebracht wird, obwohl dies sie motivieren und aufbauen würde.

> *„und wenn man dann auch nur die moralische Unterstützung von irgendwo jemand bekommt oder [...] mal ein Anruf oder ‚Hallo' [...], dann ist das ja doch sehr motivierend"* (I-01: 743).

Erfahren pflegende Angehörige die Zusammenarbeit mit und zwischen den Sozialversicherungsträgern und Behörden als konstruktiv und förderlich, erleichtert ihnen dies die Organisation und Bewältigung der Pflegesituation, denn unnötige Wegzeiten zu den diversen mehr oder weniger zuständigen Stellen sowie das mehrfache Ausfüllen und Zusammenstellen gleicher Formulare entfallen. Merken sie allerdings, dass sich für ihre Fragen oder Probleme niemand verantwortlich fühlt, dass sie ständig vertröstet werden und ihr Anliegen von einer Zuständigkeit zur nächsten geschoben wird, belastet sie dies nicht nur aufgrund des oft enormen zeitlichen Aufwandes.

> *„In Elm,[30] wo jetzt für uns vom Sozialamt als unterste Behörde unter Ort Dalstadt wer nachhakt, dann heißt es: ‚Ja da sind wir nicht zuständig, das macht das Landesamt'*

---

[30] Alle Ortsnamen wurden geändert (auch in nachfolgenden Zitaten).

und wenn ich dann nach Elm fahr und sage: "Ja Moment, das Landesamt hat aber gesagt, das macht der örtliche Sozialträger', da sagen die: "Ja Moment, wenn es aber die Pflegekasse betrifft, dann ist die Kasse wieder zuständig'" (I-01: 170).

6.2.6
UNTERSTÜTZUNG DURCH KOMPETENTE ÄRZTINNEN, PFLEGENDE UND ANGEHÖRIGE ANDERER GESUNDHEITSBERUFE

Eine der wesentlichen Erleichterungen gerade in der ersten Phase der Pflegeübernahme stellt die schnelle, fachkundige Diagnostik durch kompetente Ärztinnen dar. Neben einer zielgerichteten medizinischen Therapie ermöglicht die Diagnosestellung der pflegenden Angehörigen die Auseinandersetzung mit den Symptomen und pflegerischen Phänomenen der Erkrankung. Nur wenige pflegende Angehörige haben eine konkrete Vorstellung von der Krankheit. Gerade, wenn die zu Pflegende an einer Erkrankung leidet, die mit Verhaltensveränderungen einhergehen kann, hilft die Diagnose, sich gezielt über Ursachen, mögliche Folgen und vor allem den Umgang mit den verschiedenen Symptomen zu informieren, um den Pflegealltag leichter bewältigen zu können.

"... also im Endeffekt spielte es keine große Rolle, was es ist, aber wenn man dann den Befund schwarz auf weiß hat, ist es schon heftig. Aber ich konnte mich dann damit auseinandersetzen, was es ist. Ich habe mich halt informiert, wie sich die Krankheit eventuell, also wie sich das entwickelt alles. Es hat mir schon geholfen, dass ich wusste, wie es eventuell kommen kann" (I-27: 113).

"Dass halt wirklich eine Diagnose gestellt wird, dass man sich halt drauf einstellen kann [...], dass man sich mit der Krankheit auseinandersetzen kann. Weil, wenn die Möglichkeit nicht da ist, weiß man ja überhaupt nicht, wie man mit dem Patienten umgehen soll" (I-27: 297).

Neben der Selbstinitiative der pflegenden Angehörigen bildet die Aufklärung und Information über den potentiellen Krankheitsverlauf und die Auswirkungen durch die verschiedenen Akteure der medizinischen und pflegerischen Versorgung eine wichtige Ressource. Ähnlich wie bei den Sozialversicherungsträgern erleben sie die kontinuierliche Begleitung und Beratung durch Bezugspersonen als Unterstützung.

"Also diese nächste Ärztin war eine sehr große Hilfe für mich. Mit der konnte ich auch reden dann entlang des Weges" (I-25: 51).

"Vor allen Dingen soll sie (Anmerkung: die Pflegeberaterin) einem sagen, wenn irgendetwas ist, was man falsch gemacht hat oder nicht so richtig macht. Es gibt soviel Kniffe" (I-17: 75).

Für einige pflegende Angehörige sind Selbsthilfe- oder Angehörigengruppen eine wichtige Anlaufstelle und Ressource. Sie fungieren als Austauschbörse insbesondere für Erfahrungen und Tipps, beispielsweise für den Umgang mit der Pflegebedürftigen oder zur Erleichterung der Pflege.

> *„Dann war halt in Wunschhausen eine Angehörigengruppe vom Demenzverein und an die hatte ich mich gewandt, weil ansonsten keiner mal sagen konnte: ‚Mach mal das oder mach mal das'"* (I-27: 103).

> *„Man kriegt ja heute auch gut Unterstützung. [...] In Kleinhausen gibt es ja den Verein, den Demenzverein, da habe ich sie auch, bin ich auch angemeldet"* (I-02: 218 – 220).

> *„Ich war auch immer froh, wenn die MS-Gesellschaft kam. Es gab zu der Zeit immer wieder neue Dinge, die man erfahren hat [...]."* (I-14: 347).

Pflegedienste und Therapeutinnen werden insbesondere dann als Ressource wahrgenommen, wenn sie das Reinkommen in den Pflegealltag durch Anleitung und Hilfestellungen erleichtern oder wenn sie pflegenden Angehörigen im Verlauf immer wieder mit Ratschlägen und Anregungen zur Seite stehen.

Eine professionelle pflegerische Betreuung gewinnt nicht nur durch die Über- bzw. Abnahme pflegerischer Tätigkeiten für die pflegende Angehörige an Bedeutung, sondern wird besonders dann geschätzt, wenn ein Gefühl von Vertrauen zu den Pflegefachkräften besteht und die Art und Weise der Pflege entlastend erlebt wird.

> *„Das ist mein dritter Pflegedienst, dass es halt klappt, damit ich entlastet bin und nicht noch mehr Stress habe [...] und der braucht, wie gesagt, zwei Stunden für ihn zu pflegen. Mein Mann ist total entspannt, er ist ruhig, er sitzt auch allein wieder auf der Bettkante"* (I-04: 20 – 22).

Die problemlose Erreichbarkeit wichtiger vertrauter Ansprechpartnerinnen, wie beispielsweise der pflegerischen Bezugsperson – auch außerhalb der üblichen Geschäftszeiten, kann ein Gefühl von Sicherheit vermitteln.

> *„Der einzigste Mensch, der bisher wirklich, das ist dieser Herr von der Caritas. Dieser Mensch, der müsste [...] dreifachen Lohn ausgezahlt kriegen und, und mindestens dreißig Tage mehr Urlaub, im Jahr kriegen der ist so was von kompetent, den kann man rund um die Uhr anrufen. Der hilft einem"* (I-06: 126 – 128).

> *„... und du kannst auch Tag und Nacht anrufen, da ist nie ein ‚nein', oder sagen wir mal, wenn die mir jetzt mal fällt oder es ist irgendwas, sie rupft sich die Sonde raus und es ist gerade niemand da, da kann ich die anrufen, es ist innerhalb von ein paar Minuten einer da"* (I-07a: 332).

Aus verschiedenen Gründen hat eine personelle Kontinuität seitens der verschiedenen Gesundheitsdienstleister einen positiven Effekt auf das Erleben der Pflegesituation. Neben der Vertrauensbasis, die hierdurch geschaffen werden kann, zählt vor allem die Zeit, die aufgrund wegfallender „Aufwärmphasen" und Erläuterungen gewonnen wird, dazu.

> *„Wenn es jetzt eine Person, ist das ja auch viel besser, weil die wissen ja dann auch wie sie ist, was sie braucht und wenn man dann immer noch mal von neuem anfangen und erzählen muss und erklären muss, auf was man drauf achten muss oder bei ihr oder so"* (I-07b: 401).

6.2.7
Persönliche Gesundheit

Eine Ressource, die von einigen pflegenden Angehörigen gewünscht wird, aber selten vorhanden bzw. verfügbar ist, ist die professionelle Gesundheitspolizistin, die rechtzeitig Warnsignale wahrnimmt, die Gesundheit der pflegenden Angehörigen überwacht und bei Bedarf interveniert bzw. Therapien initiiert sowie Entlastungsmöglichkeiten und ihre Umsetzung aufzeigt und die Inanspruchnahme mitverfolgt.

„Ich hätte jemand gebraucht, der zu mir mal gesagt hätte: ‚Stopp'" (I-14: 329). „[...] Dass einer einem einfach mal einen Spiegel vorhält und in Klinik A, in dieser Genussgruppe, hatte ich eine Apfelsine in der Hand und da ist mir eigentlich aufgefallen, dass ich überhaupt nichts mehr wahrgenommen habe" (I-14: 347).

Allerdings ist diese Ressource eng verknüpft mit den Ressourcen Zeit für seine eigene Gesundheit finden bzw. sich nehmen und seine eigene Gesundheitsfürsorge ernst nehmen. Ein erster Schritt in diese Richtung bildet oft bereits das Bewusstwerden, dass man zum Pflege- und Familienalltag einen Abstand bzw. Ausgleich finden muss und Zeit nur für sich selbst benötigt.

„... und ich mache dann zum Ausgleich, mache ich auch abends mal, ich gucke nicht so viel Fernsehen, dann lese ich halt Bücher, dass ich da mal ein bisschen Ausgleich habe" (I-02: 395 – 397).

„Mittwochs immer, von mittags zwei bis um sechs, und in dieser Zeit fahre ich dann in die Sauna rein. Das ist das einzige Vergnügen, was ich mir gönne. Drei Stunden Sauna, alle zwei Wochen. Das ist zweimal im Monat, also sechs Stunden Sauna gönne ich mir. Das ist das Einzige, was ich habe" (I-09: 54).

Allein die Möglichkeit, fortgehen und die häusliche Pflegesituation hinter sich lassen zu können, kann befreiend wirken.

„Für mich war das Rausgehen, das war für mich dann wie eine Befreiung. So dieses Haus mit seinen kranken Menschen und mit den Problemen und mit den Sorgen, das war für mich wie ein Gefängnis und dann wirklich mal rausgehen" (I-03: 826).

Die meist wenigen zeitlichen Freiräume zu erkennen und gezielt z. B. für Maßnahmen des körperlichen Ausgleichs zu nutzen, fällt pflegenden Angehörigen nicht immer leicht, dennoch tragen Bewegung und Sport oft wesentlich zur Selbstpflege und zur Förderung des eigenen Wohlbefindens bei.

„Ich mache jeden Morgen jetzt Gymnastik so, so eine halbe Stunde, bisschen muss sein, ich bin vorher immer viel Rad gefahren [...]. Das fällt ja alles weg, da braucht man die Möglichkeiten. Ich mache jeden Morgen jetzt Gymnastik so, so eine halbe Stunde" (I-02: 197 – 199).

„Ich musste nur auf den Berg laufen und nur, weil ich hatte ja sonst keine Verdauung. Da musste ich mittags, dann habe ich ihn gedreht, dann sind wir um halb drei gegangen. [...] und dann bin nur hier den Berg hoch und das ist ganz steil hoch und das waren, sind 5,8 Kilometer mit einer Nachbarin hier oben, zweimal runter und Punkt vier Uhr, mein Mann hat auf die Uhr geguckt, da war ich noch mal da, um ihn aufzuholen" (I-08: 482 – 486).

Hinzu kommt, dass körperliche Aktivität helfen kann abzuschalten und zu entspannen. Bewegung kann so gezielt als Maßnahme zur Belastungsreduktion eingesetzt werden.

„Es hört sich schrecklich an, der Vater ist todsterbenskrank, hier sind Probleme und ich gehe tanzen. Aber das war für mich, ich hab´ gesagt, das ist für mich ein, ein Mittel, damit ich meine Probleme und meinen Schmerz, den ich in mir habe, bewältigen kann. [...] durch dieses Tanzen also konnte ich ganz, ganz viel verarbeiten" (I-03: 663).

„... im Sommer morgens eine Stunde schwimmen, das ist heilig, da gibt's nix. Und jetzt geh ich aber mit dem Hund morgens, also mindestens eine halbe Stunde lauf ich um die Felder und am Abend auch noch mal. Und ich denke, das fängt sehr vieles auf, also wenn ich da bin und wenn ich grade den Sonnenuntergang habe, das ist so wie Meditation. Das geht so ganz, dann werde ich ganz ruhig" (I-21: 77).

Eine weitere wichtige Ressource bilden präventive Maßnahmen, die pflegenden Angehörigen aus vergangener Zeit als hilfreich in Erinnerung sind und deren Beibehaltung bzw. Wiederaufnahme ihnen daher oft leichter fällt.

„... und dann war ich ja ganz, ganz lange krank. Das waren drei Monate und da habe ich also gelernt, mit meinem Rücken da umzugehen, und habe also viel Rückenschule gemacht, habe viel Präventivmedizin gemacht und das mache ich jetzt eigentlich immer noch, weil ich weiß, wie die Übungen jetzt gehen und [...] diese Zeit nehme ich mir einfach, diese zwei Stunden dann. Das brauche ich auch und das, das tut mir auch eigentlich relativ gut" (I-03: 830).

„Ich habe vorher regelmäßig, aber vor dem schon über Jahre Yoga gemacht, solche Sachen, davon profitiere ich halt heute auch noch" (I-15: 16).

Bedeutsam für den Erhalt und die Förderung des eigenen Wohlbefindens ist es, sich ein Stück Normalität zu erhalten oder im Pflegeverlauf einen Teil davon zurückzuerobern. Hierbei kann beides, das Erleben alleine oder gemeinsam mit der zu Pflegenden, ein positives, aufbauendes Ereignis darstellen.

„Ich kann wieder mehr unternehmen mit ihm, also rausgehen. Ich gehe auch mit ihm spazieren. Ich fahre, also lasse mich abholen vom Roten Kreuz, fahre dann an den Weiher, das ist so ein Naherholungsgebiet, gehe dort spazieren, gehe auch mit ihm ins Café dort, also im Außenbereich kommt man dort sehr gut in so, so einen Biergarten und er genießt das und für mich ist das auch immer angenehm, dass ich rauskomme" (I-04: 26).

Auch Tiere spielen eine nicht zu unterschätzende Rolle, wenn es um die Gesundheitsförderung von pflegenden Angehörigen geht, sei es als Hilfe zum Entspannen oder als stille Zuhörer, denen man sich mitteilen und denen man alles anvertrauen kann.

> *„Sie funktionieren und Sie müssen sich aber irgendwo auch ein paar Dinge des Alltagslebens erhalten. Und bei mir war es so, dass es den Hund gab, dass ich mit dem raus musste und dann saß ich mit meinem Hund oft genug am Rhein. Wir haben ja dicht am Rhein gewohnt und habe mich ausgeweint, hab mit meinem Hund gesprochen. Der gibt keine Widerrede, der hat mich verstanden und ich kam dann raus"* (I-20: 71).

6.2.8
BERUFLICHE SITUATION

Die Berufstätigkeit nehmen einige pflegende Angehörige weniger als zusätzliche Belastung wahr als vielmehr als willkommenen Ausgleich zum Pflegealltag. Die Abwechslung der Arbeit, die Herausforderungen in der Berufswelt und das Reden mit Arbeitskolleginnen über andere Themen bilden für sie eine gute Unterbrechung und Ablenkung. Das Gefühl, intellektuell gefordert zu sein und weiterhin den Anforderungen gewachsen zu sein, stärkt ihr Selbstwertgefühl.

> *„Und ich muss sagen, bei allem war mir trotzdem eine Hilfe, dass ich berufstätig war. Das war eine andere Welt. Ich konnte da immer mal raus […]"* (I-25: 291).

Verständnis und Entgegenkommen von Vorgesetzten, z. B. durch flexible Arbeitszeiten, erleichtern die Entscheidung für eine Kombination von Pflegeübernahme und Verbleib im Berufsleben.

> *„Mein Chef hat das gewusst, diese Belastung in der Familie hat er gewusst und ich muss sagen, er hatte sehr viel Verständnis für meinen Situation […], er (ist) sehr gut auf mich eingegangen und hat mich also dahingehend unterstützt, dass mir das nicht noch zusätzliche Belastung war und auch mir keine Vorwürfe gemacht, wenn ich tatsächlich mal was vergessen habe, was eigentlich nicht sehr oft vorkam"* (I-11: 105).

Das entgegengesetzte Erleben, das bis zu Mobbing und Arbeitsplatzverlust reichen kann, wird als persönliches Versagen und Verlust wahrgenommen und hat negative Auswirkungen auf das Kontroll- und Selbstwertgefühl der pflegenden Angehörigen.

> *„Ich habe das Gefühl, ich habe versagt, ich habe komplett versagt. Es ist mir noch nicht mal gelungen, den Arbeitsplatz zu halten"* (I-14: 64).

Auch Arbeitskolleginnen werden unterschiedlich wahrgenommen. Einerseits sind sie als Gesprächspartnerinnen und verlässliche „Helferinnen in der Not" eine wertvolle Unterstützung. Andererseits kann aber Unverständnis zu Irritation und Frustration führen und so das kollegiale Verhältnis belasten. Beides kann jeweils in unterschiedlichen Richtungen Auswirkungen auf das Belastungserleben einer pflegenden Angehörigen haben.

> *„… und ich habe auch unheimlich viel Verständnis gefunden bei Kollegen, muss ich ganz ehrlich sagen. Das war, also man konnte mal in der Mittagspause mit jemanden reden*

und hat auch da manchmal Ideen mit auf mit zurückgenommen, denn es gibt ja andere Leute, die in einer ähnlichen Situation sind. Also das Reden hat mir immer unheimlich geholfen, das war so eine Erleichterung" (I-25: 291).

"... und dann musste ich mir dann von einer Kollegin dann anhören: ‚Ja warum machst du das denn? Willst du deine Mutter durch diese Hölle jetzt auch noch jagen?'" (I-03: 509).

6.2.9
Resümee

Insgesamt betrachtet scheinen folgende Ressourcen aus der Kategorie der Lebensbedingungen und -umstände für das Erleben der Pflegesituation eine Bedeutung zu haben bzw. diese zu beeinflussen (siehe Tabelle 5).

6.3
Personale Ressourcen

Unter den personalen Ressourcen werden die Fähigkeiten und Persönlichkeitsmerkmale einer pflegenden Angehörigen verstanden, die ihre Widerstandsfähigkeit und Stressresistenz in bestimmten Situationen beeinflussen. Für pflegende Angehörige scheinen im Hinblick hierauf verschiedene Aspekte keine oder nur eine nachgeordnete Bedeutung zu besitzen. Beispielsweise sind situationsbedingte Ressourcen, wie das Gefühl, Stolz auf sich zu sein, oder dass der Erfolg von einem selbst abhängt, eher nachrangig, vermutlich, weil die Bewältigung des neuen Alltags und das Wohlbefinden der Pflegebedürftigen im Vordergrund stehen.

Inwieweit das Gefühl der Verpflichtung auch eine Ressource für pflegende Angehörige darstellt, kann anhand der Sekundäranalyse nicht herausgefunden werden. Moralische, persönliche oder andere Verpflichtungen spielen zwar bei der Pflegeübernahme häufig eine entscheidende Rolle, ob sie jedoch damit zu einer Ressource mutieren, scheint eher unwahrscheinlich. Vielmehr lastet das Vorhandensein eines Pflichtgefühls oft wie eine Bürde auf der pflegenden Angehörigen(vgl. hierzu z. B. auch Geister, 2004; Hedja, 2002).

> **Bedeutsame Ressourcen aus der Kategorie Lebensbedingungen und -umstände für pflegende Angehörige:**
>
> - **Familienstabilität** (Stabilität, Vertrautheit, Rückhalt, Verständnis und Unterstützung von Familienmitgliedern; Gesundheitsfürsorge)
>
> - **Soziale Beziehungen und Begleitung** (Erhalt von Bekanntschaften und Freundschaften; Vertrautheit/Loyalität zu Freunden)
>
> - **Unterstützung und Hilfe durch das soziale Netz** (Möglichkeit zum Austausch und zum Mitteilen von Gefühlen; Gedanken, Problemen und Erfahrungen; Unterstützung und Hilfen: jemanden haben, „der da ist, wenn er gebraucht wird" – „Sicherungsnetz", ehrenamtliche Helferinnen)
>
> - **Unterstützung durch Sozialversicherungsträger** (Unterstützung und Informationen auch ohne Nachfragen; kontinuierliche Begleitung; sich ernst genommen Fühlen; Anerkennung; klare, unbürokratische Zuständigkeiten)
>
> - **Unterstützung durch kompetente und engagierte Ärztinnen** (schnelle, fachkundige Diagnostik und hierdurch die Möglichkeit, sich mit der Erkrankung, den Folgeerscheinungen und dem Umgang mit der Krankheit und der zu pflegenden Person auseinanderzusetzen; Aufklärung und Information; Beratung und Begleitung)
>
> - **Unterstützung durch kompetente und engagierte Pflegedienste und Angehörige anderer Gesundheitsberufe** (Beratung, Begleitung und Unterstützung; Ratschläge und Anregungen; flexibles Eingehen auf Bedarfe der Pflegebedürftigen; personelle Kontinuität; Vertrauen und Verlässlichkeit; Erreichbarkeit auch außerhalb der üblichen Geschäftszeiten)
>
> - **Zugang zu Selbsthilfe- und Angehörigengruppen** (Möglichkeit zum Informations- und Erfahrungsaustausch)
>
> - **Persönliche Gesundheit** („professionelle Gesundheitspolizei"; sich Zeit nehmen für die eigene Gesundheit; eigene Gesundheitsfürsorge ernst nehmen; Sport bzw. körperliche Aktivitäten als Ausgleich und als Selbstpflegepotential nutzen; Erhalt einer gewissen Normalität; bekannte präventive Maßnahmen, wie Yoga oder Rückengymnastik, beibehalten bzw. wiederaufnehmen; Tiere als „Gesundheitsfördererinnen")
>
> - **Berufliche Situation** (Ausgleich/Abwechslung vom Pflegealltag; berufliche Anforderung = Herausforderung und Stärkung des Selbstwertgefühls; Verständnis und Entgegenkommen von Vorgesetzten und Kolleginnen; Kolleginnen als Gesprächspartnerinnen)

Tab. 5: Zusammenfassung: Bedeutsame Ressourcen für pflegende Angehörige aus der Kategorie der Lebensbedingungen und -umstände

„Also ich muss wirklich, jeder sagt: ‚Also ich hätte nicht gedacht, dass du das so machst', aber ich habe es dem Papa versprochen und ich halte mich daran" (I-07a1: 112).

„Wenn das gut geht, diese Pflege, hat man zumindest das Gefühl, man hat alles getan, wozu man sich innerlich verpflichtet fühlt [...]" (I-21: 167).

Andere Fähigkeiten und Persönlichkeitsmerkmale stärken hingegen pflegende Angehörige im Umgang mit und in der Bewältigung der Pflegesituation und können zur Reduktion des Belastungserlebens führen, wie im Weiteren zu sehen ist.

6.3.1

Gefühl, mit der Situation umgehen zu können

Beispielsweise schaffen es manche pflegende Angehörige Rückschläge positiv zu nutzen, indem sie sich überwinden und beginnen über ihre Situation zu reden, oder andere Wege der Verarbeitung suchen.

> „... mit jedem Rückschlag lernt man immer noch mal neu dazu. Und ich habe aus dieser Sache gelernt, dass ich zum einem, dass ich über die Sachen sprechen muss, zum anderen ist es für mich auch eine Art der Problemverarbeitung" (I-03: 653).

Einige betrachten die Pflegephase als eine allgemeine Lebenserfahrung. Sie nehmen die Anforderungen und die häufig mit der Pflegeübernahme einhergehenden Einschränkungen daher nicht so extrem wahr wie andere pflegende Angehörige.

> „So sagen jetzt manche Leute: ‚Oh, du hast noch viel nachzuholen.' Da sagte ich: ‚Nein, ich hatte in dem Sinn hatte ich nix verpasst.' Ich hatte, für mich war das wirklich eine Erfahrung" (I-08: 488). [...] „Ich hatte immer gedacht: Es war eine Herausforderung für mich, eine neue Aufgabe" (I-08: 752).

> „Also sie wird eingebaut in meinen normalen Alltag" (I-21: 38).

In diesem Zusammenhang ist die Fähigkeit, die eigenen Pflegeleistungen immer wieder den persönlichen Möglichkeiten anzupassen und gegebenenfalls auf Unterstützung zurückzugreifen, förderlich, um sich selbst nicht zu überfordern.

> „Das war einmal die Woche, und zwar für die Mama zu baden. Weil, ich hab die ja die ganze Zeit selbst gebadet, da habe ich gedacht: ‚Nein, einmal die Woche kann ruhig der Pflegedienst kommen, [...] und das habe ich mir dann mal gegönnt" (I-07a: 306 – 310).

Hilfen annehmen zu können, fällt nicht allen pflegenden Angehörigen leicht, oft lernen sie jedoch, Entlastungsangebote im Verlauf der Pflegesituation zu schätzen und in Anspruch zu nehmen.

> „Wenn ich Hilfe brauche, ich bin es über Jahre gewohnt, weil wir über Jahre Adoptiv- und Pflegekinder hatten, mir Hilfe zu holen, wenn ich sie brauche. Damit habe ich kein Problem" (I-15: 60).

> „Dass man sich im Kopf selber mal klar macht, auch darüber zu reden, was einen erwartet, was man selber leisten kann und wo man als nächstes dann ansetzt; ab wann man Hilfe braucht und wie man das gestaltet" (I-25: 535).

Schwieriger ist dies, wenn sich die Gedanken immer um die Pflegebedürftige drehen und ein Abschalten oder „An-sich-selbst-Denken" blockieren.

> „Aber jetzt geht's nicht, ich kann nicht an mich denken. [...] der braucht mich. Da kann ich jetzt nicht an mich denken" (I-20: 77). [...] „Man muss funktionieren und man funktioniert auch irgendwie" (I-20: 85).

> „Also es ist so eine ständige Spannung, ich hab immer das Gefühl, ich muss gucken, ob noch alles in Ordnung ist" (I-21: 38).

Berufliche Verpflichtungen, vorgegebene Termine oder Strukturierungen durch das Arbeitsleben, ein Studium o. a. können helfen, den Druck und das schlechte Gewissen, die häufig mit einer Pflege-Auszeit einhergehen, zu nehmen oder zumindest zu minimieren. Sie tragen hierdurch mehr oder weniger bewusst zu einer Entlastung bei.

> „Ich bin heilfroh, dass ich drei Tage in der Woche wegfahren kann, sei es auch nur für ein paar Stunden. Und ich hab ja dann auch Aufgaben [...] ich hab ja dann auch einen Grund zu sagen: ‚Ich muss jetzt noch was lesen' [...] also ich denke, wenn ich wenigstens so ein paar Stunden am Tag habe, die ich mich mit etwas anderem beschäftigen kann, dann kann ich es besser ertragen" (I-21: 97).

Manchmal entwickelt sich auch im Laufe der Pflegezeit die Erkenntnis, dass ein Ausgleich bedeutsam für das eigene Wohlbefinden und die Bewältigung der Situation ist. Sie kann der erste Schritt zu einem gesundheitsförderlichen Umgang mit sich selbst sein.

> „Ich muss jetzt wirklich was eher was für mich machen, muss gucken, dass ich mit der Situation klar komme, aber so auch im Gleichgewicht bleibe mit mir selber" (I-21: 101).

Eine scheinbar eher seltene Ressource und Motivation, die sich im Pflegeverlauf formen kann, bildet die Einstellung, sich oder anderen zu beweisen, dass man die familiäre Pflegesituation gut meistern kann.

> „Ich habe immer gedacht: ‚Und ich zeige es allen!' Jeder hat gesagt: ‚Das packst du nicht!', und ich habe es gepackt und ich habe es jedem gezeigt" (I-08: 363). „[...] und ich habe dem Herrgott immer die Zähne gewiesen, immer. Und ich, ich zeige es dir, und ich zeige es dir, dass ich es kann" (I-08: 583).

6.3.2

Gefühl, für andere wichtig zu sein

Wenn pflegende Angehörige ihre eigenen Bedürfnisse und Prioritäten ganz in den Hintergrund stellen, so tun sie dies in der Regel, weil sich in ihrem Alltag alles um die Pflegebedürftige dreht: um ihre Betreuung und ihr Wohlergehen. Häufig erfolgt dies aus dem Gefühl heraus, „die" Stütze für die Pflegebedürftige zu sein, ohne die diese ihr häusliches Umfeld aufgeben müsste.

> „Meine Bedürfnisse habe ich – habe ich überhaupt welche gehabt? Ich weiß es nicht – ganz in den Hintergrund gestellt" (I-03: 820).

> „Weil ich hatte dann auch Herzarrhythmien und Panikattacken und wo mir das Herz bis zum Hals stand, Angst gekriegt habe und gedacht habe: ‚Mensch, auf einmal hört es auf und dann falle ich um und bin tot und was ist denn dann?'" (I-20: 148).

An der Verantwortung, die sie für die Pflegebedürftige übernehmen, insbesondere bezogen auf die Entscheidungen, die sie für und über sie treffen müssen, wird pflegenden Angehörigen ihre Bedeutung für die Pflegebedürftige besonders offensichtlich. Dies kann einerseits als Belastung erlebt werden. Andererseits nehmen sie hierdurch bewusst wahr, dass sie wichtig für die zu Pflegende sind und eine besondere Rolle in ihrem Leben einnehmen.

> „Am Anfang hat sie noch ein bisschen geredet und irgendwann ist sie dann ganz verstummt und das war schon schmerzhaft, dass man mit ihr nicht mehr reden konnte. [...] denn ich hätte gerne mit ihr geredet, wie sie dies oder jenes noch hätte haben mögen. Und ich konnte an und für sich immer nur so entscheiden, dass ich gedacht hab: ‚Wie hättest du es gerne'" (I-25: 69) „[...] aber ich bin immer von meinem eigenen Gewissen auch ausgegangen und hab gedacht: ‚Wie würdest du das haben wollen?'. Einfach damit das menschenwürdig stattfindet und auch in ihrem Sinne" (I-25: 226).

Eine arbeitslose pflegende Angehörige sieht in der Pflege eine Aufgabe für sich, sie fühlt sich gebraucht.

> „Ein Gewinn ist es schon. Dadurch, dass ich arbeitslos bin, habe ich ja doch noch mal eine Aufgabe jetzt, ein bisschen sie zu pflegen halt" (I-02: 417).

6.3.3
Gefühl, eine gute Beziehung zur Pflegebedürftigen zu haben

Die Überlegung, ob man die Pflege übernehmen will, wird u. a. geprägt von der Qualität des bisherigen Kontaktes zwischen pflegender Angehörigen und Pflegebedürftiger. Das Gefühl, die Pflegesituation auf einer guten Beziehung zur Pflegebedürftigen aufbauen zu können, stärkt pflegende Angehörige und hilft ihnen den Pflegealltag zu managen.

> „Meine Mutter wird jetzt 88 Jahre alt und sie war immer eine sehr, sehr liebe und gute Mutter. Und ich möchte ihr eigentlich die letzten Jahre [...] noch angenehm gestalten, dass sie nicht unglücklich ist, dass sie einfach ein zufriedenes Leben noch hat" (I-11: 152).

Vor allem bei Entscheidungen für und über die zu Pflegende, die sie nicht mehr alleine treffen kann, bilden das frühere Vertrauensverhältnis und die gegenseitige Zuneigung starke Einflussgrößen.

> *„Ich weiß, wie sie fühlt. Ich weiß, wie sie denkt, also meine Mutter ist ein Spiegelbild praktisch von mir, weil, ich bin, ich bin auch ihre Vertraute"* (I-03: 211 – 213).

Erleichtert wird die Pflegeübernahme, wenn die Pflegebedürftige einverstanden ist mit einer Unterstützung und gegebenenfalls auch offen für einen Umzug in das Haus bzw. die Wohnung der pflegenden Angehörigen ist.

> *„... wir sagen das kurz vorher mit dem Umzug und dann haben wir das am Tag vorher gesagt und die hat schon darauf gewartet, also, dann hat sie als erstes gesagt: ‚Dann bin ich nicht mehr allein', und hat gar nicht irgendwie dem Haus oder dem Alleinsein im eigenen Hausstand irgendwie nachgetrauert, also anscheinend hat sie schon drauf gewartet, also, sie hat auch gemerkt, dass das nicht mehr so richtig klappt"* (I-24: 14).

6.3.4
Gefühl, die Kontrolle über das Leben zu haben

Wie bedeutend die Kontrolle über das eigene Leben für pflegende Angehörige ist, verdeutlichen die Beispiele, in denen diese Ressource im Pflegeverlauf verloren gegangen ist. Ein Erhalt und Zugewinn in diesem Bereich wird dagegen von pflegenden Angehörigen kaum wahrgenommen.

Da die Betreuung und Versorgung der zu Pflegenden in der Regel den Tag-Nacht-Rhythmus vorgibt, erleben pflegende Angehörige ihren eigenen Alltag und die Erfüllung ihrer persönlichen Bedürfnisse häufig als extrem eingeschränkt.

> *„Also es dreht sich ja doch alles dann um diese Person, die bestimmt ja eigentlich mehr oder weniger den Lebensrhythmus"* (I-24: 58).

> *„Da ist keine Normalität mehr drin, da ist, also es ist alles ausgerichtet, das Leben ist ausgerichtet auf diesen kranken Menschen und ich bleibe, wie viele andere pflegende Angehörige, bleibe ich auf der Strecke, Punkt. Das ist einfach so"* (I-06: 32).

Die Gefahr, von diesen Verlustgefühlen überwältigt zu werden und mit der Situation überfordert zu sein, sollte nicht unterschätzt werden, denn einige pflegende Angehörige reagieren hierauf mit Suizidgedanken.

> *„Ich war so weit, ich stand auf der Saarbrücke und wollte runter springen"* (I-03: 645)
> *„[...] dann habe ich mir einmal hier die Adern aufgeschnitten vor, vor lauter Sorge"* (I-03: 649).

> *„Ich stand auf der Rheinbrücke und dachte: ‚Wenn ich jetzt springe, dann ist, dann sind alle Probleme gelöst'"* (I-21: 169).

Andere wiederum haben Angst durch schizophrene Veränderungen, wie beispielsweise der Spaltung der eigenen Persönlichkeit, die Kontrolle über ihr Leben zu verlieren.

„Ich habe Probleme mit der Wirbelsäule, ich habe ein HWS-Problem, ich habe Schulter, ich habe die Brustwirbelsäule, ich habe die Lendenwirbelsäule, ich habe, mir tun die Arme weh, Kopfschmerzen, ich habe an Gewicht zugenommen. Ich haue in mich rein, ohne Kontrolle. Es ist, als gibt es zwei Personen, einmal die Person, die hier sitzt, die vom Kopf das zwar wahrnimmt, was da alles schief läuft, aber da ist der Körper, der einfach nicht mehr mitkommt" (I-14: 254).

Das Gefühl, dass einem das Leben nicht entgleitet und man die Kontrolle über sein Leben bewahrt, stellt entsprechend eine wichtige Ressource für pflegende Angehörige dar. Oft ist ihr Vorhandensein oder ihr Erwerb abhängig von den verfügbaren Informationen über den Krankheits- und Pflegeverlauf sowie über die damit möglicherweise einhergehenden Pflegephänomene. Hierüber können sich weitere hilfreiche Quellen erschließen, die der pflegenden Angehörigen zeigen, dass sie eine Betroffene unter vielen ist. Dieses Wissen kann unterstützen im Umgang mit belastenden Situationen und zumindest in Teilbereichen ein Gefühl von Kontrolle vermitteln.

„Es wurde auch wesentlich leichter damals, als ich mir diese Informationen geholt hatte. ‚Was ist? Was bedeutet diese Krankheit? Wie geh ich damit um?' Ich habe dann auch Kurse auch mitgemacht und so, zum Beispiel auch in Validation und gehe auch in den Alzheimer Gesprächskreis. Und das gibt einem unheimlich viel. Man lernt, man ist ja gar nicht allein mit gewissen Situationen, das wiederholt sich vielfach in anderen Familien eben auch und als ich das mal dann so verinnerlicht hatte und dann wurde das Leben auch leichter, wesentlich leichter" (I-15: 12).

Gleichzeitig helfen Informationen, eine gewisse Gelassenheit zu entwickeln, eine Ressource, die oft im Pflegeverlauf erworben wird und insbesondere im Umgang mit kognitiv veränderten Personen zur eigenen psychischen Entspannung beitragen kann.

„...und jetzt mit meiner Mutter, wenn ich dann merke: ‚Hoppla, sie erzählt jetzt alles dreimal hintereinander', und dann, ich höre da dreimal gelassen zu und antworte auch dreimal dasselbe. Und sie selber guckt mich auf einmal an und sagt: ‚Gell, ich weiß, ich hab dir das jetzt, glaube ich, schon dreimal gesagt', oder so. Sage ich: ‚Richtig aber, das macht nix, ne'. [...] Ja, man hat Erfahrung im wahrsten Sinne des Wortes, man reagiert gelassener" (I-20: 257).

6.3.5
Gefühl, dass das Leben einen Sinn hat

Diese Ressource ist eng mit zwei vorangegangenen verzahnt: dem Gefühl, die Kontrolle über das Leben zu haben, und dem Gefühl, mit der Situation umgehen zu können. In den untersuchten Interviews konnten über die bereits thematisierten Aspekte nur geringfügige Ergänzungen im Hinblick auf die Sinnfindung identifiziert werden. Möglicherweise liegt dies an dem durch die Pflege vorstrukturierten Tagesablauf, der pflegende Angehörige zeitlich und psychisch so vereinnahmt, dass Kontrollgefühl und Lebenssinn ineinander übergehen.

Wird die familiäre Pflege als persönliche Aufgabe oder Herausforderung betrachtet, so kann dies, neben einer positiv erlebten Bewältigung der Situation, das Gefühl verstärken, dass das Leben – vielleicht auch gerade mit den neuen Gegebenheiten – einen Sinn hat (vgl. auch mit der Ressource „Gefühl, mit der Situation umgehen können" (Kapitel 6.3.1).

Eine Berufstätigkeit und andere Anforderungen parallel zum Pflegealltag können die Einstellung zum Leben günstig beeinflussen.

> „Ich freue mich dann regelrecht, wenn ich noch mal nach hier (Anmerkung: Arbeit) kommen kann, weil das hier was ganz anderes ist. Man wird geistig ganz anders gefordert und so, vierzehn Tage zu Hause ist man eigentlich ein Hausmütterchen. Also klar, muss auch sein. Aber, ich denke man braucht beides" (I-03: 163 – 171).

Ausflüge in die „Normalität" können, vorausgesetzt die Pflegebedürftige ist gut betreut, Erholungseffekte und eine innere Zufriedenheit erzeugen.

> „... und dann kamen meine Eltern und die kamen auch gern und es war auch immer schön und mein Mann hat sich auch immer sehr gefreut. Die haben sich auch sehr gut verstanden. Und dann bin ich morgens aus dem Haus und bin nach Maisstadt gefahren [...] dann habe ich so eine Shopping-Tour, bin Essen gegangen und rumgeschlendert und so habe ich wieder ins Alltagsleben gefunden. [...] und bin abends zurückgekommen. Und da war ich, hab ich aufgetankt und da war ich voller Elan und dann war ich glücklich" (I-20: 97).

Allerdings geht pflegenden Angehörigen diese Ressource oft im Pflegeverlauf intermittierend bzw. manchmal vollständig verloren, wie folgende Äußerungen zeigen.

> „Ich bin ja auch eingeschlossen praktisch. Ich habe ja auch kein Leben mehr. Alles das, was mir Spaß gemacht hat oder was ich gerne gemacht habe, ist nicht mehr möglich" (I-04: 66).

> „Es ist, es ist kein Leben, es ist ein Leben am Leben vorbei. Es ist wirklich kein Leben. Ich könnte gar nicht sagen, dass ich lebe, ich als Person, ich bin tot" (I-14: 64).

Eine optimistische Lebenseinstellung, Humor und das Gefühl von Unabhängigkeit können helfen, diese Ressource zu erhalten oder wiederzugewinnen.

6.3.6
OPTIMISTISCHE EINSTELLUNG/POSITIVE LEBENSEINSTELLUNG

Eine bejahende, positive Einstellung, Hoffnung und/oder kleine Fortschritte in der Pflege unterstützen nicht nur das Bestehen im Pflegealltag, sondern können motivationale Wirkungen für das Durchhalten und die eigene Einstellung zum Leben hervorrufen.

„... habe ich doch gehofft, dass der Zustand kommt, wie er jetzt ist, dass sie mal wieder mehr Orientierung kriegt. Und jetzt schläft sie doch nachts durch" (I-02: 127).

„Da war, war ich ja noch euphorisch. Der hat ein, ein Stehbett gekriegt. ‚Oh', habe ich gedacht, ‚das kann ich alles noch selber machen'" (I-08: 134).

„Ich habe immer gedacht: ‚Da musst du irgendwie durch.' Für mich gab es eigentlich nur ‚nach vorne, nach vorne'" (I-03: 203).

6.3.7
HUMOR

Zu den Eigenschaften, die den Alltag leichter erscheinen lassen, gehört die humorvolle Betrachtung der Lebenssituation. Gleichzeitig kann Humor auch als Ventil funktionieren, um Spannungen und Belastungen abzubauen.

„Die Familie kam zu kurz, meine Nerven gingen verloren, der Humor ist Gott sei Dank noch geblieben" (I-27: 39).

6.3.8
GEFÜHL VON UNABHÄNGIGKEIT

Das Gefühl, trotz Pflegeübernahme ein Stück Ungebundenheit und Selbständigkeit erhalten zu können, hilft pflegenden Angehörigen, eine gewisse vertraute Normalität zu bewahren und stärkt sie zudem für die Bewältigung der Pflegesituation.

Oft schränkt die Betreuung und Pflege allerdings das persönliche Leben der pflegenden Angehörigen so einschneidend ein, dass es ihnen nicht mehr gelingt, sich Freiräume zu schaffen bzw. zu erlauben. Sie nehmen ihre Situation als eine Form des Freiheitsentzugs oder als Gefängnis wahr.

> *„Für mich war das Rausgehen, das war für mich dann wie eine Befreiung. Dieses Haus mit seinen kranken Menschen und mit den Problemen und mit den Sorgen, das war für mich wie ein Gefängnis. Und dann wirklich mal Rausgehen und wenn ich dann wirklich mal draußen war, ich konnte mich eigentlich gar nicht freuen, weil das war so verwurzelt so in, in meinem Kopf drin"* (I-03: 826).

> *„Also man verliert sicherlich ein großes Stück Freiheit, ein Teil Möglichkeit zur freien Entfaltung, die man dann hätte. Weil wenn man mal wirklich Angehörige pflegt, Eltern pflegt, dann hat man ja die Familienphase meistens hinter sich und könnte jetzt noch mal so eine Freiheitsphase durchleben in der man noch relativ fit ist und das auch genießen kann. Und dann kommt die Pflege der Eltern dazu"* (I-21: 167).

> *„Das, was einem fehlt, ist einfach, ja, man schränkt sein Privatleben natürlich sehr stark ein. Ich kann viele Dinge nicht mehr wahrnehmen, [...], weil es muss immer jemand für sie da sein"* (I-15: 12).

6.3.9

GEFÜHL DER EIGENEN SOZIALEN SICHERHEIT

Diese Ressource ist für pflegende Angehörige vor allem dann von Bedeutung, wenn sie als bedroht oder verloren wahrgenommen wird. Arbeitslosigkeit oder eine fehlende bzw. als unzureichend eingeschätzte Altersabsicherung führt innerhalb der Pflegesituation zu Zukunftsängsten. Die Auslastung durch die Pflege erschwert oft den (Wieder-)Einstieg ins Berufsleben bzw. das Suchen einer Beschäftigung und begünstigt so die Furcht vor dem sozialen Abstieg.

> *„Also meine Situation ist ja offen. Ich denke halt eben: ‚Wenn ich jetzt den Rentenantrag stelle und diese Rente wird abgelehnt, was mache ich dann? In meinen alten Beruf kann ich nicht mehr. So, dann müsste ich einen neuen Beruf anfangen, wie soll ich was lernen?'"* (I-14: 265) *„[...] und dann kommen wieder diese Ängste: ‚Oh Gott, was machst du nur, wenn das finanziell alles nicht funktioniert?' [...] ich habe eine wahnsinnige Angst zu verarmen"* (I-14: 303 – 305).

Dem Vorhandensein sozialer Sicherheiten bzw. Gewinne in diesem Bereich werden – zumindest in den zugrunde liegenden Interviews – keine Aufmerksamkeit beigemessen, sie gelten vermutlich als selbstverständlich und „normal".

6.3.10
Gefühl der sozialen und kulturellen Integration

Pflegebedürftigkeit und die damit einhergehenden Pflegephänomene gehören immer noch zu den Tabuthemen, die in der Öffentlichkeit gerne gemieden werden. Für sich und die zu Pflegende gemeinsam ein Gefühl von sozialer und kultureller Teilhabe zu bewahren, kann daher für pflegende Angehörige bedeuten, sich immer wieder gegen die gesellschaftlichen Normen und Erwartungen zu stellen.

> „... oder wir gehen Essen. Ich meine es ist nicht angenehm, wenn sie mit jemand essen gehen in ein Restaurant, dem fällt das Glas um, das Besteck fällt runter, mein Mann wird dann ja auch gefüttert von mir. Die Leute gucken ja" (I-14: 68).

Oft benötigen sie andere Ressourcen, beispielsweise die Unterstützung von Freunden oder Hilfsdiensten, um diese Ressource mobilisieren zu können.

> „Wir machen auch Öffentlichkeit, wir gehen auch raus essen, wir gehen mindestens ein-, zweimal die Woche raus essen, ja. Das ist natürlich problematisch, aber wir machen es. [...] wir nehmen auch kulturell an Sachen teil. Das ist natürlich aufwendig, da muss man anrufen, da muss man vorher einen Rollstuhlfahrer, das muss man ein bisschen organisieren, aber da war nie, nie, dass irgendjemand gesagt hat: ‚Es geht nicht'" (I-06: 95).

> „... und dann mal bei Leute oder ins Dorf, wenn ein Fest war oder an, in die Kirche. Der Schreiner hat extra eine Rampe für uns gemacht. Eine Holzrampe hinten, die war extra für uns gemacht geworden, wenn mal ein Konzert oder wir waren immer Konzert, Theater und so hinten. Bei uns ist Theater hinten in der Wirtschaft. [...] Wir sind hinten durch die Scheune; ‚Ei wir machen hinten auf, brauchst gar nicht die Treppe rauf'. Jeder ist dann beigesprungen [...]" (I-08: 371).

Wenn im Pflegeverlauf der eigene Lebensrhythmus zunehmend in den Hintergrund gedrängt wird und sich ein Gefühl von sozialer und kultureller Verarmung bzw. Vereinsamung einstellt, wird dies von pflegenden Angehörigen manchmal als Kontaktverlust zu der außerpflegerischen Welt erlebt.

> „Aber dieser Kontakt zu der reellen Wirklichkeit, zu den gesunden Menschen, der ist verloren gegangen" (I-14: 359).

6.3.11
GLAUBE

Spirituelle Ressourcen können für pflegende Angehörige sehr hilfreich im Umgang mit der Pflegesituation und in bestimmten Pflegestadien sein (z. B. Beginn der Pflegebedürftigkeit, Verlust eines Kommunikationspartners oder Sterbephase).

> *„Ein halbes Jahr vorher hab ich auch mit dem Pfarrer dann Kontakt aufgenommen. Und dann haben wir uns so ans Bett gesetzt und haben mit ihr geredet. Das hat, also ich muss sagen, es hat mir persönlich auch gut getan. Es war für mich auch eine Hilfe"* (I-25: 124).

6.3.12
ZEIT

Pflegende Angehörige unterteilen ihre Zeit in die pflegefreie Zeit, die sie tagsüber zur Erfüllung eigener Bedürfnisse nutzen können, und in die Zeit, die ihnen zum Schlafen bleibt.

Um tagsüber Zeit für sich zu finden, ist es zunächst wichtig, bestehende Freiräume zu identifizieren.

> *„... man muss sich einfach mal ein bisschen Freiraum nehmen. Das würde ich auch empfehlen, wenn das auch ganz schwer fällt und ich hat' auch arge Bedenken, dass das überhaupt alles klappt. Aber es hat geklappt, recht und schlecht. [...] man muss es dann auch einfach mal machen [...]"* (I-11: 148).

Zeiten, in denen die Pflegebedürftige von professionellen Helferinnen versorgt und betreut wird, werden oft nicht als Option für eigene Erholungsphasen erkannt, obwohl gerade diese eine entspannte, sorgenarme Auszeit ermöglichen können: Die zu Pflegende ist nicht alleine, sondern sie wird von einer Person betreut, der sie in der Regel vertraut.

> *„Ich versuche es halt schon, dass ich jetzt mittags, wenn der Pflegedienst, der braucht zwei Stunden für meinen Mann fertig zu machen. Die erste Stunde brauche ich nicht zu helfen, dass ich dann mittags eine Stunde spazieren, eine halbe Stunde oder so über die Felder mal laufe, dass ich dann auch rauskomme"* (I-04: 14).

> *"... wo er dann geturnt hat, Krankengymnastik, [...] das war dann immer gut eine halbe Stunde, entweder bin ich kaufen gefahren, Mittagessen musste ja gekocht werden"* (I-08: 142).

Allerdings rücken die Pflege und die Pflegebedürftige manchmal so sehr in den Lebensmittelpunkt der pflegenden Angehörigen, dass die Gedanken unaufhaltsam hier herum kreisen. Scheinbar pflegefreie Zeit wird aufgrund der psychischen Allgegenwärtigkeit der Pflegesituation nicht wahrgenommen, die pflegende Angehörige steht bildlich betrachtet unter Dauerstrom.

> *"Ich stehe immer unter Strom, immer das Handy dabei, immer das Handy an. [...] Ich muss das Handy anlassen, weil es kann immer mal was passieren, [...] aber ich steh immer unter Strom auch im Urlaub. Ich wünschte mir mal so sehr, dass ich das Handy auslassen kann und wirklich mal acht Tage ohne Background von zu Hause, dass ich mal nichts höre und nichts sehe, [...] wo ich dann auch echt abschalten kann"* (I-11: 158).

Trotz aller negativen Begleiterscheinungen und bedrückenden Empfindungen können pflegende Angehörige dem Übergang in die Bettlägerigkeit manchmal auch positive Seiten abgewinnen. Gerade bei Personen, die aufgrund ihrer Erkrankung Verhaltensänderungen und Weglauftendenzen zeigen, ist eine Rund-um-die-Uhr-Betreuung Normalität. Gesundheitseinschränkungen, die dazu führen, dass sich die Pflegebedürftige ohne Unterstützung nicht oder kaum noch alleine fortbewegen kann, können so zu kurzen Zeiträumen führen, die die pflegende Angehörige für Alltagserledigungen nutzen kann, ohne Angst, dass der Pflegebedürftigen etwas zustößt.

> *"... also war bettlägerig. In der Zeit konnte ich zum ersten Mal in Ruhe einkaufen gehen, weil ich wusste, sie liegt und rührt sich auch nicht, kann nicht mehr aufstehen"* (I-27: 51).

Der gesundheitliche Zustand der zu Pflegenden kann somit nicht zu unterschätzende Auswirkungen auf die Verfügbarkeit der Ressource Zeit haben.

Inwieweit die pflegende Angehörige genügend Zeit zum Schlafen findet, hängt u. a. vom Krankheits- und Pflegebild der Pflegebedürftigen ab. Ein durchgehender Pflege- und Betreuungsbedarf verhindert in der Regel eine störungsfreie Nachtruhe. Die pflegende Angehörige muss ihren Schlaf immer wieder unterbrechen oder fällt aufgrund der „Rufbereitschaft" nicht in den Erholungsschlaf.

> *"Also ich habe Schlafstörungen, ich kann nicht mehr durchschlafen, weil ich ja nachts halt immer entweder bei ihm im Wohnzimmer. Und ich schlafe ab und zu in meinem Bett mit Babyphon und so"* (I-04: 18).

Wechseln sich die Phasen mit Hilfebedarf und Durchschlafen bei der zu Pflegenden ab, sind pflegende Angehörige zum Teil in der Lage, in ruhigen Nächten Kraftressourcen aufzubauen.

> *"Ich finde das nicht, gar nicht mal so belastend, es sei denn, ich habe tagelang wieder gar nicht geschlafen, dann bin ich, dann gehe ich schon auf dem Zahnfleisch. Aber dann gibt es wieder Tage, wo ich schlafe und dann habe ich auch wieder neue Kraft und kann auch wieder kämpfen [...]"* (I-04: 68).

Manchmal können pflegende Angehörige auf die Unterstützung ihrer Familie zurückgreifen, um eine Gelegenheit zum Durchschlafen zu gewinnen.

> *„In der Zeit, wo ich krank war, haben sie immer Nachtschicht gemacht, [...] dann haben die ja erst mal gesehen, was das nachts war, wie sie selber den Vater versorgt [...] ‚Ja wir kommen dann, bis du dich ein bisschen erholst', und dann war ich, oh das war für mich toll, wie Erholung"* (I-08: 508).

6.3.13

HANDLUNGSKOMPETENZEN

Diese Ressource zeigt sich speziell in der subjektiven Einschätzung der eigenen Handlungskompetenzen, die für die Bewältigung der Pflegesituation von Nutzen sein können. Kompetenzen, die als bedeutsam von pflegenden Angehörigen bewertet werden, sind kreative Problemlösungen, Kenntnisse über Ursachen und Folgen einer Erkrankung, pflegepraktische Vorerfahrungen und Pflegekompetenz sowie intellektuelle Fähigkeiten.

Eine der wertvollsten Ressourcen in diesem Bereich ist sicherlich die Fähigkeit, kreative, unkonventionelle Lösungen für auftauchende Probleme zu finden und umzusetzen. Insbesondere Ideen, die zur Erleichterung der körperlichen Arbeit beitragen und die Teilnahme am sozialen Leben außerhalb der häuslichen Umgebung ermöglichen, besitzen einen unermesslichen Wert.

> *„... und da hatte ich ein Patent, hatte ich gemacht, ich hatte ein Wachstuch drauf gehabt. [...] es muss ganz glatt sein, also nicht lackiert, aber ganz, ganz glatt. [...] Da habe ich ein Wachstuch, ein ganz großes, wo man richtig noch gut viel unterschlagen kann rechts und links, also quer, so groß, wie die Matten sind, und dann war das glatt. Und ich habe nur brauchen so zu ziehen, der ist geflogen gekommen, das war wunderbar"* (I-08: 182 – 196).

Kombiniert mit Einfallsreichtum, handwerklichem Geschick und der Unterstützung z. B. durch Familienangehörige und/oder das soziale Netz kann so die Bewältigung des neuen Lebensalltags maßgeblich erleichtert werden.

> *„Wir haben einen Aufzug gehabt [...], ich habe hier den Balkon und der ist nur 1,80 Meter hoch und das haben die Kinder gemacht. Wir haben das Geländer raus geschnitten und eine große Betonplatte mit einer Eisenplatte drauf und dann haben wir drauf Marke Eigenbau, ein Handgabelstapler"* (I-08: 225 – 237).

Um die Gefahr von potentiellen Erschwernissen, Rückschlägen und zusätzlichen Belastungen zu minimieren, werden pflegende Angehörige manchmal präventiv tätig. Mit vorbeugenden Maßnahmen versuchen sie, das Auftreten einzelner Risiken zu vermeiden.

> *„Die obere Etage war dann eine reine Pflegestation, Krankenzimmer. Wir haben auch alles weggeräumt, Teppiche zusammengerollt, weggeräumt. Alles, ja, alles was halt machbar war haben wir gemacht und haben selbst die Phantasie, haben wir oft walten lassen"* (I-25: 521).

Die Benutzung eines Funkgerätes oder Babyphons als Verständigungsalternative, wenn sich Pflegebedürftige und pflegende Angehörige nicht in einem Raum aufhalten, ermöglicht Freiräume für pflegeferne Aktivitäten.

> *„... und dann bin ich immer, ich bin auch immer noch in den Garten gegangen, mit Funkgerät. [...] immer, wenn er mittags im Bett gelegen hat und dann mit Funkgerät und wenn schön Wetter war und so, dann habe ich ihn mitgeholt. Und anderenfalls hatte ich Funkgerät: ‚Komm drehe mich', hat er dann gerufen [...]"* (I-08: 62 – 64).

> *„Da war ich dann mal so schlau und dann bin ich in ein anderes Zimmer schlafen gegangen, mit Babyphon"* (I-08: 200).

Pflegende Angehörige fühlen sich manchmal intellektuell unterfordert. Die einseitige Beschäftigung mit der Pflege sowie die oft verringerten und einfacher strukturierten Gesprächsgelegenheiten mit kognitiv eingeschränkten Personen entwickeln sich im Pflegeverlauf für einige pflegende Angehörige zunehmend zum primären Lebensinhalt. Für eine Beschäftigung mit pflegefernen Themen fehlt oft die Zeit und/oder die Energie, obwohl ein entsprechendes Bedürfnis durchaus von pflegenden Angehörigen artikuliert wird.

> *„Ich sage immer zu meiner Tochter, ich verblöde. Ich vergesse so viele Sachen, weil mein Hirn überhaupt nicht mehr trainiert ist, also einseitig halt nur noch, nicht mehr das, was ich also vorher gemacht habe"* (I-04: 50).

> *„Ich würde auch mal gerne abends auf die Volkshochschule gehen und Kurse mitmachen"* (I-02: 401).

> *„Ich war zu der Zeit auch noch in der Partei engagiert und weil ich mir gesagt habe: ich brauche neben dieser Verpflichtung brauche ich aber noch was, weil ich schon nicht mehr arbeite. Was meinen Geist und so, was mich so am Alltag festhält und so und das man auch da weiterarbeitet. Das man nicht so viele von den grauen Zellen verliert [...]"* (I-20: 85).

Das Wegfallen von Aktivitäten, die eine geistige Anforderung stellen, wird von pflegenden Angehörigen teilweise als Belastung wahrgenommen.

Entsprechend ist der Erhalt dieser Ressourcen für sie wichtig; nicht zuletzt, weil sie wissen, dass diese Ressource ihnen den Zugang zu anderen Ressourcen öffnen kann und sie darüber hinaus auch nach Beendigung der Pflege wichtig sein kann.

Kenntnisse über die Ursachen und Folgen eines Krankheits- und Pflegebildes werden in der Regel im Pflegeverlauf erworben. Oft startet der Ressourcengewinn, also der Erwerb von Wissen, unmittelbar mit oder nach der medizinischen Diagnosestellung, denn erst sie eröffnet der pflegenden Angehörigen die Möglichkeit zu einer zielgerichteten Beschäftigung und Auseinandersetzung mit den gesundheitsbedingten Einschränkungen und potentiellen Verhaltensänderungen.

Der Bedarf, Wissenslücken aufzufüllen und Antworten auf die unzähligen Fragen zu finden, ist enorm, pflegende Angehörige nutzen verschiedene Wege, um dieses Defizit zu schließen. Hartnäckigkeit und Durchhaltevermögen sind Eigenschaften, die ihnen bei der Zielerreichung oder -annäherung helfen.

> „Das Problem zu Anfang ist, dass sie null Ahnung haben. Sie stolpern da so rein und ich habe mir dann angewöhnt, was ich früher nie getan hab, ich habe einfach angefangen zu fragen. Ich hab mich überall hingewendet, ich habe telefoniert, ich hab Faxe weggeschickt und habe mir Bücher gekauft. Einfach, um irgendwie das Defizit da im Kopf aufzufüllen" (I-25: 234).

> „Ich hab pausenlos gefragt und gefragt. Ich hab den Leuten Löcher in der Zeit in den Bauch gefragt, also einfach gefragt bis zum Geht-nicht-mehr. Da ist der Informationsbedarf so groß, ich hab ständig überall nachgehört und gefragt. Also habe ich mir selber alles beigebracht, mehr oder weniger" (I-25: 475).

Einige pflegende Angehörige greifen hierzu auch gerne auf verfügbare Angebote, z. B. spezielle Pflegekurse oder Vorträge, zurück.

> „Erst dann, wenn man betroffen ist, und dann fängt man an, sich Broschüren zu beschaffen und sich zu erkundigen [...]. Vor einem Jahr war vom Roten Kreuz eine Information oder so ein Lehrgang für Demenzkranke. Die haben dann verschiedentlich gezeigt, wie man mit denen, also hat man das gesagt kriegt, wie man dann umgeht mit Demenzkranken und dann eben ein paar Hilfen, wo man sich hinwenden kann. [...] an sich habe ich da viel Erfahrungen gesammelt. Und dann habe ich immer gedacht, wenn irgendwas war: ‚Oh, das hast du ja früher gemacht, das muss doch jetzt auch gehen. Warum geht das jetzt nicht mehr?', und da habe ich halt gelernt, wie man da damit umgehen soll, das hat mir viel geholfen" (I-10: 43).

Die „präventive" Teilnahme an einem Pflegekurs wird im Nachhinein von pflegenden Angehörigen als Unterstützung erlebt.

> „Also ich hatte diesen Kurs ja schon mitgemacht, da war meine Tante ja noch nicht bettlägerig, also schon mal rein vorbeugend habe ich das, wie das mal angeboten wurde, habe ich das schon mal mitgemacht, weil ich gedacht habe, das kommt ja irgendwann auf mich zu, weil sie ja hochbetagt war, damals war sie kurz vor 90" (I-24: 42).

Pflegerische Vorerfahrungen, die bei der Betreuung einer anderen Person gesammelt werden konnten, werden von pflegenden Angehörigen in der Regel als sehr hilfreich betrachtet.

> „Ich habe ja vor Jahren schon mal nebenbei auch jemanden gepflegt, und zwar hat die Frau in der Klinik mit mir geschafft und ich habe immer Mittagsschicht gehabt, da habe ich morgens deren Mann gepflegt. Und die hat immer so, jeden Dienstag haben die sich mit so einer Alzheimergruppe getroffen und da war ich auch immer mit [...]" (I-07a: 470).

Pflegende Angehörige, die aufgrund beruflicher oder ehrenamtlicher Tätigkeiten auf Pflegewissen und fachliche Fertigkeiten zurückgreifen können und mit Akut- und Pflegesituationen vertraut sind, verfügen über eine vergleichsweise wertvolle Ressource. Auch wenn die persönliche Konfrontation mit Pflegebedürftigkeit oder mit Notfällen im familiären Umfeld sie bisweilen kurzfristig in einen Zustand der Ohnmacht und Handlungsunfähigkeit versetzt, so können sie nach dem ersten Schock schnell notwendige Schritte einleiten.

„... und da fällt ihr die Häkelnadel aus der Hand und da wusste ich, als sie bewusstlos war, was los ist, und da ich ja in der Feuerwehr die Rettungswege kenne, hatte ich sie innerhalb ganz kurzer Zeit, also weniger als eine Dreiviertelstunde, in der Uniklinik gehabt" (I-12: 14).

Da ihnen Pflegetechniken und Pflegebilder bekannt sind, können sie zum einen abschätzen, was auf sie zukommt, zum anderen erleichtert ihnen ihre Erfahrung und ihr Wissen die Bewältigung der familiären Pflegesituation.

Ein gesundheitsberuflicher Hintergrund kann zudem die Akzeptanz für bestimmte Maßnahmen auf Seiten der zu Pflegenden erhöhen, weil die Anregung von einer vertrauten Person kommt, die gleichzeitig in diesem Bereich fachlich qualifiziert ist.

„... und wenn ich dann sage: ‚Schau mal, heute ist es dir wieder nicht gut. Du sagst, du kannst nicht denken, in deinem Kopf stimmt etwas nicht. Zu achtzig Prozent liegt es daran, dass du zu wenig getrunken hast', das wirkt dann" (I-05: 567).

6.3.14

Resümee

Die Ressourcen aus den Kategorien der Lebensbedingungen/-umstände und der persönlichen Ressourcen können sich gegenseitig beeinflussen. So kann beispielsweise soziale Unterstützung oder berufliche Anerkennung zu einem besseren Selbstwertgefühl und einem gesteigerten Wohlbefinden führen. Umgekehrt kann ein gutes Selbstbewusstsein und ein Gefühl von Kontrolle die Mehrfachbelastung von Pflege, Familie und Arbeitsleben erleichtern.

Viele persönliche Ressourcen bzw. Personenmerkmale können für die Bewältigung des Pflegealltags wichtig sein, die nachfolgende tabellarische Darstellung fasst die bedeutsamen Aspekte zusammen.

Bedeutsame Ressourcen aus der Kategorie persönliche Ressourcen für pflegende Angehörige:
• **Gefühl, mit der Situation umgehen zu können** (Rückschläge positiv nutzen; Pflegephase als Lebenserfahrung; Fähigkeit, eigene Möglichkeiten realistisch einschätzen zu können; Fähigkeit, Hilfen annehmen zu können; Fähigkeit, abschalten zu können; außerfamiliäre Verpflichtungen als entlastende Abwechslung; Erkenntnis, dass Ausgleich notwendig für das eigene Wohlbefinden ist; Fähigkeit, den Lebens- bzw. Pflegealltag zu organisieren und zu bewältigen)
• **Gefühl, für andere wichtig zu sein** (Stütze für die Pflegebedürftige sein; Verantwortung für die Pflegebedürftige übernehmen/haben, sich „gebraucht fühlen")
• **Gefühl, eine gute Beziehung zu der Pflegebedürftigen zu haben**
• **Gefühl, die Kontrolle über das Leben zu haben** (Wissen über den Krankheits- und Pflegeverlauf; Wissen, dass man eine pflegende Angehörige mit ähnlichen Empfindungen und Problemen unter vielen ist; Gelassenheit; im Gleichgewicht sein)
• **Gefühl, dass das Leben einen Sinn macht** (Pflege als Aufgabe oder Herausforderung; andere Aufgaben/Beschäftigungen neben der Pflege; Ausflüge in die Normalität)
• **Optimistische Einstellung, positive Lebenseinstellung**
• **Humor**
• **Gefühl von Unabhängigkeit** (Erhalt von eigenständigen Bereichen)
• **Gefühl der eigenen sozialen Sicherheit** (Altersabsicherung)
• **Gefühl der sozialen und kulturellen Integration** (Kontakte und Aufenthalte außerhalb der häuslichen Pflegesituation)
• **Glaube**
• **Zeit** (pflege- und betreuungsfreie Phasen; Erkennen von Zeitfenstern; Inanspruchnahme von Entlastungsangeboten; Zeit und Ruhe zum Schlafen; Unterstützung/Einspringen von Familienmitgliedern)
• **Handlungskompetenzen** (Fähigkeit zu kreativen und pragmatischen Problemlösungen; Kenntnisse über Ursachen und Folgen einer Erkrankung; pflegepraktische Erfahrungen; Pflegekompetenz; kognitive Fähigkeiten)

Tab. 6: Zusammenfassung: Bedeutsame Ressourcen für pflegende Angehörige aus der Kategorie persönliche Ressourcen

6.4

ENERGIERESSOURCEN

Die Güte von Energieressourcen wird durch ihre Nützlichkeit als Ressourcen-Austauschmedien bestimmt, also inwieweit sie in Ressourcen der anderen drei Kategorien eingetauscht, für deren Erwerb oder Schutz genutzt bzw. zur Vermeidung von Verlustspiralen eingesetzt werden können.

Geld als Ressource ist für pflegende Angehörige vor allem dann von Bedeutung, wenn sie damit andere bedeutsame Ressourcen zur Bewältigung des Pflegealltags erhalten oder aufbauen können. Im Hinblick auf Finanzkredite, Vermögenswerte oder finanzielle Absicherung bei Unfall finden sich in den vorliegenden Interviews keine Aussagen.[31]

Inwieweit ein Engagement in religiösen Gemeinschaften als Austauschmittel fungieren kann, konnte in dieser Analyse nicht erschlossen werden. Das Thema Glaube wurde von wenigen pflegenden Angehörigen angesprochen, ist für sie aber eher mit neutralen oder negativen Erfahrungen behaftet.

Andere Ressourcen sind dagegen für pflegende Angehörige von hoher elementarer Güte, wie die anschließenden Ausführungen veranschaulichen.

6.4.1

GELD BZW. FINANZIELLE MÖGLICHKEITEN

Zwei wesentliche Aspekte, die beim Einsatz von Energieressourcen von pflegenden Angehörigen berücksichtigt werden, sind die Aussichten, die eigenen Lebensbedingungen angenehmer gestalten und die Lebensqualität steigern zu können. Allerdings ist der Erwerb bzw. der Erhalt bestimmter Ressourcen auch davon abhängig, inwieweit pflegende Angehörige bereit sind, hierfür Geldressourcen zu investieren.

---

[31] Allerdings handelt es sich hierbei auch um sehr prekäre Bereiche, die vermutlich kaum und wenn, dann nur in aussichtslos erscheinenden Lebenslagen innerhalb eines Interviews thematisiert würden.

Sich Unterstützung für die direkte Pflege zu holen und damit Freiräume für andere Dinge zu schaffen, bildet eine Möglichkeit, Geld als Austauschmedium zu nutzen.

> „Und dann habe ich gesagt: ‚So ihr habt eure Rente [...] für dieses Geld kommt morgens ein Dienst vorbei, der den Papa wäscht, zumindest, der Intimhygiene mit ihm macht'" (I-03: 413 – 415).

> „Also es waren drei immer, es waren drei Pflegerinnen. [...] es waren nur zwei, zuerst waren es drei [...] es war nur am Anfang, war nachts war auch noch jemand da" (I-25: 159 – 162).

> „[...] Ich sag ja, ein Glück, dass sie ein Haus gehabt hat, das ist draufgegangen, weg" (I-25: 415).

Sich mit finanziellen Mitteln neue materielle Ressourcen anschaffen, die die Teilhabe am sozialen Leben erleichtern und darüber die Lebensqualität steigern können, eine andere.

> „... oder wir sind mit dem Auto im Winter gefahren, mein Auto hat einen Drehsitz und rausziehen, so ein Karositz, habe ich auch ins Auto eingebaut, hat 5000 Mark gekostet" (I-08: 371).

Sich einen Urlaub leisten zu können – gemeinsam mit der Pflegebedürftigen oder alleine –, kann die Motivation fördern und trägt zur persönlichen Erholung bei.

> „Ich habe jetzt, gerade letzte Woche habe ich einfach mal wild drauflos mal acht Tage gebucht im nächsten Mai in Österreich [...] das sind so Sachen, also da kann ich mich also dran hochziehen und das, das gibt mir dann so, so ein richtiger Motivationskick dann. Da freue ich mich riesig drauf" (I-03: 848 – 856).

Der gesetzlich verankerte Anspruch auf Betreuungsgeld für bestimmte Personengruppen eröffnet pflegenden Angehörigen die Gelegenheit, sich Freiräume zu schaffen, vorausgesetzt, sie wissen von diesem Angebot und nutzen es.[32]

> „Es gibt ja nächstes Jahr, nächstes Jahr gibt es noch mehr Betreuungsgeld. Das ist ja eine feine Sache [...] ja, das wird viel wert werden, dass man wenigstens mal, ich hab mal durchgerechnet, einmal in der Woche, so dass ich frei machen kann. Das würde hinhauen. Ist schon eine ideale Sache, also gute Sache, die gefällt mir" (I-02: 9 – 11).

Allerdings können nicht alle pflegenden Angehörigen auf entsprechende Optionen zurückgreifen und die knappen persönlichen Geldmittel erlauben ihnen oft keine „Sonderausgaben".

> „Ich kann nicht einfach sagen: ‚Du, nächste Woche ist hier der Vortrag, da möchte ich jetzt gerne hingehen'. [...] Ich meine, um Gottes Willen ehrenamtlich, das ist toll, dass die Leute sich dazu bereit erklären, das auch zu tun. Sie sind ja auch ausgebildet dafür. [...] Und da würde ich mir einfach wünschen, dass von den Sozialdiensten einfach die Preise etwas runter gesetzt werden, dass es finanzierbarer ist alles" (I-15: 24).

---

[32] Hier zeigt sich die enge Verknüpfung der beiden Ressourcen finanzielle Möglichkeiten und Wissen.

"Ich war schon mal auf der Sozialstation hier in Ort Ast. Die machen, die stellen auch so Kräfte zur Verfügung, aber 13 Euro kostet das schon in der Stunde. Das ist doch schon happig" (I-02: 153).

Die engen finanziellen Spielräume schränken manche pflegende Angehörige so ein, dass ihre Geldreserven zwar für Notsituationen oder Hilfsangebote reichen, sie auf die Erfüllung eigener Wünsche jedoch häufig verzichten müssen. Dennoch sind sie froh, dass sie zumindest zum Erhalt oder zur Förderung der eigenen Gesundheit auf diese Rücklagen zurückgreifen können.

"Ich habe ihn jetzt in Kurzzeitpflege gehabt, weil es mir nicht gut ging, und dort müssen sie am Tag, das ist noch günstig, das ist ein kleines Pflegeheim, 28 Euro von den Angehörigen dazu bezahlen. Und wenn sie dann zehn Tage ihn dorthin [...] sind 280 Euro, dann ja, kann ich mir meinen Urlaub abschminken" (I-04: 40).

Die Kombination aus finanziellen Ressourcen und dem Zurückgreifen-Können auf vertraute Personen kann eine große Hilfe für die Organisation und Bewältigung der familiären Pflege sein.

"Wir hatten damals eine Reinmachefrau, die reinkam, und die war schon viele Jahre da und die verstand sich auch mit meiner Mutter gut. [...] Da hab ich die eines Tages gefragt, habe ich gesagt: ‚Wie wär's denn, Se kämen mir jetzt als Nächste in den Kopf. Sie kennt Sie, sie mag Sie gut leiden, wenn Sie vormittags bei ihr blieben bis eins; so fünf, sechs Stunden', und das ging dann auch" (I-25: 41).

Dass Geld eine zentrale Energieressource ist, zeigt sich ebenfalls in den folgenden Ressourcen, denn oft ist es die Verknüpfung mehrerer Energieressourcen, die zum Erhalt bzw. Zugewinn anderer individuell wichtiger Ressourcen verhilft. Zudem werden für die Ressourcenförderung auch Synergieeffekte zwischen Ressourcen unterschiedlicher Kategorien genutzt.

6.4.2

INFORMATIONEN UND WISSEN

Kenntnisse und Hinweise über potentielle Anlaufstellen, die einem bei der Lösung von Problemen dienlich sein können, sind von großem Nutzen, denn zum einen ist die Information bereits abrufbar und muss nicht mühsam und zeitintensiv selbst erarbeitet werden. Zum anderen beruhen diese Quellen oft auf persönlichen Erfahrungen oder Mund-zu-Mund-Propaganda, womit ein gewisser Vertrauensvorschub verknüpft wird. Beides verringert die Hemmschwelle, die Dienstleistungserbringer aufzusuchen.

"Wenn sie nicht mehr laufen kann, kriege ich sie ja noch nicht mehr einmal aus dem Haus raus. [...] mussten wir jetzt im Voraus schon denken, was machen wir wenn. Da

wusste ich von der Leitstelle Älter werden, [...] und die kam dann, hat dann noch ein Architekt mitgebracht" (I-05: 416 – 420).

Die Sekundäranalyse zeigt, dass Tipps und Anregungen zur Vereinfachung der Pflege von professioneller Seite leider nicht immer selbstverständlich sind, sie sind für pflegende Angehörige jedoch sehr wertvoll. Gleiches gilt für den Einblick in das Leistungsspektrum der Sozialversicherungsträger. Informationen über und der Zugang zu Entlastungsangeboten, Hilfsmitteln oder anderen Leistungen erleichtern den eigenen Umgang mit der Pflegesituation und motivieren pflegende Angehörige.

„Aber man kriegt ja vier Wochen [...] Kurzzeitpflege und Verhinderungspflege, auch für vier Wochen. Zweimal vier Wochen. Die meisten Leute wissen das nicht" (I-08: 428 – 430).

Das Wissen über mögliche Vergünstigungen ist ebenfalls lohnend für pflegende Angehörige, nicht nur, weil hierdurch ein Stück Lebensqualität gewonnen werden kann, sondern auch, weil hierüber ein Zuwachs bzw. eine Einsparung an finanziellen Mittel wahrscheinlich ist.

„Das wissen viele überhaupt nicht, dass man dann zum Beispiel diesen Grünen Ausweis beantragen kann, dass das auch Steuererleichterungen gibt. Dass es auch Erleichterungen gibt bei beim Kfz. Was es sonst noch so an Möglichkeiten gibt" (I-21: 157).

6.4.3
Personenbezogene Energiequellen

Die Gelegenheit, durchschlafen zu können, ist nicht nur bedeutsam, um eine totale Erschöpfung zu vermeiden. Ausreichende und erholsame Schlafphasen bilden außerdem eine wichtige Energiequelle, aus der pflegende Angehörige die Kraft für die Bewältigung des Pflegealltags schöpfen.

„Aber dann gibt es wieder Tage, wo ich schlafe und dann habe ich auch wieder neue Kraft und kann auch wieder kämpfen und dann versuche ich halt auch viel. Viel dann mal zu bewegen und belese mich auch immer und gucke, was es Neues gibt auf dem Markt, was man noch probieren kann und so" (I-04: 68).

Manchmal können schöne Erinnerungen an gemeinsame Aktivitäten oder Erlebnisse eine Brücke zur aktiven Gestaltung des Tagesablaufes bilden, die aufmunternd und anregend sowohl für Pflegebedürftige wie für pflegende Angehörige sein können

„... da hab ich mit ihr immer getanzt. Das hat ihr natürlich gut gefallen [...] und damit sie auch hier ein bisschen Bewegung hat und so, mache ich dann morgens mit ihr auch ein bisschen Gymnastik und je nachdem Walzer und so. Dann tanzen wir und dann kriegt sie auf einmal die Beine hoch und der Rhythmus, das ist alles da" (I-05: 228 – 232).

6.4.4
WORTE DER ANERKENNUNG UND DANKBARKEIT DER PFLEGEBEDÜRFTIGEN

Paradoxe oder liebenswürdige Reaktionen von der Pflegebedürftigen haben ebenso wie Worte der Anerkennung und Dankbarkeit für pflegende Angehörige meistens einen unermesslichen Wert. Hieraus schöpfen sie Energie für den Pflegealltag, insbesondere den Umgang mit belastenden oder kraftzehrenden Momenten.

> *„Jetzt mittlerweile ist es also so, es geht ihr wirklich gut und sie sagt auch immer wieder: ‚Wenn ich dich nicht gehabt hätte, du hast dafür gesorgt, dass es mir so geht wie heute', weil ich immer gesagt habe: ‚Mutti, es geht weiter, wir machen das, wir machen das'"* (I-03: 503).

> *„Morgens um fünf habe ich dann [...] ‚Jetzt ich will auch mal schlafen', war ich auf die Haustür gegangen, da wollte ich fortlaufen [...] also da war ich, da war ich fertig. [...] Dann um acht Uhr komme ich rein ins Zimmer, da lacht er und strahlt: ‚Ich muss mich entschuldigen, ich', hat er dann gesagt, ‚ich weiß nicht, was die Nacht hier los war'"* (I-08: 668 – 672).

Ähnliche Effekte kann eine vorübergehende, in der Regel spontane Umkehr der Pflegerollen bewirken, wenn die Pflegebedürftige die Aufgabe der Sorgetragenden übernimmt, weil sie spürt, es geht der pflegenden Angehörigen nicht gut.

> *„Ich habe auf dem Sofa mal gelegen oder mal auf dem Heizkissen und das kriegt sie dann mit und dann hat sie vor mir gestanden: ‚Kann ich etwas für dich tun', [...] sage ich: ‚Bin schon zufrieden, wenn du dann nach dir selber guckst', ‚Kann ich was für dich tun?' Ja, wenn sie dann mitgekriegt hat, dass mir nicht gut war"* (I-05: 345 – 347).

Kombiniert mit einer positiven Lebenseinstellung und einem Lebenswillen erfährt die pflegende Angehörige Bestätigung und Gefühle der Dankbarkeit; Reaktionen, die sie aufbauen und motivieren.

> *„Der hat auch einen unheimlichen Lebenswillen gehabt und das war dann immer und dann hat er gestrahlt, das war dann für mich war das immer, das war, da war er dankbar. Und da hat er hundertmal zu mir gesagt: ‚Was würde ich nur machen, wenn du nicht wärst [...]?'"* (I-08: 575).

Kleine Gesten, wie das Denken an besondere Tage, sind weitere Energiespender.

> *„Er denkt an den Hochzeitstag, ich nicht. Da war es, wir haben im Sommer geheiratet und [...] mittags habe ich ihn aufgeholt um vier Uhr. Und die Tür hat auf gestanden, ich bin reingegangen. Auf einmal sagt er: ‚Guck` mal hinter die Tür' [...], so ein Strauß Rosen hat da gestanden. Und da sagt er: ‚Denk an den Hochzeitstag'"* (I-08: 649 – 651).

6.4.5
ERFOLGE

Pflegeerfolge führen zu Ressourcengewinnen. Spür- oder sichtbare Fortschritte sind einerseits eine Bestätigung für das eigene Engagement und die geleistete Arbeit, andererseits können sie auch wieder den Weg zurück in die „alte Alltagswelt" ebnen. Die Aussicht, dass die Pflegebedürftige alltägliche Aktivitäten wieder selbständig übernehmen kann, beispielsweise das eigenständige Sitzen oder einfache Formen der Verständigung, sind für beide Pflegebedürftige und pflegende Angehörige ein Erfolg, der ein Stück Normalität zurückbringt.

> „Wenn es ihm gut geht, geht es mir auch gut. Dann, ja wenn ich merke, er wird wieder, er macht wieder Fortschritte und ich kann wieder mehr unternehmen mit ihm, also rausgehen (I-04: 26).

> „Meine Frau, wie sie das erste Mal hier war an ihrem Geburtstag, da hatte ich sie hierher geholt, da war die im Rollstuhl drin und heute läuft meine Frau rum. Das geht also nur wirklich, wenn meine Frau will" (I-12: 19).

Rückschritte werden entsprechend als Verlust erlebt und zehren an den Ressourcen.

> „Es ist mal eine Ruhephase drin, wo ich denke: ‚Ja, es, jetzt klappt es und jetzt haben wir es geschafft, jetzt macht er wieder dies und das' und dann merken sie, er zieht sich wieder zurück. Dann ist das, was er erarbeitet hat, von jetzt auf nachher nicht mehr da" (I-04: 28).

6.4.6
SOZIALE NETZWERKE/BEZIEHUNGEN

Kontakte und Beziehungen können helfen, andere Ressourcen zu erhalten oder zu erwerben. In der Anfangsphase sind vor allem jene Bekannte wichtig, die pflegepraktische Dinge vermitteln, anleiten und Tipps geben. Oft sind dies Personen, die beruflich im pflegerisch-medizinischen Bereich tätig sind oder selbst Erfahrungen in der Pflege eines Familienmitgliedes haben.

> „Habe aber auch diese eine Bekannte, die hat mich eingewiesen – da von dem Altenheim, die hat mir das gezeigt mit der Lagerung noch mal und die kam auch dann

> *manchmal her und hat mir das auch gesagt mit der Pflege, also diese große Waschung und so"* (I-24: 38).

> *"Eine Schwägerin ist Krankenschwester, die konnte mir viele Tipps geben. Ich hab nicht ganz allein dagestanden"* (I-27: 121).

Für einen Hinweis oder die Vermittlung von medizinischen, pflegerischen oder therapeutischen Spezialisten sind pflegende Angehörige meistens sehr dankbar, da hierdurch manchmal eine belastende Odyssee durch das Netz der Gesundheitsanbieter erspart bzw. beendet werden kann.

> *"Dann hab ich von einem Bekannten gehört, [...] ein guter Neurologe, der aber nicht mehr die Kassenzulassung hatte, der hat nur noch Privatpatienten behandelt. ‚Na ja', hab ich gesagt, ‚was soll's', sind wir dort hin. Der hat mir direkt gesagt, das ist Hemibalismus, kein Parkinson"* (I-05: 89).

Wie in anderen Lebensbereichen kann auch das hochgeschätzte „Vitamin B" günstig für die Bewältigung verschiedener Arbeiten sein, z. B. bei der Antragsstellung oder bei Widerspruchsverfahren.

> *"Gott sei Dank hatten wir genügend Verbindungen, um die muss man wirklich dankbar sein. Also bin ich auch dankbar, ich sehe das, dies ja realistisch. Und die Menschen, die das nicht haben, die sind wirklich zu bedauern im Grunde. Und da kam dann gleich der Bezirksleiter, Direktor und das war ein Bayer und den hab ich angerufen und der kam dann [...] und hat gesagt also er kommt vorbei und er hat das dann geregelt [...]"* (I-20: 39).

Für den Erwerb materieller Ressourcen, wie beispielsweise Wohnungsanpassungen oder der Bau von Hilfseinrichtungen, bilden wiederum andere Kontakte aus dem sozialen Umfeld eine wertvolle Unterstützung. Arbeitseinsatz und Materialbeschaffung gehören hier oft selbstredend dazu.

> *"Der Aufzug hier, da hat der Schreiner, der hat mir das mit dem Holz geschenkt und da ist noch so ein Mann, ja ich habe dir das Eisengestell gemacht und das andere haben wir dann alles selber (Anmerkung: gemacht)"* (I-08: 375).

6.4.7

Resümee

Wie schon bei den anderen Kategorien zeigt sich auch hier bezogen auf die Gruppe der pflegenden Angehörigen, dass es sinnvoll ist, viele der ursprünglich von Hobfoll et al. (1992) erarbeiteten, sehr differenzierten Ressourcen zu einer Ressource zusammenzuziehen. So wurden beispielsweise alle Ressourcen mit finanziellem Bezug zusammengefasst.

Bedeutsame Ressourcen aus der Kategorie Energieressourcen für pflegende Angehörige:

- **Geld bzw. finanzielle Möglichkeiten** (für Extraleistungen, spezielle Hilfsmittel oder Versorgungsangebote (z. B. Rund-um-die-Uhr-Betreuung); für die persönliche Gesundheitsförderung und Erholungsmöglichkeiten)

- **Information und Wissen** (Wissen über mögliche Leistungen und den Zugang zu den verschiedenen Leistungsangeboten; Information über Anlaufstellen und Ansprechpartnerinnen; Tipps und Anregungen von Dritten; Wissen über mögliche Vergünstigungen)

- **Personenbezogene Energiequellen** (Gelegenheit zum Durchschlafen; Erinnerungen an gemeinsame Erlebnisse/Aktivitäten; gemeinsame Erlebnisse/Aktivitäten)

- **Worte der Anerkennung und Dankbarkeit der Pflegebedürftigen** (Wahrnehmen von witzigen oder liebenswürdigen Reaktionen der Pflegebedürftigen; kleine Gesten, Worte des Lobes, der Anerkennung oder des Dankes; die pflegende Angehörige wird von der Pflegebedürftigen als Person mit unterschiedlichen Befindlichkeiten wahrgenommen; positive Lebenseinstellung und Lebenswillen der Pflegebedürftigen,)

- **Erfolge** (pflegerische Fortschritte; Zurückgewinnung von verlorengegangenen Fähigkeiten)

- **Soziale Netzwerke/Beziehungen** (Vermittlung von Informationen und Kontakten; Unterstützung und Anleitung; materielle und personelle Unterstützung)

Tab. 7: : Zusammenfassung: Bedeutsame Ressourcen für pflegende Angehörige aus der Kategorie Energieressourcen

6.5

Zusammenfassung

Die qualitative Sekundäranalyse verdeutlicht, dass für pflegende Angehörige im Hinblick auf ihre Ressourcen alle drei Aspekte, Erhalt, Gewinn und Verlust, bedeutsam sind und die Bewältigung des Pflegealltags beeinflussen. Während das Bewahren und die Entwicklung von Ressourcen motivations- und energiefördernde Effekte hervorrufen können, wirkt das Erleben von Einbußen eher demotivierend und belastend. Insgesamt konnte der ursprüngliche Ressourcenkatalog merklich modifiziert werden. Viele Bereiche spielen für pflegende Angehörige in ihrer aktuellen Lebenssituation anscheinend nur eine geringe Bedeutung und werden daher im Weiteren vernachlässigt. Andere

Aspekte hingegen, wie beispielsweise die Worte der Anerkennung und Dankbarkeit der zu Pflegenden, haben eine hohe positive Wirkung für die Alltagsbewältigung, sie werden daher als Ressource dem Katalog hinzugefügt.

Der vorläufige Ressourcenkatalog mit der Aufteilung in die vier Kategorien Objektressourcen, Lebensbedingungen und -umstände, persönliche Ressourcen und Energieressourcen zeigte sich für eine erste Strukturierung und Codierung der Interviewdaten als hilfreich. Allerdings wurde im Verlauf der Sekundäranalyse deutlich, dass eine eindeutige Zuordnung nicht immer möglich ist, einzelne Ressourcen finden sich in zwei oder mehreren Kategorien wieder. Für die weitere Entwicklung des Instruments wird daher nun der ursprüngliche Aufbau des Kategoriensystems verlassen und die einzelnen Ressourcen in den Vordergrund gestellt.

7 Ergänzende Literaturrecherche

Mit einer ergänzenden Literaturrecherche schließt die Entwicklung des Ressourcenkatalogs für die Zielgruppe der pflegenden Angehörigen ab. Die Recherche in den relevanten deutschen und internationalen Literaturdatenbanken nach der in Kapitel 4.1 beschriebenen Suchstrategie offenbart allerdings ein enttäuschendes Resultat: Es konnte nur eine Studie gefunden werden, die unmittelbar Ressourcen pflegender Angehöriger zum Untersuchungsgegenstand hat. Rabinowitz et al. (2007) identifizierten in ihrer Forschung die persönlichen Ressourcen, die das Selbstpflegeverhalten von pflegenden Angehörigen steigern und ihre Gesundheitsrisiken reduzieren. Im Mittelpunkt der quantitativ angelegten Untersuchung stehen die drei Aspekte Inanspruchnahme von Ruhe- und Erholungszeiten, Kontrollgefühl über belastende Gedanken und störende bzw. Unruhe stiftende Verhaltensweisen. Die Ergebnisse zeigen, dass Selbstwirksamkeit, Kontrollgefühl und Copingstrategien wichtige Ressourcen für pflegende Angehörige bilden. Sie beeinflussen das Gesundheitsverhalten positiv und können das Gesundheitsrisiko verringern (Rabinowitz, Mausbach et al., 2007). Allerdings liefern diese Resultate im Hinblick auf den Ressourcenkatalog keine neuen bzw. zusätzlichen Erkenntnisse.

Auch andere Studien, die mit Hilfe der in Kapitel 4.1 genannten Suchbegriffe gefunden werden, führen zu keinem weiteren Erkenntnisgewinn. Es werden lediglich Ressourcen bestätigt, die bereits in der Sekundäranalyse erkannt wurden. Hierzu zählen:

- das Gefühl, etwas Sinnvolles zu tun bzw. gebraucht zu werden und die Identifizierung mit der Rolle als pflegende Angehörige (Cohen, Gold et al., 1994; Dobrof & Ebenstein, 2004),
- die Vereinbarkeit von Pflege und Beruf und die Parallelität verschiedener sozialer Rollen (Bischofberger, Lademann et al., 2009; Ekwall & Hallberg, 2007; Stoller & Pugliesi, 1989),
- die Dankbarkeit und Ankerkennung der Gepflegten bzw. der sozialen Umwelt (u. a. Cohen, Colantonio et al., 2002; Cohen, Gold et al., 1994; Meinders, 2001),
- die Möglichkeit, finanzielle Zuwendungen durch die Pflegeversicherung zu erhalten (Meinders, 2001),

- Gefühle von Kontrolle und Bewältigung (u. a. Gonyea, O'Connor et al., 2005; Rabinowitz, Mausbach et al., 2007; Sanders, 2005),
- Schlafen und Schlafenkönnen (Rabinowitz, Mausbach et al., 2007)
- positive Veränderung der eigenen Person oder des Lebens; das Gefühl, an der Erfahrung zu wachsen; die Steigerung des Selbstwertgefühls und der Erwerb neuer Kompetenzen (u. a. Carruth, Tate et al., 1997; Ekwall & Hallberg, 2007; Meinders, 2001; Sanders, 2005; Shirai, Silverberg Koerner et al., 2009),
- das Erleben von Zufriedenheit und Gegenseitigkeit in der Pflegebeziehung (u. a. Andrén & Elmståhl, 2005; Carruth, Tate et al., 1997; Cohen, Gold et al., 1994),
- soziale Unterstützung/soziales Netzwerk (u. a. Al-Janabi, Coast et al., 2008; Chambers, Ryan et al., 2001; Koerner, Shirai et al., 2010; Pearlin, Aneshensel et al., 1996; Robinson, 1990; Roth, Mittelman et al., 2005; Schulz & Martire, 2004; Sit, Wong et al., 2004; Stoltz, Uden et al., 2004; Williams, 2005),
- der familiäre Rückhalt (u. a. Denham, 2003; Schnepp & Budroni, 2010; Shirai, Silverberg Koerner et al., 2009) sowie
- Selbstwirksamkeit/Selbstvertrauen (u. a. Depp, Sorocco et al., 2005; Fortinsky, Kercher et al., 2002; Fortinsky, Kulldorff et al., 2009; Gonyea, O'Connor et al., 2005; Pinquart & Sörensen, 2003; Rabinowitz, Mausbach et al., 2007).

Eine zusätzliche Ressource konnte über die Studie von Metzing (Metzing, 2007; Metzing & Schnepp, 2007) identifiziert werden: Das Gefühl, dass die Kinder die familiäre Pflegesituation unbeschwert erleben, kann für pflegende Angehörige, die gleichzeitig Eltern sind, eine wichtige unterstützende Wirkung haben. Dagegen kann das entgegengesetzte Empfinden für die betroffenen pflegenden Angehörigen eine Belastung darstellen.

Der Ressourcenkatalog wurde entsprechend modifiziert und bildet nun die Grundlage für den nächsten Schritt, die Bildung der Items und die Erstellung des Fragebogens in Anlehnung an den COR-E bzw. die GCOR-E-xx-Instrumente.

8

FRAGEBOGENKONSTRUKTION IN ANLEHNUNG AN DIE DEUTSCHSPRACHIGEN RESSOURCEN-EVALUATIONS-FRAGEBÖGEN

Die in den vorherigen Kapiteln identifizierten Ressourcen, die für pflegende Angehörige eine Bedeutung bei der Bewältigung der häuslichen Pflegesituation und zur Förderung der eigenen Gesundheit haben, bilden die Items für das neue Instrument. Hierfür werden sie in eine nach subjektivem Empfinden thematische Ordnung gebracht. Eine Gruppierung oder Zuordnung zu möglichen Konzepten erfolgt nicht, dies soll erst in der Instrumententestung über eine explorative Faktorenanalyse geschehen. In einer separaten Übersicht werden die einzelnen Items erläutert, um eine inhaltliche Klarheit herzustellen und eine Vermischung während der Datenerhebung zu vermeiden (siehe Anhang II – RPA: Item-Erläuterungen).

Die weitere Entwicklung des Instruments erfolgt in Anlehnung an den COR-E und an die GCOR-E-xx-Instrumente. Hierbei kristallisiert sich schnell heraus, dass die von Hobfoll et al. (Hobfoll, Lilly et al., 1992) verwendete Messung von Gewinnen und Verlusten auf zwei Skalen nicht ausreicht. Schließlich sollen neben der Einschätzung der Ressourcensituation, also dem Ausmaß erlebter Gewinne und Verluste, auch die Bedeutung, die pflegende Angehörige den spezifischen Ressourcen beimessen sowie ihr Bedarf an Unterstützung/Stärkung einzelner Ressourcen erfasst werden. Der Aufbau des originalen COR-E bedarf daher einer Ergänzung bzw. Modifizierung. Die ursprüngliche Konstruktion mit zwei Skalen wird auf vier Skalen erweitert.

Die erste Skala ('Bedeutsamkeit') fragt, bezugnehmend auf die hierarchische Ressourcen-Klassifikation von Hobfoll (1998) (vgl. Kapitel 3.5) und in Anlehnung an die von Stoll erweiterten Erhebungsverfahren, die sogenannten G-COR-E-xx-Instrumente, danach, welche Bedeutung die jeweilige Ressource für die pflegende Angehörige in ihrer aktuellen Situation hat. Hintergrund dieser Überlegungen bildet die Vermutung, dass pflegende Angehörige nur bei solchen Ressourcen, die für sie wichtig sind, Gewinne und Verluste bewusst wahrnehmen bzw. einen Wunsch nach Unterstützung zur Stärkung dieser Ressource formulieren werden.

Die Fragen der zweiten und dritten Skala (‚Gewinne', ‚Verluste') werden aus dem COR-E übernommen. Die Überlegung, diese beiden Aspekte aus Gründen der Übersichtlichkeit und Praktikabilität auf einer Skala mit entgegengesetzten Polen zu erfassen, wurde wieder verworfen. Zum einen zeigt die Sekundäranalyse, dass pflegende Angehörige bei manchen Ressourcen sowohl Erweiterungen wie auch Einbußen erleben, die auf einer gemeinsamen Skala nicht gleichzeitig erfasst werden können.[33] Beispiele aus der Sekundärdatenanalyse sind u. a.

- unerwartete positive Erlebnisse mit Familienmitgliedern und/oder Freundinnen einerseits, negative Erfahrungen mit anderen Familienmitgliedern/Freundinnen andererseits

oder

- die „Rufbereitschaft" rund um die Uhr und die damit einhergehende gestörte Nachtruhe einerseits, das Erleben, einmal durchschlafen zu können, andererseits.

Zum anderen wurden die beiden Skalen in den Studien von Hobfoll und Lilly (1993) und Stoll (2001) bereits erfolgreich hinsichtlich ihrer Güte getestet (vgl. Hobfoll & Lilly, 1993; Stoll, 2001).

Beide Skalen fragen jeweils nach den wahrgenommenen Gewinnen und Verlusten der letzten drei bis vier Wochen. Die Begrenzung erfolgt, weil angenommen wird, dass länger zurückliegende Ereignisse den Studienteilnehmerinnen nicht mehr so präsent sind.[34]

Das Assessment soll den Gesundheits- und Pflegeberaterinnen nicht „nur" einen Überblick über die aktuelle Ressourceneinschätzung aus Sicht der pflegenden Angehörigen vermitteln, sondern ihnen darüber hinaus die Möglichkeit geben, individuelle Beratungs- und Unterstützungsbedarfe zur Stärkung einzelner Ressourcen zu erkennen. Das Ergebnis dieser Einschätzung kann als Beratungsgrundlage für die Entwicklung und Erweiterung der Ressourcen von pflegenden Angehörigen genutzt werden, damit diese ihre Fähigkeiten zum Erhalt bzw. zur Förderung der eigenen Gesundheit und des persönlichen Wohlbefindens ausbauen oder erwerben können.

Hiermit setzt das Assessmentinstrument an der Idee des Empowerment-Ansatzes an. Das ursprünglich aus den sozialen Bewegungen der 60er und 70er Jahre stammende Konzept wurde mit der Ottawa Charta (WHO, 1986) auf den Bereich der Prävention und Gesundheitsförderung übertragen, um

„allen Menschen ein höheres Maß an Selbstbestimmung über ihre Gesundheit zu ermöglichen und sie damit zur Stärkung ihrer Gesundheit zu befähigen" (WHO, 1996).

---

[33] Vgl. hierzu beispielsweise auch die Studien von Grant et al. (Grant, Ramcharan et al., 1998) und Butcher et al. (Butcher, Holkup et al., 2001). Daneben zeigen auch Rapp und Chao (2000) mit ihrer Untersuchung, dass positive und negative Erlebnisse eines Aspektes größtenteils unabhängig nebeneinander existieren können.

[34] Auch die sehr verbreiteten umfassend getesteten Fragebogen zur Erfassung des Gesundheitszustandes, SF 36 und SF 12, arbeiten in den Standardversionen mit einem vierwöchigem Zeitbezug (Bullinger & Kirchberger, 1998).

Empowerment zielt auf die Befähigung und/oder Ermächtigung des Einzelnen beim Aufbau und bei der Verbesserung von gesundheitsförderlichen Lebensstrukturen im Alltag ab. Es stellt, ähnlich wie die Salutogenese und die Theorie der Ressourcenerhaltung, die Bedeutung der individuellen Ressourcen für die eigene Gesundheit bzw. für das eigene Wohlbefinden in den Vordergrund.

Auch Wells et al. (Wells, Hobfoll et al., 1999) heben die Bedeutung der individuellen Fähigkeiten und die Mobilisierung eigener Potentiale im Sinne von Empowerment hervor:

> „[...] empowered individuals succeed because they have access to the resources necessary to control their lives and positively affect their environment. Those who lack power, in contrast, have limited access to necessary and important resources" (Wells, Hobfoll et al., 1999, p. 1173).

Allerdings erfassen weder der COR-E noch die GCOR-E-xx-Instrumente den Bedarf zur Entfaltung der Ressourcen. Daher wird das Instrument abschließend um eine vierte Skala (,Bedarf') ergänzt.

Für die Selbsteinschätzung auf allen vier Skalen werden in Anlehnung an Stoll (2001) Skalen mit jeweils fünf Rating-Kategorien verwendet (1 = überhaupt nicht, 2 = in geringem Maße, 3 = in mittlerem Maße, 4 = in beachtlichem Maße, 5 = in sehr großem Maße).

Für die Rating-Skalen wird mit Hilfe einer Karteikarte eine optische Ausfüllhilfe erstellt, die den Befragten das Antworten erleichtern sollen.

1	2	3	4	5
überhaupt nicht	in geringem Maße	in mittlerem Maße	in beacht- lichem Maße	in sehr großem Maße

Abb. 7: Ausfüllhilfe

Die 43 Items werden nun jeweils mit den vier Skalen verknüpft (siehe Abbildung 8).

Da die Originalbezeichnung „COR-E", die auch Stoll seinen modifizierten Instrumenten zugrunde legte (GCOR-E-xx), als wenig selbsterklärend und praktikabel für die Pflegepraxis erscheint, wird für das neue Instrument die Bezeichnung „Assessmentinstrument zur Erfassung der **R**essourcen **p**flegender **A**ngehöriger" – im folgenden mit **RPA** abgekürzt – gewählt.

8 Fragebogenkonstruktion in Anlehnung an die deutschsprachigen ...

Für die Datenerhebung werden ein Benutzer- und Kodiermanual und Erläuterungen zu allen Items erstellt, um ein einheitliches Vorgehen zu gewährleisten.

Assessmentinstrument zur Erfassung der Ressourcen von Pflegenden Angehörigen (RPA)

Antwortmöglichkeiten:
- 1 = überhaupt nicht
- 2 = in geringerem Maße
- 3 = in mittlerem Maße
- 4 = in beachtlichem Maße
- 5 = in sehr großem Maße

in letzter Zeit = in den letzten 3 - 4 Wochen

Nr.	Item	... ist (sind) für mich wichtig	... habe ich in letzter Zeit dazu gewonnen	... habe ich in letzter Zeit verloren	... hier wünsche ich mir Unterstützung / Beratung zur Stärkung der Ressource
1	Eine pflegegerechte Wohnsituation	1 2 3 4 5	1 2 3 4 5	1 2 3 4 5	1 2 3 4 5
2	Die Möglichkeit von Distanz/Abstand zum Pflegebedürftigen	1 2 3 4 5	1 2 3 4 5	1 2 3 4 5	1 2 3 4 5
7	Das Gefühl, dass die eigene finanzielle Zukunft abgesichert/sicher ist	1 2 3 4 5	1 2 3 4 5	1 2 3 4 5	1 2 3 4 5
10	Die Familienstabilität/das Gefühl oder Erleben eines familiären Zusammenhalts	1 2 3 4 5	1 2 3 4 5	1 2 3 4 5	1 2 3 4 5
19	Die persönliche Gesundheit	1 2 3 4 5	1 2 3 4 5	1 2 3 4 5	1 2 3 4 5
26	Das Gefühl, mit der Situation umgehen zu können	1 2 3 4 5	1 2 3 4 5	1 2 3 4 5	1 2 3 4 5

Abb. 8: Ausschnitt aus dem neuen Assessmentinstrument

8.1

Zusammenfassung

Auf der Basis eines theorie- und empiriebasierten Ansatzes erfolgte die Entwicklung des Variablenkataloges für das neue Assessmentinstrument. Das RPA wird aus 43 Items, die jeweils auf den vier Skalen erfasst werden, gebildet. Insgesamt umfasst das Assessmentinstrument somit 172 Variablen. Es wurde so gestaltet, dass es sowohl durch ein ansprechendes Layout als auch durch einen inhaltlich-strukturell sinnvollen Aufbau eine gute Akzeptanz findet. So soll jedes Item zunächst jeweils auf allen vier Skalen nacheinander erfragt werden, bevor zur nächsten Ressource übergegangen wird. Die Antwortmöglichkeiten auf den vier Skalen sind identisch, es stehen immer die gleichen fünf Antwortkategorien zur Verfügung (von 1= überhaupt nicht bis 5 = in sehr großem Maße). Hierdurch wird zum einen vermieden, dass sich die Probanden in unterschiedlichen Antwortschemata verlieren, was die Beantwortung der Fragen erschweren und sich zeitintensiver gestalten kann. Zum anderen erfolgt diese Entscheidung in Anlehnung an die deutschen GCOR-E-xx-Instrumente (Stoll, 2001), da sie neben dem Original COR-E (Hobfoll & Lilly, 1993) die Entwicklungsgrundlage für das RPA bildeten.

Die Einschätzung der Praktikabilität und des Umfanges werden wichtige Aspekte bei der Beurteilung des RPA durch verschiedene Expertinnen (Prätest) bilden (Kapitel 10).

ZWEITE PHASE: TESTUNG DES ASSESSMENTINSTRUMENTS ZUR ERFASSUNG DER RESSOURCEN PFLEGENDER ANGEHÖRIGER (RPA)

In dieser Phase wird überprüft, wie gut mit dem entwickelten Instrument die Ressourcensituation, die Bedeutung einzelner Ressourcen für die pflegende Angehörige und ihr Bedarf an Unterstützung zur Stärkung einzelner Ressourcen erfasst werden kann. Hierzu wird das Instrument verschiedenen Testverfahren unterzogen. Die zweite Phase beinhaltet folgende Komponenten:

Entwicklung und Testung eines Assessmentinstruments zur Erfassung der Ressourcen pflegender Angehöriger

PHASE 2: TESTUNG DES ASSESSMENTINSTRUMENTS RPA

➢ Prätest: Überprüfung der Inhaltsvalidität
➢ Haupttest: Durchführung und Testung

Abb. 9

Für die Durchführung der Untersuchung wird die Papierversion gewählt, denn das Instrument soll später für Beratungsgespräche eingesetzt werden. In den entsprechenden Anwender-Settings erfolgt die pflegerische Diagnostik zum jetzigen Zeitpunkt überwiegend noch mit dem traditionellen Dokumentationsmittel, einer handschriftlichen Dokumentation. Von einer elektronischen Datenerhebung wird daher in dieser Studie abgesehen.[35]

---

[35] Eine spätere Umstellung auf eine elektronische Erhebung ist jedoch vorstellbar.

9 Methodisches Vorgehen für die Testung des RPA

Bevor auf die Ergebnisse des Prä- und Haupttests eingegangen wird, soll zunächst das methodische Vorgehen dargestellt werden.

9.1 Inhaltsvalidität (Facevalidität)

Vor der eigentlichen Testung wird das Assessmentinstrument verschiedenen Expertinnen zur Bewertung vorgelegt (Inhalts- oder Facevalidität). Dieser Prätest dient vor allem der Überprüfung der Handhabbarkeit und der sprachlichen Verständlichkeit sowohl des Instruments wie auch der dazugehörenden Instruktion. Hierzu werden Expertinnen gebeten, das Instrument, die Item-Erläuterungen sowie das Benutzer- und Kodiermanual zu beurteilen. Das RPA enthält für den Prätest zusätzlich eine Skala zur Beurteilung der einzelnen Items (von 1 = finde ich nicht wichtig bis 5 = finde ich sehr wichtig) und die Möglichkeit, zu jedem Item bzw. zu jeder Bewertung eine Anmerkung abzugeben. Ergänzend werden die Teilnehmerinnen gebeten, qualitative Aussagen zum Instrument zu treffen, dies geschieht mit Hilfe offener Fragen. Der Prätest erfolgt schriftlich auf dem Postweg.

Auf der Grundlage der Ergebnisse des Prätests wird die Testversion des RPA erstellt.

9.2
Praktisches Vorgehen der Durchführung

Das überarbeitete RPA wird nun in einer Studie mit pflegenden Angehörigen erprobt und getestet.

9.2.1
Rekrutierung der Studienteilnehmerinnen

Die Teilnehmerinnen dieser Untersuchung sind pflegende Angehörige. Hierunter werden für diese Studie erwachsene Personen verstanden, die im Erhebungszeitraum eine oder mehrere erwachsene pflege- und hilfsbedürftige Personen im häuslichen Umfeld betreuen.[36] Die Teilnahme ist unabhängig davon, ob die zu pflegende Person Leistungen der Pflegeversicherung erhält. Ausgeschlossen werden pflegende Kinder, Personen, die ein Kind pflegen sowie pflegende Angehörige, deren Pflegendenkarriere bereits beendet ist.[37] Aufgrund der zu erwartenden Verständigungsprobleme mit Personen, die nicht Deutsch sprechen, wird die Untersuchung auf deutschsprachige pflegende Angehörige begrenzt. Da das Assessmentinstrument allgemein zur Beratung pflegender Angehöriger eingesetzt werden soll, ist weder in der Vorstudie noch in der Hauptstudie eine Fokussierung auf bestimmte Pflegephänomene der Pflegebedürftigen, auf die Pflegedauer oder auf andere Merkmale geplant.

---

[36] Familiäre Pflege findet zwar nicht nur im häuslichen Umfeld statt, sondern auch in stationären Einrichtungen sowohl der Akut- wie auch der Langzeitversorgung, dennoch wird in der vorliegenden Studie nur das häusliche Umfeld betrachtet.

[37] Auch Personen, die vor längerer Zeit eine Person gepflegt haben, fühlen sich häufig noch als pflegende Angehörige. In der Untersuchung werden diese jedoch nicht berücksichtigt.

9 Methodisches Vorgehen für die Testung des RPA

Einschlusskriterien:

- erwachsene Personen, die aktuell eine oder mehrere pflege- und hilfsbedürftige Menschen im häuslichen Umfeld betreuen
- deutschsprachig

Ausschlusskriterien:

- pflegende Kinder
- Personen, die ein Kind pflegen
- pflegende Angehörige, deren Pflegendenkarriere bereits beendet ist

Abb. 10: Ein- und Ausschlusskriterien für die Hauptstudie

Die Rekrutierung der Studienteilnehmerinnen ist aus ökonomischen und forschungspraktischen Gründen auf das Saarland begrenzt.

Geplant ist eine Stichprobe von 60 erwachsenen pflegenden Angehörigen. Diese Festlegung basiert jedoch nicht auf einer statistischen Berechnung der Fallzahl, sondern wird pragmatisch auf der Grundlage von Erfahrungswerten einer vorangegangenen Studie mit pflegenden Angehörigen im Saarland festgesetzt. Damals zeigte sich, dass sich nach einem einmaligen Aufruf über einen regionalen Radiosender ca. 40 pflegende Angehörige für die Teilnahme an Interviews meldeten, ungefähr die Hälfte von ihnen pflegte zum Interviewzeitpunkt eine nahe Bezugsperson. Da in der geplanten Untersuchung mehrere Wege der Teilnehmergewinnung eingeleitet werden, wird davon ausgegangen, dass in einem Erhebungszeitraum von vier Monaten 60 pflegende Angehörige für die Teilnahme gewonnen werden können. Dieser Erhebungszeitraum bezieht sich auf die Machbarkeit im Rahmen einer Qualifizierungsarbeit.

Um Zugang zu den Studienteilnehmerinnen zu erlangen, werden verschiedene Wege und Gatekeeper gewählt, um eine möglichst große Vielfalt von pflegenden Angehörigen für die Untersuchung gewinnen zu können:

- vier Anbieter ambulanter Pflege,
- eine Leiterin von Pflegekursen,
- ortsansässige Selbsthilfegruppen,
- die Ehrenamtsbörse Saarland,
- ein Pflegestützpunkt,
- ein Stadtteilbüro
- und der Medizinische Dienst der Krankenkassen im Saarland.

Sie werden im persönlichen Gespräch über die Studie informiert und um Unterstützung gebeten. Im direkten Kontakt sollen sie die pflegenden Angehörigen informieren und ihnen ein Informationsschreiben über das Forschungsvorhaben aushändigen. Darin werden die pflegenden Angehörigen gebeten, bei Interesse selbst Kontakt zur Forscherin aufzunehmen, entweder mit der beigefügten Rückantwortkarte[38] oder über die verschiedenen Kommunikationsmittel (Telefon, Fax oder E-Mail). Durch dieses Vorgehen sollen einerseits datenschutzrechtliche Regelungen gewährleistet werden. Andererseits finden hierdurch wichtige ethische Aspekte Beachtung, wie etwa die Freiwilligkeit zur Studienteilnahme und die Vermeidung des Eindrucks, dass ihnen Nachteile durch eine Nichtteilnahme entstehen. Entscheiden sich potentielle Studienteilnehmerinnen, an der Untersuchung teilzunehmen, wird telefonisch ein Termin vereinbart, vorzugsweise an dem von den Interviewteilnehmerinnen vorgeschlagenen Ort. Hierdurch soll ihnen ein Gefühl von Vertrautheit und Sicherheit in einer für sie vermutlich ungewohnten Befragungssituation ermöglicht werden.

9.2.2

Datenerhebung

Die Teilnehmerinnen werden vor Beginn der Datenerhebung durch die Forscherin mündlich über das Untersuchungsziel, den Ablauf, den Umgang mit den Daten und ihre Rechte aufgeklärt. Hierbei wird vor allem die Freiwilligkeit der Untersuchung betont, die einschließt, dass die Datenerhebung jederzeit und ohne Angaben von Gründen abgebrochen werden kann. Wichtig ist in diesem Zusammenhang auch der Hinweis, dass die Aussagen und Daten der Teilnehmerinnen durch die Teilnahme am Forschungsvorhaben dem Datenschutz unterliegen und sie daher keine Nachteile befürchten müssen. Hierdurch sollen sogenannte Hawthorne-Effekte minimiert werden (z. B. Befürchtungen bezüglich der Leistungen der Pflegeversicherung). Um die Anonymität der Erhebung zu gewährleisten, wird explizit der Umgang mit den personenbezogenen Daten, die auf die Identität der betroffenen Person hinweisen können, erläutert. Wenn alle Informationen und Antworten seitens der Teilnehmerin verstanden sind, wird sie gebeten, die „Einwilligungserklärung in die Forschung" zu unterschreiben (siehe Anhang I). Der „Informed consent" ist die Voraussetzung dafür, dass mit der Datenerhebung begonnen werden kann.

---

[38] Für den postalischen Rücklauf wurde ein Postfach eingerichtet.

Die Datenerhebung findet in Face-to-Face-Interviews statt, da das Assessment nach erfolgreicher Testung später im Beratungskontext eingesetzt werden soll. Die Fragen werden vorgelesen. Die Teilnehmerinnen ordnen ihre Antwort auf der jeweiligen Fünfer-Skala selbst ein, hierzu werden die Skalen auf Karteikarten optisch dargestellt (siehe Instrument-Entwicklung). Die Datenerhebung erfolgt zu zwei Messzeitpunkten. Die Erstbefragung führt die Untersuchende selbst durch, bei der Zweitbefragung, ca. acht bis 16 Tage nach dem ersten Gespräch, wird sie von zwei studentischen Hilfskräften unterstützt.[39] Beide sind sowohl in der Datenerhebung wie auch im Umgang mit Daten vertraut. Eine Schulung in der Anwendung des RPA-Instruments und des Kodier-Manuals sowie in der Durchführung der Gespräche geht der Datenerhebungsphase voraus. Zusätzlich wird der Umgang bzw. das Reagieren auf nicht planbare Situationen thematisiert. Es findet ein regelmäßiger Austausch zwischen den beiden Studierenden und der Forscherin statt.

Zur Überprüfung der Retest-Reliabilität erfolgt eine zweite Datenerhebung ebenfalls mittels eines Face-to-Face-Interviews. Die Teilnehmerinnen werden am Ende des ersten Gesprächs gefragt, ob sie für ein zweites Gespräch zur Verfügung stehen. Sie werden hierzu über den Forschungshintergrund dieses zweiten Gesprächs informiert. Für dieses Gespräch ist ebenfalls eine Einwilligung der Teilnehmerinnen erforderlich, diese ist entsprechend in der Einwilligungserklärung integriert.

Entscheidet sich eine pflegende Angehörige vor dem zweiten Gespräch gegen eine weitere Teilnahme, so wird diese Entscheidung akzeptiert (siehe oben). Die Daten des ersten Gesprächs fließen dennoch in die Datenauswertung ein.

9.3
Eingesetzte Instrumente

Neben dem RPA werden während des Erstinterviews (t_0-Datenerhebung) weitere Daten erfasst.

Mit dem eigens konstruierten Fragebogen zu den soziodemografischen Daten werden sowohl Informationen zur pflegenden Angehörigen wie auch zur Pflegesituation und der Pflegeempfängerin gesammelt.

---

[39] Ein Student und eine Studentin übernehmen jeweils drei Zweiterhebungen, alle anderen Datenerhebungen werden von der Forscherin selbst durchgeführt.

9 Methodisches Vorgehen für die Testung des RPA

Für die Überprüfung der Konstruktvalidität wird ein Vergleich mit der Kurzform des deutschen Fragebogens zur Lebensorientierung (SOC-L9-Fragebogen, Singer & Brähler, 2007, Erläuterungen siehe Kapitel drei und vier) und der Kurzversion der Häuslichen Pflege-Skala (HPS-Kurz) (DEGAM 2005) durchgeführt.

Die von Gräßel und Leutbecher (1993) entwickelte und später von Gräßel (2001) weiterentwickelte HPS misst die subjektiven Belastungen von pflegenden Angehörigen. Sie wurde u. a. entwickelt, um die individuellen Belastungen von pflegenden Angehörigen beurteilen und daraus Vorhersagen zu ihrer Gesundheit machen zu können. Das Instrument wurde sowohl bei pflegenden Angehörigen von Demenzkranken wie auch bei pflegenden Angehörigen von Nicht-Demenzkranken getestet und zeigt mit einem Cronbachs Alpha von .90 bzw. .91 eine hohe interne Reliabilität (Gräßel, 1998a, 1998c, 2001). Der insgesamt 28 Items umfassende Fragebogen wurde von Gräßel für die Leitlinie „Pflegende Angehörige" der Deutschen Gesellschaft für Allgemeinmedizin und Familienmedizin auf zehn Items gekürzt (DEGAM 2005). Die HPS-Kurz vereint die zehn trennschärfsten Items der Langfassung. In der vorliegenden Untersuchung kommt die HPS-Kurz zum Einsatz,[40] die einzelnen Aspekte werden jeweils auf einer Vierer-Skala (von 3 = stimmt genau bis 0 = stimmt nicht) von den pflegenden Angehörigen selbst eingeschätzt. Die Auswertung erfolgt durch Addition der einzelnen Punktzahlen.

Beide Instrumente, SOC-L9-Fragebogen und HPS-Kurz, werden von den pflegenden Angehörigen eigenständig bearbeitet. Mit der Erfassung dieser Skalen sollen u. a. die Beziehungen zwischen subjektivem Ressourcenreservoir, Unterstützungsbedarf und Kohärenzgefühl bzw. den erlebten Belastungen untersucht werden.

Vor Beginn des zweiten persönlichen Interviews (t_1-Datenerhebung), in dem das RPA erneut gemeinsam mit der pflegenden Angehörigen erhoben wird, werden mit Hilfe eines zweiten, für diese Studie konstruierten, Fragebogens Veränderungen der Pflegesituation, des Pflegebedarfs und der eigenen gesundheitlichen Situation seit dem Erstgespräch erfasst. Diese Daten werden in der Regel einen Tag vor dem Gespräch telefonisch erfragt. Wenn dies nicht möglich ist, erfolgt die Erfassung dieser Daten unmittelbar vor der RPA-t_1-Datenerhebung. Die Ergebnisse dieses Fragebogens werden bei den Analysen, insbesondere der Bestimmung der Retest-Reliabilität, einfließen.

Zu allen Gesprächen werden kurze Interviewtagebücher geführt, in denen zusätzliche Informationen, Anregungen, Kritik oder sonstige Anmerkungen über das RPA und die Gesprächs- bzw. Pflegesituation dokumentiert werden.

Die folgende Abbildung stellt die Durchführung der Hauptstudie komprimiert dar.

---

[40] Die Entscheidung für die HPS-Kurz erfolgt aus pragmatischen Gründen: Es wird angenommen, dass die Datenerhebung mit dem RPA längere Zeit in Anspruch nimmt. Pflegende Angehörige verfügen in der Regel nur über knappe zeitliche Ressourcen, der Einsatz der Langfassung würde diese weiter strapazieren.

> **Face-to-Face-Interviews zu den zwei Erhebungszeitpunkten t_0 und t_1**
>
> t_0 ← acht bis 16 Tage → t_1 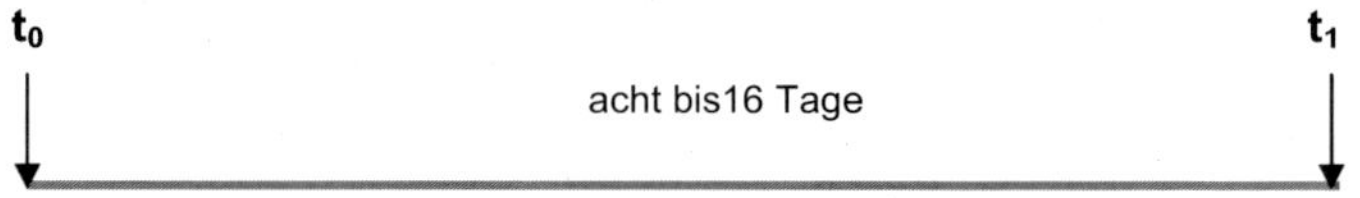
>
> **Eingesetzte Instrumente – t_0:**
> - selbstentwickelter Fragebogen zu soziodemografischen Daten
> - RPA
> - HPS-Kurz und SOC-L9-Fragebogen
>
> **Eingesetzte Instrumente – t_1:**
> - selbstentwickelter Fragebogen: Veränderungen von t_0 zu t_1
> - RPA
>
> *Abb. 11: Praktisches Vorgehen bei der Durchführung der Hauptstudie*

9.4

Verfahren zur Prüfung der testtheoretischen Eigenschaften und zur Weiterentwicklung des RPA

Die statistische Analyse erfolgt mit Hilfe der Software Predictive Analytics Software (PASW Statistics 18, ehemals SPSS Statistics).

Mit den Methoden der deskriptiven Statistik werden zunächst die Stichprobe und die Veränderungen zwischen den beiden Messzeitpunkten t_0 und t_1 beschrieben.

9.4.1

ITEMANALYSE

Da „die Qualität eines Tests oder Fragebogens abhängig (ist) von der Art und der Zusammensetzung der Items, aus denen er besteht" (Bortz & Döring, 2005, p. 217), erfolgt im nächsten Schritt eine Itemanalyse. Es werden Aussagen zur Rohwerteverteilung getroffen. Außerdem wird die Itemschwierigkeit beurteilt. In der hier vorliegenden Untersuchung werden die Ergebnisse der Itemschwierigkeit vorrangig herangezogen, um einen ersten Hinweis auf die Verteilung und eine mögliche Reduktion der Itemanzahl zu erhalten. Nach Bortz und Döring (2005, p. 218) muss die unterste Kategorie mit dem Wert „0" kodiert sein, um die Itemschwierigkeit berechnen zu können. Da die vier Ratingskalen Werte von eins bis fünf enthalten, werden sie vorher in Wertelabels von null bis vier umkodiert. Die Berechnung der Itemschwierigkeit erfolgt über den Mittelwert. Hierbei wird das Intervall zwischen 20 und 80 Prozent, also Mittelwerte zwischen 0,8 und 3,2, als mittlere Schwierigkeit[41] festgelegt.

Anschließend wird für die nicht über die Itemschwierigkeit eliminierten Items die Trennschärfe berechnet. Mit Hilfe der Trennschärfe können Aussagen darüber getroffen werden, inwieweit über die Beantwortung eines einzelnen Items Vorhersagen zum Gesamttestergebnis getroffen werden können (vgl. Bortz & Döring, 2005). Die Berechnung erfolgt über die korrigierte Item-Skala-Korrelation. Wie schon durch die Berechnung der Itemschwierigkeit sollen auch über diese Analyse Erkenntnisse zu einer möglichen Itemreduzierung gewonnen werden.

9.4.2

QUALITATIVE ANALYSE – DATEN DER INTERVIEWTAGEBÜCHER

Die Ergebnisse der Itemanalyse werden im nächsten Schritt mit den qualitativen Daten der Interviewtagebücher in Zusammenhang gesetzt. Hierbei stehen insbesondere die Items im Vordergrund, die aufgrund der Itemanalyse aus dem RPA fallen würden.

---

[41] Empfohlener Bereich für die mittlere Itemschwierigkeit (Bortz & Döring, 2005, p. 218).

Die Daten der Interviewtagebücher werden mit Hilfe der Software MAXQDA 2007 inhaltsanalytisch in Anlehnung an Mayring (2003) ausgewertet. Es wird ein zusammenfassend-strukturierendes Vorgehen gewählt. Das Kategoriensystem wird aus den entsprechend dem Ergebnis der Itemanalyse zu eliminierenden Items (= Ressourcen) des RPA gebildet und durch weitere induktiv aus dem Material gewonnene Codes ergänzt.

Aus der Diskussion der Ergebnisse werden Konsequenzen für das weitere Vorgehen gezogen, d.h. es wird eine Entscheidung getroffen, ob und welche Items für die nächsten Analysen eliminiert werden.

9.4.3

Faktorenanalyse

Ein Ziel des Promotionsvorhabens ist neben der Entwicklung des Instruments seine Praxistauglichkeit. Daher wird geprüft, ob die Anzahl der Items reduziert werden kann, ohne dabei auf relevante Informationen verzichten zu müssen. Da angenommen wird, dass das RPA mehrere Dimensionen erfasst, hierzu jedoch keine theoretischen Vorannahmen existieren, wird anhand des t_0-Datensatzes eine explorative Faktorenanalyse durchgeführt. Hierzu sollen korrelierende Variablen auf einer höheren Abstraktionsebene zu latenten Faktoren zusammengefasst werden. Ziel ist die Reduktion sowohl von Informationen wie auch von Redundanzen.

Faktorenanalysen sind mit Skalen ab Intervallskalenniveau möglich (Leonhart, 2009; Bortz & Döring, 2005). Für die Items des RPA wurde das Prinzip von Likert (1932) übernommen, die Antwortskalen enthalten jeweils fünf Stufen, die von „überhaupt nicht" bis „in sehr großem Maße" reichen. Auch wenn die Abstände zwischen den einzelnen möglichen Ausprägungen nicht nachweisbar identisch sind, so wird unter Bezug auf Panfil und Mayer (2007, p. 72) und Diekmann (2009, p. 241) das RPA als intervallskaliert betrachtet. Ergänzend soll in diesem Zusammenhang eine Arbeit von Allerbeck (1978) erwähnt werden. Er untersuchte u. a. die Problematik von Messniveau und Analyseverfahren und kommt zu folgendem Ergebnis:

> „Sobald das Konzept des Abstands zwischen Werten einer Variablen bedeutungsvoll ist, handelt es sich nicht mehr um eine Ordinalskala" (Allerbeck, 1978, p. 203).[42]

---

[42] Gleichzeitig konnte Allerbeck (1978) nachweisen, dass sich die Ergebnisse bei Berechnung von Korrelationen nach Intervall- und Ordinalskalenniveau nicht voneinander unterscheiden und folgert daraus: „Wenn sich also die resultierenden Aussagen nicht unterscheiden, sprechen mehrere Gesichtspunkte dafür, nicht Rangkorrelationskoeffizienten, sondern den Produkt-Moment-Korrelationskoeffizienten für die Datenanalyse zu verwenden" (ebd., p. 210).

Die Einstufung der RPA-Skalen als Likert-Skalen eröffnet die Option für umfangreiche statistische Verfahren:

> *"Nach dem Vorbild ihres Erfinders werden in allen Studien mit Likert-Skalen, diese als intervallskaliert interpretiert, also parametrische Verfahren angewandt, Mittelwerte gebildet, Scores addiert, Pearson-Korrelationen und Faktorenanalysen durchgeführt"* (Diekmann, 1995 in Bartholomeyczik, 2007, p. 215).

Die Durchführung einer explorativen Faktorenanalyse setzt neben intervallskalierten Variablen auch das Vorhandensein von bedeutsamen Korrelationen voraus. Daher werden über eine Korrelationsmatrix zunächst bedeutsame Zusammenhänge ermittelt (Barlett-Test und Prüfgröße von Kaiser-Mayer-Olkin (KMO-Test)). Ergibt der Barlett-Test ein signifikantes Ergebnis und der KMO-Test einen Wert größer 0.5, kann die Faktorenanalyse durchgeführt werden (u. a. Leonhart, 2009).

Um eine möglichst große Gesamtvarianz erklären zu können, wird eine Hauptkomponentenanalyse mit anschließender Varimax-Rotation durchgeführt. Mit Hilfe des Scree-Tests wird die Faktorenanzahl ermittelt[43] (vgl. Bortz, 2005; Bortz & Döring, 2005; Leonhart, 2009; Moosbrugger & Kelava, 2007).

9.4.4

Überprüfung der Reliabilität

Zur Überprüfung der Reliabilität[44] wird zum einen die interne Konsistenz mittels Cronbachs Alpha bestimmt. Hiermit wird geprüft, inwieweit durch alle einzelnen Items das gleiche Merkmal gemessen wird, also ob der Test in sich konsistent ist. Die Bestimmung erfolgt für die vier Skalen des Instruments und für die ermittelten Faktoren pro Skala.

Zum anderen wird die Retest-Reliabilität ermittelt. Hierbei wird die Stabilität des Merkmals über zwei Erhebungszeiträume berechnet. Die Stabilität oder Retest-Reliabilität gibt den Grad der Übereinstimmung an, wenn das Instrument zu zwei verschiedenen Messzeitpunkten bei der gleichen Stichprobe eingesetzt wird.

---

[43] Die vorrangig bei Faktorenanalysen angewendete Kaiser-Gutman-Regel kann hier nicht angewendet werden, da zum einen die Anzahl der Variablen mit 43 knapp zu hoch liegt und zum anderen die Stichprobe nicht die geforderte mehrfache Anzahl der Variablenzahl umfasst. Leonhart (2009, p. 510) empfiehlt die dreifache Anzahl (also: 3 x 43 = 129 Variablen bei getrennten Faktorenanalysen pro Skala), Bortz (2005, p. 544) die vierfache Variablenanzahl.

[44] Die Reliabilität gibt die Messgenauigkeit eines Instruments an, also inwieweit mit dem Instrument das zu untersuchende Konstrukt gemessen werden kann.

Da die Merkmalsausprägung der einzelnen Items auf fünf mögliche Antwortkategorien begrenzt ist und von einer kleinen Stichprobe (N = 60) ausgegangen wird, erfolgt die Bestimmung der Retest-Reliabilität für das einzelne Itempaar (= ein Item bei der t_0- und bei der t_1-Datenerhebung) nicht mittels Korrelationen. Stattdessen wird zunächst pro Item und Fall die Differenz der Werte von t_0 und t_1 gebildet. Über Häufigkeitsanalysen wird anschließend der Grad der Übereinstimmung zwischen den beiden Messzeitpunkten pro Item bestimmt. Fälle, bei denen nur Daten zu t_0 oder fehlende Werte vorliegen, werden von der Berechnung ausgeschlossen. Bei einer weiteren Bestimmung der Retest-Reliabilität werden zusätzlich alle Fälle ausgeschlossen, in denen pflegende Angehörige zwischen den beiden Datenerhebungen eine Veränderung der Pflegesituation und/oder ihrer Gesundheit angeben.

Außerdem wird die Retest-Reliabilität pro Skala und pro Faktor überprüft, indem die Summenscores der beiden Messzeitpunkte pro Skala bzw. Faktor korreliert werden. Entsprechend der Fußnote [42] erfolgt dies über die Produkt-Moment-Korrelation. Wie bei den einzelnen Items wird die Überprüfung jeweils für die ungefilterte und die gefilterte Stichprobe vorgenommen.

Die Kontrolle der Interrater-Reliabilität entfällt, da die t_0-Datenerhebung komplett von einer Person erfolgt. Bei der Interrater-Reliabilität wird „die Konsistenz oder Äquivalenz des Instruments durch verschiedene BeobachterInnen oder Bewertungspersonen («rater») bestimmt" (Polit, Tatano et al., 2004, p. 297). Das RPA ist als Selbstauskunftsinstrument konstruiert, die Bewertung der einzelnen Items erfolgt durch die Befragte selbst. Dennoch hat die Überprüfung der Interrater-Reliabilität zur Beurteilung der Reliabilität eine hohe Bedeutung, denn das Antwortverhalten einer Probandin kann durch die Person der Interviewerin beeinflusst sein, z. B. durch die Art der Fragestellung oder sogenannte weiche Faktoren (z. B. Sympathie/Antipathie). In dieser Untersuchung wurde jedoch auf die Beurteilung der Interrater-Reliabilität verzichtet, da eine t_0-Miterhebung durch die beiden Studierenden aus zeitlichen und ökonomischen Gründen verworfen werden musste.

9.4.5

INHALTLICH-THEORETISCHE PRÜFUNG DES RPA

Die inhaltliche Kongruenz wird – abgeleitet aus den theoretischen Vorüberlegungen – innerhalb des Instruments untersucht. Hierzu werden die Skalen miteinander in Verbindung gesetzt. Folgende Hypothesen werden auf ihre Gültigkeit überprüft:
- Der Summenwert der Skala ‚Bedeutsamkeit' korreliert jeweils signifikant mit den Summenwert der Skalen ‚Gewinne', ‚Verluste' und ‚Bedarf'. Das heißt, es wird

angenommen, dass niedrige Werte auf der Skala ‚Bedeutsamkeit' mit niedrigen Werten auf den anderen drei Skalen und hohe Werte auf der Skala ‚Bedeutsamkeit' mit hohen Werten auf den anderen Skalen einhergehen.

- Der Summenwert der Skala ‚Gewinne' korreliert signifikant mit dem Summenwert der Skala ‚Bedarf'.
- Der Summenwert der Skala ‚Verluste' korreliert signifikant mit dem Summenwert der Skala ‚Bedarf'.

Auch hier sollen die Zusammenhänge anhand von Korrelationen überprüft werden. Es wird angenommen, dass alle Überprüfungen Korrelationskoeffizienten im niedrigen bis mittleren Bereich zeigen, denn hohe Korrelationen würden bedeuten, dass die Skalen redundant sind.

9.4.6
Überprüfung der Validität

Abschließend werden verschiedene Validitätsprüfungen vorgenommen. Es wird gemessen, inwieweit das RPA in der Lage ist, die Bedeutsamkeit von Ressourcen, Ressourcengewinne und -verluste sowie Unterstützungs- bzw. Beratungsbedarfe zur Stärkung von Ressourcen zu erfassen. Aufgrund der Komplexität des Zielkonstrukts „Ressourcen" mit seinen vier Dimensionen (den vier Skalen) erfolgt die Beurteilung der Konstruktvalidität über ein Netz von Hypothesen.

Bortz und Döring bezeichnen die Validität als wichtigstes Testgütekriterium, zur Konstruktvalidität schreiben sie:

> „Ein Test ist konstruktvalide, wenn aus dem zu messenden Zielkonstrukt Hypothesen ableitbar sind, die anhand der Testwerte bestätigt werden können. Anstatt ein einziges manifestes Außenkriterium zu benennen, formuliert man ein Netz von Hypothesen über das Konstrukt und seine Relationen zu anderen manifesten latenten Variablen. [...] Der Umstand, dass Testwerte so ausfallen, wie es die aus Theorie und Empirie abgeleiteten Hypothesen vorgeben, kann als Indiz für die Konstruktvalidität des Tests gewertet werden. [...] Eine Konstruktvalidierung ist um so überzeugender, je mehr gut gesicherte Hypothesen ihre Überprüfung bestehen" (Bortz & Döring, 2005, p. 200f).

Für die Beurteilung der Konstruktvalidität werden die Daten des SOC-L9-Fragebogens bzw. der SOC-Prozentränge[45] und der Summenwert der HPS-Kurz herangezogen. Sie sollen einen Hinweis über das selbst eingeschätzte Ausmaß des Kohärenzgefühls bzw. über das Belastungserleben geben und in Zusammenhang mit den Skalen des RPA gestellt werden.

9 Methodisches Vorgehen für die Testung des RPA

Hintergrund: Auswahl HPS-Kurz

Die HPS-Kurz basiert, im Gegensatz zum RPA, nicht auf einem salutogenetischen ressourcenorientierten Ansatz, sondern stellt das subjektive Belastungsempfinden von pflegenden Angehörigen in den Vordergrund. Damit untersuchen die Instrumente zunächst einmal gegensätzliche Konstrukte, die allerdings, betrachtet man die theoriegeleitete Entwicklung des RPA, in den Ressourcen eine Verbindung aufweisen. So geht die Theorie der Ressourcenerhaltung davon aus, dass die persönliche Bewertung ihrer Ressourcensituation das individuelle Belastungserleben einer Person maßgeblich beeinflusst. Ressourcenverluste oder die Bedrohung von Ressourcen lösen Stress und Belastung, Ressourcengewinne positive Gefühle aus. Allerdings wirken sich nur solche Ressourcen negativ oder positiv auf das Wohlbefinden aus, die für die betroffene Person eine Bedeutung haben (Hobfoll, 1989; Hobfoll, Freedy et al. 1996). Vor diesem Hintergrund werden folgende Hypothesen abgeleitet:

- Je höher der HPS-Summenwert, desto höher ist die subjektive Belastung und desto höher ist der Summenwert der RPA-Skala ‚Bedeutsamkeit'.
- Je höher der HPS-Summenwert, desto höher ist der Summenwert der RPA-Skala ‚Verluste'.

Gleichzeitig wird, entsprechend der theoretischen Vorüberlegungen, angenommen, dass wahrgenommene Ressourcenverluste zu einem Unterstützungs- oder Beratungsbedarf führen, hieraus wird die nächste Annahme formuliert:

- Je höher der HPS-Summenwert, desto höher ist der Summenwert der RPA-Skala ‚Bedarf'.

Da Ressourcenverluste nach Hobfoll (1998) von den Betroffenen deutlicher wahrgenommen werden und einen stärkeren Effekt ausüben als Ressourcengewinne, wird angenommen, dass Personen mit einem hohen Belastungserleben kaum Ressourcengewinne erkennen bzw. benennen können. Dieser Zusammenhang soll mit einer weiteren Hypothese überprüft werden:

- Je höher der HPS-Summenwert, desto niedriger ist der Summenwert der RPA-Skala ‚Gewinne'.

---

[45] Da das Ausmaß des Kohärenzgefühls von Alter und Geschlecht abhängig ist, werden die von Singer und Brähler berechneten alters- und geschlechtsspezifischen Prozentrang-Normen zugrunde gelegt (vgl. Singer & Brähler, 2007). Konkret bedeutet dies, dass die Summenwerte des SOC-L9-Fragebogen pro Fall, entsprechend der von Singer und Brähler erstellten Tabelle (2007, p. 65), in Prozentränge manuell umkodiert und in einer neue Variable erfasst werden.

9 Methodisches Vorgehen für die Testung des RPA

Hintergrund: Auswahl SOC-L9-Fragebogen

Aufgrund der theoretischen Vorüberlegungen zur Entwicklung des RPA liegt es nahe, auf den SOC-L9-Fragebogen für die Überprüfung der Konstruktvalidität zurückzugreifen. Der positive Zusammenhang zwischen einem hohen Maß an generalisierten Widerstandsressourcen und einem starken SOC wurde bereits von Antonovsky (1987) beschrieben. Für die Überprüfung der Konstruktvalidität werden daher die nachstehenden Hypothesen auf ihre Gültigkeit untersucht:

- Ein hoher SOC-Prozentrang korreliert mit einem hohen Summenwert der RPA-Skala ‚Bedeutsamkeit'.
- Ein hoher SOC-Prozentrang korreliert mit einem hohen Summenwert der RPA-Skala ‚Gewinne'.

Ressourcenverluste, insbesondere wenn sich die Person bereits in der von Hobfoll beschriebenen Verlustspirale befindet, können sich negativ auf das Kohärenzgefühl, insbesondere die Komponente Handhabbarkeit, auswirken. Umgekehrt wird eine pflegende Angehörige, die über ein gestärktes Kohärenzgefühl verfügt, weniger vulnerabel für Verluste sein. Es wird daher angenommen, dass bei einem hohen SOC-Prozentrang weniger Ressourcenverluste erlebt werden. Die Annahme lautet:

- Ein hoher SOC-Prozentrang korreliert mit einem niedrigen Summenwert der RPA-Skala ‚Verluste'.

Pflegende Angehörige, die einen hohen SOC-Prozentrang erreichen, verfügen, folgt man Antonovsky (1987), über ein gutes Ressourcenreservoir und können mit Bedrohungen oft gut oder leichter umgehen, ihr starkes Kohärenzgefühl hilft ihnen bei der Bewältigung der an sie gestellten Anforderungen. Es wird angenommen, dass ihr Unterstützungsbedarf entsprechend eher niedrig ist:

- Ein hoher SOC-Prozentrang korreliert mit einem niedrigen Summenwert der RPA-Skala ‚Bedarf'.

Die Überprüfung der Konstruktvalidität erfolgt mit Produkt-Moment-Korrelationen (einseitig).

Eine Überprüfung der Kriteriumsvalidität erfolgt nicht, da mit den beiden Instrumenten SOC-L9-Fragebogen und HPS-Kurz keine korrespondierenden Merkmale vorliegen.[46]

Zusammenfassend ergibt sich folgender Auswertungsplan für die Testung des RPA (Abbildung 12):

---

[46] Ursprünglich war geplant, die Summenwerte derjenigen Items des SOC-L9-Fragebogen, die im ungekürzten SOC-Fragebogen der theoretisch begründeten SOC-Subskala «Bedeutsamkeit» zugeordnet waren, mit dem Summenwert der Skala «Bedeutsamkeit» des RPA zu korrelieren. Singer und Brähler (2007) warnen jedoch vor einer separaten Betrachtung dieser theoretischen Subskala, ihre Faktorenanalysen legen einen Generalfaktor nahe. Sie konnten die drei Subskalen des SOC-Fragebogens in ihren Untersuchungen nicht replizieren.

Auswertungsplan für die Testung des RPA

(1) Datenbereinigung und -kontrolle
(2) Beschreibung der Stichprobe
- Studienteilnehmerinnen (= pflegende Angehörige)
  - Zugangsweg/Gatekeeper
  - Geschlecht und Alter
  - Familienstand und Kinder
  - Schul- und Berufsbildung, Haushaltsnettoeinkommen
  - Erwerbstätigkeit und Beschäftigungsumfang
  - Dauer der Pflegendenkarriere und durchschnittlicher Pflegeaufwand
  - Beziehung zur Pflegebedürftigen
  - Wohnsituation bzw. Entfernung zwischen eigener Wohnung und Wohnung der Pflegeempfängerin
- Pflegeempfängerin
  - Geschlecht, Alter und Lebenssituation
  - Pflegeeinstufung und Leistungen der Pflegeversicherung
  - Hauptgründe für den Pflege- und Unterstützungsbedarf
- Veränderung zwischen den beiden Erhebungszeiträumen t_0 und t_1
  - Veränderung der Pflegesituation
  - Veränderung der eigenen Gesundheit (= die der pflegenden Angehörigen)

(3) Itemanalyse
- Rohwerteverteilung
- Itemschwierigkeit
- Trennschärfe

(4) qualitative Inhaltsanalyse der Interviewtagebücher
- allgemeine Ergebnisse
- besondere Betrachtung und Diskussion der statistisch eliminierten Items

(5) Explorative Faktorenanalyse
(6) Überprüfung der Reliabilität
- Interne Konsistenz
- Retest-Reliabilität

(7) Überprüfung der inhaltlichen Kongruenz des RPA
(8) Überprüfung der Validität
- Konstruktvalidität

Abb. 12: Auswertungsplan für die statistische Testung des RPA

9.5
SCHUTZ DER STUDIENTEILNEHMERINNEN: ETHISCHE PROGNOSE UND ETHISCHE PRÄVENTION

Wie bereits beschrieben, erleben pflegende Angehörige die Pflegesituation unterschiedlich. Während einige viele positive Aspekte daraus ziehen können, fühlen sich andere vor allem belastet. Vor diesem Hintergrund kann eine gewisse Vulnerabilität der Untersuchungsgruppe nicht ausgeschlossen werden. Dies muss im Umgang mit den Studienteilnehmerinnen immer berücksichtigt werden. Dennoch können die Studienteilnehmerinnen insgesamt als vergleichsweise geringfügig vulnerabel eingeschätzt werden, da es sich um erwachsene Menschen handelt, die aus freiem Willen der Untersuchung zustimmen oder diese auch ablehnen können. Gleichzeitig besteht kein Abhängigkeitsverhältnis zur Forscherin oder ihrer Umwelt.

Die Studie stellt keine Intervention im eigentlichen Sinne dar, daher kann davon ausgegangen werden, dass die pflegenden Angehörigen keinen Schaden durch die Teilnahme erleiden. Allerdings kann vermutet werden, dass sie, ausgelöst durch das Assessmentgespräch, ihre eigene (gesundheitliche) Situation neu reflektieren. Die Auseinandersetzung mit und das Bewusstwerden von Ressourcenverlusten und/oder Ressourcengewinnen kann zu einer neuen, veränderten Wahrnehmung und Einschätzung der eigenen Lebenssituation und des sozialen Umfeldes führen, die ohne das Gespräch nicht angestoßen worden wäre. Dies kann positive, gesundheitsfördernde oder negative, belastende Wirkungen nach sich ziehen. Ob und inwiefern das Gespräch tatsächlich zu Belastungen führt, kann im Vorfeld kaum abgeschätzt werden. Wichtig ist, dass die Forscherin und die beiden an der Datenerhebung beteiligten Personen sensibel mit den pflegenden Angehörigen umgehen und sich gemeinsam Wege überlegen, wie sie mit solchen potentiellen Gesprächssituationen umgehen können.

Wie bereits angedeutet, kann die durch die Datenerhebung ausgelöste Reflektion auch positive, gesundheitsfördernde Effekte bewirken, in dem pflegende Angehörige neue Strategien für sich selbst im Umgang mit der Pflegeübernahme und/oder zur Pflegeentlastung entwickeln. Hinzu kommt, dass im Gespräch – auch wenn das strukturierte Erfassen von Daten im Vordergrund steht – die Möglichkeit zum Erzählen besteht (allein durch das im Vorfeld der Datenerhebung notwendige Schaffen einer vertrauensvollen Atmosphäre). Das Datenerhebungsinterview kann also eine zweite, wenig voraussehbare – Funktion beinhalten: ein Ventil zum Mitteilen von Sorgen, Gedanken,

Problemen oder anderen Dingen, über die pflegende Angehörige aus verschiedenen Gründen nicht mit Menschen aus dem direkten sozialen Umfeld sprechen möchten oder können. Diese Inhalte sind in der Regel wenig forschungsrelevant, dennoch ist es wichtig, die pflegende Angehörige in diesem Moment nicht nur als Untersuchungsgegenstand, sondern vor allem als Mensch zu betrachten und zu respektieren. Für die Forscherin und die beiden Studierenden ist es hier wichtig, offen und sensibel zu reagieren.

Das Forschungsvorhaben wurde der Ethikkommission des Instituts für Pflegewissenschaft der Universität Witten/Herdecke zur Begutachtung vorgelegt und erhielt im März 2009 das ethische Clearing.

10

PRÄTEST: ÜBERPRÜFUNG DER INHALTSVALIDITÄT

An dem Prätest nehmen insgesamt acht Expertinnen teil:
- die Leiterin einer Anlaufstelle für pflegende Angehörige (Gesundheitswissenschaftlerin),
- drei Pflegeexpertinnen (Bachelor of Arts – B. A.), die in der ambulanten Pflege bzw. in der Pflegebegutachtung tätig sind,
- eine Logopädin und Pflegeexpertin (B. A.), die im Bereich der stationären und ambulanten Rehabilitation mit Personen, die in ihrer Kommunikation eingeschränkt sind, und deren Angehörigen arbeitet,
- eine Pflegewissenschaftlerin, die im Berufsbildungssektor Gesundheit beschäftigt ist,
- eine Pflege- und Gesundheitswissenschaftlerin, die in der Gesundheitsforschung arbeitet und
- eine Psychologin, die in der Familientherapie arbeitet.

Zwei dieser Teilnehmerinnen verfügen zudem über zurückliegende persönliche Erfahrungen als pflegende Angehörige. Eine Expertin pflegt und betreut zum Zeitpunkt der Erhebung ein Familienmitglied, mit ihr wird der Test im Face-to-Face-Interview durchgeführt, um die Durchführbarkeit vor dem Hintergrund des zeitlichen Aufwandes und der Praktikabilität beurteilen zu können.

Die Auswertung des Prätests ergibt, dass die Ressourcen bis auf wenige Ausnahmen von allen als wichtig bis sehr wichtig erachtet werden (die Mittelwerte liegen zwischen 3.7 und 4.9; der Median zwischen 4,0 und 5,0). Lediglich die Items ‚Selbstdisziplin', ‚Erfolge in der Pflege', ‚Das Gefühl, eine gute Pflege zu leisten' und ‚Mein Alltagswissen und meine beruflichen Fähigkeiten' wurden vereinzelt als unwichtig oder unklar deklariert, hier zeigt sich eine Spannweite zwischen ‚1' und ‚5', wobei jeweils nur ein Ausreißer zu verzeichnen ist. Die entsprechenden Ergänzungen zu den jeweiligen Beurteilungen weisen darauf hin, dass diese Einschätzungen auf unverständliche Formulierungen oder ungenaue Erläuterungen der Items zurückzuführen sind. Mit Hilfe des qualitativ ausgelegten Fragebogens gelingt es passendere Begrifflichkeiten und Erläuterungen zu finden. Die überarbeiteten Formulierungen werden von einem Teil der Expertinnen im Telefonkontakt neu bewertet.

Durch die konstruktiven Anregungen gelingt es zudem, den Itemkatalog weiter zu optimieren. So können einige Items zusammengefasst werden, da die Trennschärfe subjektiv betrachtet nicht gegeben ist und die Ressourcen von mindestens zwei Expertinnen als identisch betrachtet wurden. Daher werden folgende Items zu einem Item zusammengefasst:

- Aus den beiden Items ‚Das Erleben von Stabilität, Vertrauen, Rückhalt und Zusammenhalt in Freundschaften' und ‚Die Unterstützung und Begleitung durch Freunde' wird Item 11: ‚Unterstützung und Begleitung durch Freunde – das Erleben von Stabilität, Vertrauen, Rückhalt und Zusammenhalt in Freundschaften'.
- ‚Erfolge in der Pflege' und ‚Das Gefühl, eine gute Pflegearbeit zu leisten' werden zu Item 31: ‚Das Gefühl, eine gute Pflege und Betreuung zu leisten' zusammengefasst.
- ‚Mein Alltagswissen und meine beruflichen Fähigkeiten, die in der jetzigen Situation von Bedeutung sind' und ‚Ideen, um Hilfeangebote in Anspruch nehmen zu können' bilden nun gemeinsam Item 35: ‚Meine (beruflichen) Fähigkeiten, die in der jetzigen Situation von Bedeutung sind'.

Andere Anmerkungen und Antworten werden zum Anlass genommen, verschiedene Items zugunsten eines besseren Verständnisses umzuformulieren. Darüber hinaus werden Ergänzungen zu den Item-Erläuterungen aufgenommen. Besonders Ideen, um Angst oder Hemmnisse bei der Beantwortung einzelner Items zu verringern, erweisen sich als wertvoll. So wurden Befürchtungen geäußert, dass beispielsweise die Ressource ‚Der Lebenswille und Dank der Pflegebedürftigen' die pflegenden Angehörigen unter Druck setzen oder in „falsche Richtungen" lenken könnte, wenn z. B. jemand nicht akzeptieren kann, dass die Pflegebedürftige sterben wird oder aufgrund ihrer Erkrankung und Pflegebedürftigkeit keinen Lebenswillen mehr hat. In der Konsequenz wird dieses Item verändert in ‚Die Reaktionen und der Dank der Pflegebedürftigen', parallel wird die Erläuterung angepasst.

Das Item ‚Die Möglichkeit von Distanz/Abstand und Nähe zur Pflegebedürftigen' erfasst zwei Aspekte gleichzeitig, es wird daher in zwei Items unterteilt.

Der Prätest gibt außerdem den Anstoß, zwei zusätzliche Items aufzunehmen:

- ‚Das Gefühl, mit negativen Gefühlen umgehen zu können', denn Strategien und Ressourcen, die helfen mit Emotionen wie Ekel, Aggression und Wut oder etwa mit Mord- oder Selbstmordgedanken zurecht zu kommen, werden von mehreren Expertinnen als enorm wichtig erachtet und fehlen bisher im Instrument.
- ‚Die Unterstützung durch Ehrenamtliche', denn die ehrenamtlichen Dienste, auf die pflegende Angehörige zurückgreifen können und die ihnen persönliche Freiräume ermöglichen, sind nach Ansicht der Expertinnen so bedeutsam, dass sie separat erfasst werden müssen und nicht unter das Item ‚Die Unterstützung durch Angehörige anderer Gesundheitsberufe' subsumiert werden dürfen.

Obwohl drei Items durch Zusammenfassungen wegfallen, kann das Instrument nach dem Prätest insgesamt nicht gekürzt werden, denn drei neue Punkte werden aufgenommen. Die Gesamtzahl von 43 Items, die jeweils auf den vier Skalen eingeschätzt werden, bleibt bestehen.[47]

Die Erläuterungen und das Kodier-Manual werden von allen als sehr hilfreich eingestuft. Abschließend beantworten die Expertinnen die Frage, ob sie selbst – in die Rolle einer pflegenden Angehörigen versetzt – den Fragebogen zusammen mit einer Pflegefachkraft oder Pflegeberaterin ausfüllen würden, wenn sie bei ihr nach Hilfe suchen würden. Alle geben an, dass sie sich als pflegende Angehörige sehr ernst genommen fühlen würden und über die Berücksichtigung der eigenen Situation dankbar wären. Allerdings geben zwei Teilnehmerinnen zu bedenken, dass zum Teil sehr persönliche Aspekte erfragt werden und sie deshalb den Fragebogen statt im Gespräch lieber alleine ausfüllen würden. Gleichwohl sind beide unsicher, ob sie dann ehrlich antworten und alle Fragen bis zum Ende bearbeiten würden. Dies unterstreicht, wie wichtig Vertrauen und Sympathie in den Gesprächen mit pflegenden Angehörigen sein werden.

11
Beschreibung der Stichprobe

Die Gewinnung der pflegenden Angehörigen für diese Studie erfolgte entsprechend der beschriebenen Planung. Da durch einen fremdverschuldeten Fehler der postalische Rücklauf von 550 verteilten Informationsblättern vor Sichtung unwiderruflich vernichtet wurde, musste eine zweite Phase der Teilnehmerinnenrekrutierung angesetzt werden. Hierbei konnte auf die Unterstützung der Öffentlichkeitsabteilung der Hochschule für Technik und Wirtschaft des Saarlandes zurückgegriffen werden, die zeitnah Mitteilungen und Berichte in den regionalen Zeitungen platzierte und ein Interview bei einem lokalen Radiosender ermöglichte. Zusätzlich unterstützte eine Einrichtung der Tagespflege, ein weiterer ambulanter Pflegedienst und, wie bereits im ersten Aufruf, der Medizinische Dienst der Krankenkassen im Saarland (MDK) die neue Suche nach pflegenden Angehörigen. Die Phase der Teilnehmerinnengewinnung erstreckte sich hierdurch über einen Zeitraum von sechs Monaten.

---

[47] Das Instrument kann direkt bei der Autorin unter clmischke@googlemail.com angefordert werden.

11 Beschreibung der Stichprobe

Im Laufe dieser Zeit meldeten sich einige pflegende Angehörige, die über andere Teilnehmerinnen von der Untersuchung gehört hatten, beispielsweise durch gemeinsame Freizeitaktivitäten, den Besuch von Angehörigengruppen oder Pflegekursen.

Insgesamt bekundeten 65 pflegende Angehörige ihr Interesse an einer Teilnahme, von denen allerdings 13 Personen aus unterschiedlichen Gründen vor der Ersterhebung ausschieden:

- Vier Personen sagten nach dem telefonischen Informationsgespräch ihre Teilnahme aufgrund des befürchteten hohen Zeitaufwandes ab.
- Zwei weitere pflegende Angehörige zogen ihre Teilnahmeeinwilligung ohne Angabe eines Grundes zurück.
- Bei drei Personen wurde zwischen Erstkontakt und Terminabsprache gemeinsam die Entscheidung gegen eine Teilnahme getroffen: In einem Fall hatte sich der Zustand des Pflegebedürftigen zwischen Erstkontakt und Terminabsprache extrem verschlechtert und in einer anderen Pflegesituation musste auf die Erhebung wegen eines akuten familiären Ereignisses bei der Pflegeperson verzichtet werden. Eine zu pflegende Person verstarb zwischen Erstkontakt und Terminabsprache, die Datenerhebung wurde daher abgesagt.
- Eine Person wurde beim vereinbarten Termin nicht angetroffen und war anschließend telefonisch nicht mehr erreichbar (der Telefonanschluss wurde abgeschaltet).
- Zwei Pflegepersonen erfüllten die Einschlusskriterien nicht (Pflegendenkarriere bereits beendet und zu pflegende Person war ein minderjähriges Kind).
- Eine pflegende Angehörige verstarb zwischen Erstkontakt und Terminabsprache.

Es können somit 52 pflegende Angehörige in die Studie einbezogen werden. Bezüglich der Verteilung der Zugangswege, über die die pflegenden Angehörigen die Information über die Untersuchung und den Aufruf zur Teilnahme erhielten, zeigt sich folgendes Bild (Abbildung 13):

Die t_0-Erhebungen dauerten im Schnitt zwischen anderthalb und zwei Stunden, einige konnten innerhalb einer Stunde abgeschlossen werden, andere dehnten sich dagegen bis zu dreieinhalb Stunden aus, da die pflegenden Angehörigen, wie bereits in der Vorplanung der Untersuchung vermutet, die Teilnahme nutzten, um Themen, die ihnen wichtig waren, anzusprechen. Das Zurückführen zum Fragebogen gestaltete sich in diesen Fällen oft schwierig und führte zu den ungeplanten zeitlichen Ausdehnungen. Eine t_0-Erhebung musste nach dem 34ten Item abgebrochen werden, da die pflegende Angehörige erschöpft war. Das Ausfüllen des SOC-L9-Fragebogen und der HPS-Kurz am Ende des t_0-Gesprächs beanspruchte bei allen Teilnehmerinnen ca. fünf Minuten.

Die Zeitspanne für die t_1-Erhebungen betrug mit durchschnittlich 30 bis 45 Minuten deutlich weniger Zeit, nur wenige Gespräche dauerten länger.

11 Beschreibung der Stichprobe

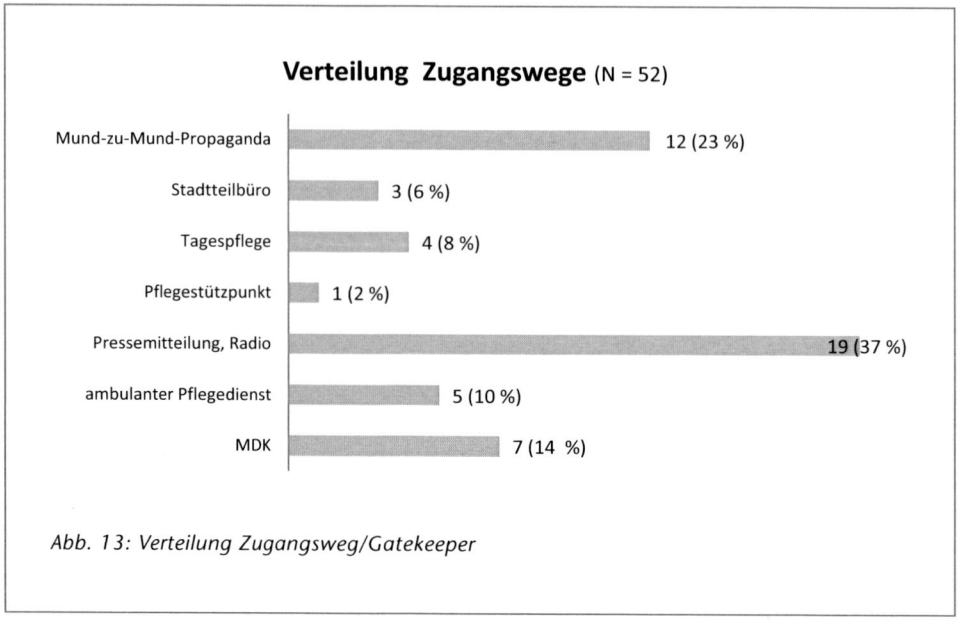

Abb. 13: Verteilung Zugangsweg/Gatekeeper

11.1

Die Teilnehmerinnen der Stichprobe

Alter und Geschlecht

An der Untersuchung nehmen acht Männer (15,4 %) und 44 Frauen (84,6 %) teil. Die jüngste pflegende Angehörige ist 24 Jahre, die älteste 87 Jahre alt. Zusammengefasst in Altersgruppen ergibt sich folgendes Bild (Abbildung 14):

Das Durchschnittsalter der Studienteilnehmerinnen liegt bei 58,3 Jahren (Standardabweichung (SD) = 14,4). Aufgeteilt nach Geschlecht zeigt sich bei den männlichen Teilnehmern ein Mittelwert (M) von 64,6 Jahren (SD = 18,7), bei den weiblichen Teilnehmerinnen ein Mittelwert von 57,1 Jahren (SD = 13,4).

11 Beschreibung der Stichprobe

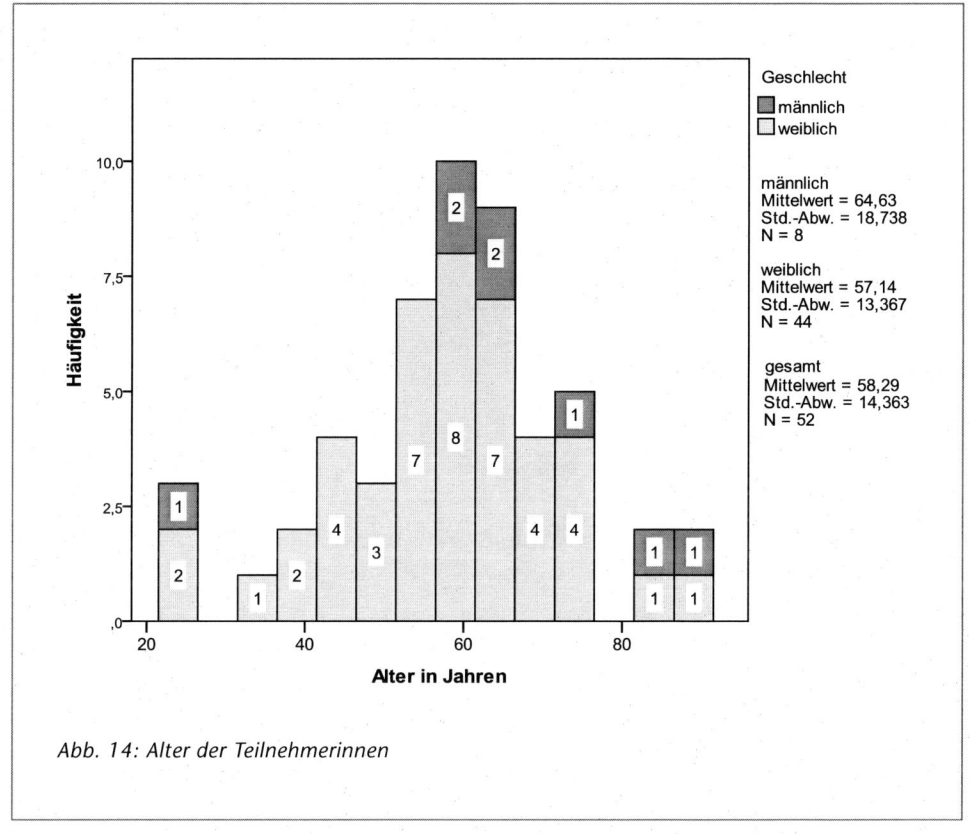

Abb. 14: Alter der Teilnehmerinnen

Familienstand und Kinder

Die meisten Befragten sind verheiratet bzw. leben in einer Partnerschaft (42 = 81 %), eine Teilnehmerin ist verwitwet, drei (5,8 %) geben an, geschieden zu sein bzw. getrennt zu leben und sechs (11,5 %) der pflegenden Angehörigen sind ledig.

56 % der Interviewten haben erwachsene Kinder (18 Jahre oder älter), 19 % haben Kinder unter 18 Jahren und 25 % haben keine eigenen Kinder.

Schul- und Berufsbildung, Haushaltsnettoeinkommen[48]

Bis auf zwei (3,8 %) verfügen alle Befragten über einen Schulabschluss: 42,3 % der pflegenden Angehörigen besuchten die Volks- oder Hauptschule, 30,8 % schlossen die

---

[48] monatliches Haushalts-Nettoeinkommen = durchschnittlicher Betrag, der nach Abzug von Steuern und Sozial- und Rentenversicherungsbeiträgen zur Verfügung steht

Schule mit der mittleren Reife und 23,1 % mit dem Abitur ab. Bei der Berufsbildung zeigt sich, dass lediglich drei (5,8 %) der pflegenden Angehörigen keine Lehre absolviert bzw. abgeschlossen haben. Der überwiegende Teil verfügt dagegen über einen Berufsabschluss (76,9 %), 17,3 % haben einen Hochschulabschluss.

Nicht ganz ein Viertel der Teilnehmerinnen muss mit einem monatlichen Haushaltsnettoeinkommen von bis zu 1.200 Euro auskommen (23,1 %), nahezu 34,6 % haben als monatliches Haushaltsnettoeinkommen zwischen 1.201 und 2.000 Euro zur Verfügung, bei 17,3 % der pflegenden Angehörigen bewegt sich der Betrag zwischen 2.001 und 3.000 Euro, 9,6 % geben als monatliches Haushaltsnettoeinkommen zwischen 3.001 und 4.000 Euro an und 7,7 % beziffern ihr monatliches Haushaltsnettoeinkommen als 4.001 Euro und höher. Vier Personen machen hierzu keine Angaben (7,7 %).

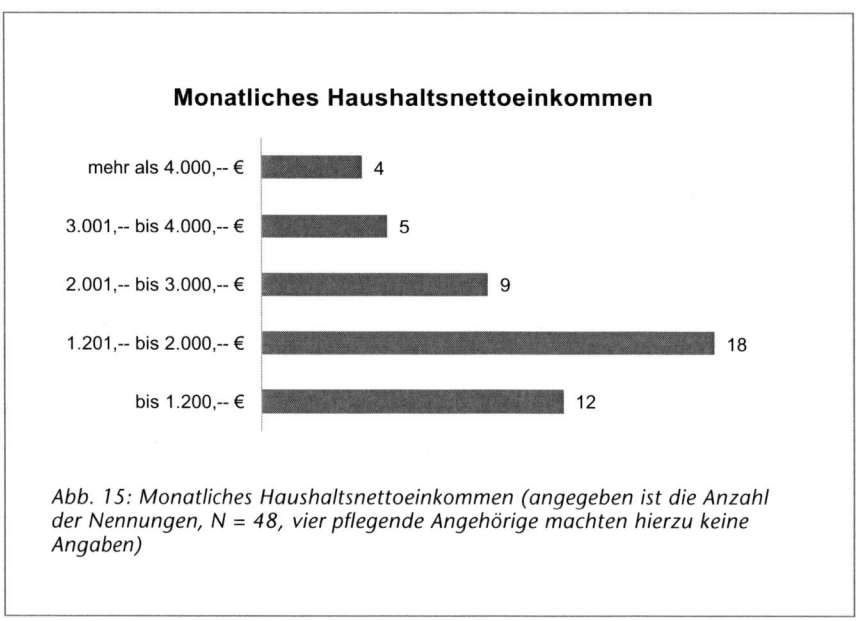

Abb. 15: *Monatliches Haushaltsnettoeinkommen (angegeben ist die Anzahl der Nennungen, N = 48, vier pflegende Angehörige machten hierzu keine Angaben)*

Erwerbstätigkeit und Beschäftigungsumfang

Zum Zeitpunkt der Erstbefragung stehen 26,9 % der Befragten im Erwerbsleben, acht von ihnen gehen neben der häuslichen Pflege einer Beschäftigung mit einem Umfang zwischen 76 % und 100 % nach, fünf pflegende Angehörige sind in einer Teilzeitanstellung mit einem Arbeitsumfang zwischen 26 % und 50 % tätig und eine Person arbeitet mit einem Beschäftigungsumfang von 25 %. 7,7 % der Studienteilnehmerinnen gehen

11 Beschreibung der Stichprobe

einer geringfügigen Beschäftigung nach. 65,4 % der pflegenden Angehörigen sind nicht erwerbstätig, hiervon befinden sich 24 Personen in Rente oder Altersteilzeit, die anderen zehn sind ausschließlich zu Hause und beziehen keinerlei eigenes Einkommen.

Für einige pflegende Angehörige war die Pflege mit der bisherigen Arbeitszeit nicht mehr zu bewältigen, 14 haben daher ihren Beschäftigungsumfang reduziert, neun von ihnen die Berufstätigkeit komplett aufgegeben bzw. Angebote der Altersteilzeit oder Frühberentung angenommen.

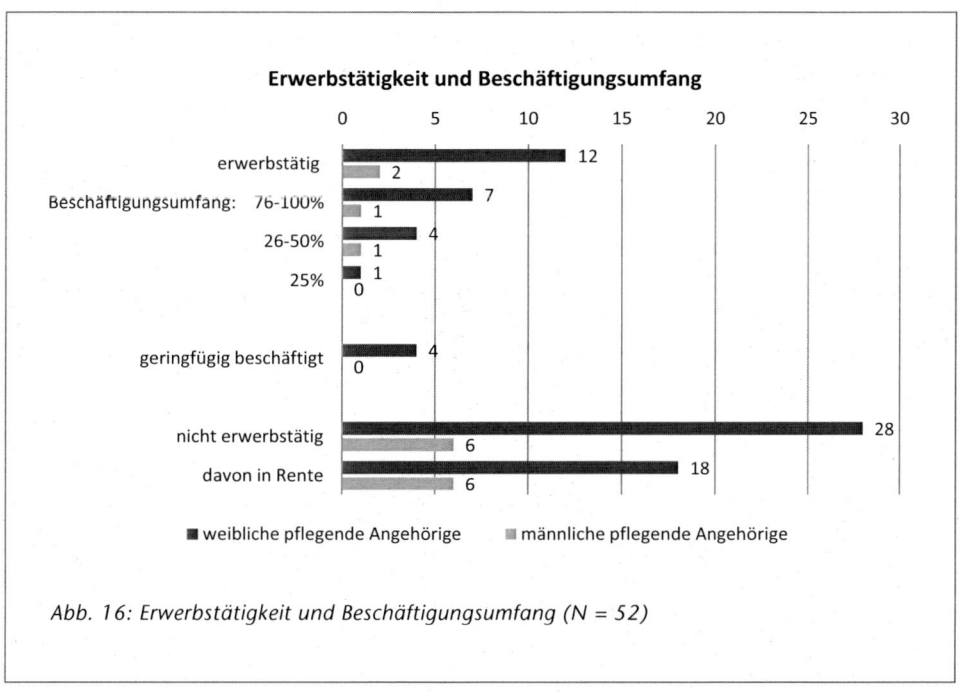

Abb. 16: Erwerbstätigkeit und Beschäftigungsumfang (N = 52)

Dauer der Pflegendenkarriere und durchschnittlicher Pflegeaufwand

Die Pflegezeiten betragen zum Ersterhebungszeitpunkt im Mittel 5,92 Jahre (SD = 7,16). Die kürzeste Pflegezeit liegt bei einem Monat, die am längsten andauernde bei 48 Jahren.

Daneben werden die pflegenden Angehörigen nach der subjektiven Einschätzung ihres persönlichen Zeitaufwandes für die Pflege und Betreuung gefragt. Hierbei stehen

11 Beschreibung der Stichprobe

explizit nicht die für die Pflegeeinstufung zugrunde liegenden Zeiten im Vordergrund, sondern die „gefühlte" oder erlebte Zeit aus Sicht der pflegenden Angehörigen. Der Durchschnittswert liegt bei 5,92 Stunden (SD = 3,57): 36,5 % der pflegenden Angehörigen geben an, bis zu vier Stunden für die Pflege und Betreuung aufzuwenden, 25 % der Pflegenden schätzen den Pflegeaufwand auf zwischen vier und acht Stunden, 5,8 % beziffern die zeitliche Beanspruchung auf zwischen acht und zwölf Stunden, 32,7 % der Pflegepersonen beurteilen ihre täglich notwendige Pflege- und Betreuungszeit deutlich höher bis hin zu einer 24-Stunden-Aufgabe.

55,8 % der Teilnehmerinnen geben vorwiegend Pflegezeiten zwischen sechs Uhr morgens und zehn Uhr abends an, 44,2 % fühlen sich rund um die Uhr in ‚Pflegebereitschaft'.

Beziehung zur Pflegeempfängerin

Der größte Anteil der Studienteilnehmerinnen wird durch die Kinder der Pflegeempfängerinnen gebildet: 20 Töchter (38,5 %), drei Söhne (5,8 %) und vier Schwiegertöchter (7,7 %) gehören zu den involvierten pflegenden Angehörigen. Eine weitere große Gruppe bilden die Lebenspartnerinnen (26,9 %) bzw. Lebenspartner (9,6 %) der auf Hilfe angewiesenen Personen. Außerdem nehmen eine Mutter (1,9 %), drei Enkeltöchter (5,8 %), eine weiter entfernte Verwandte sowie eine Bekannte, die die Rolle der Hauptpflegeperson übernommen haben, an der Studie teil (je 1,9 %).

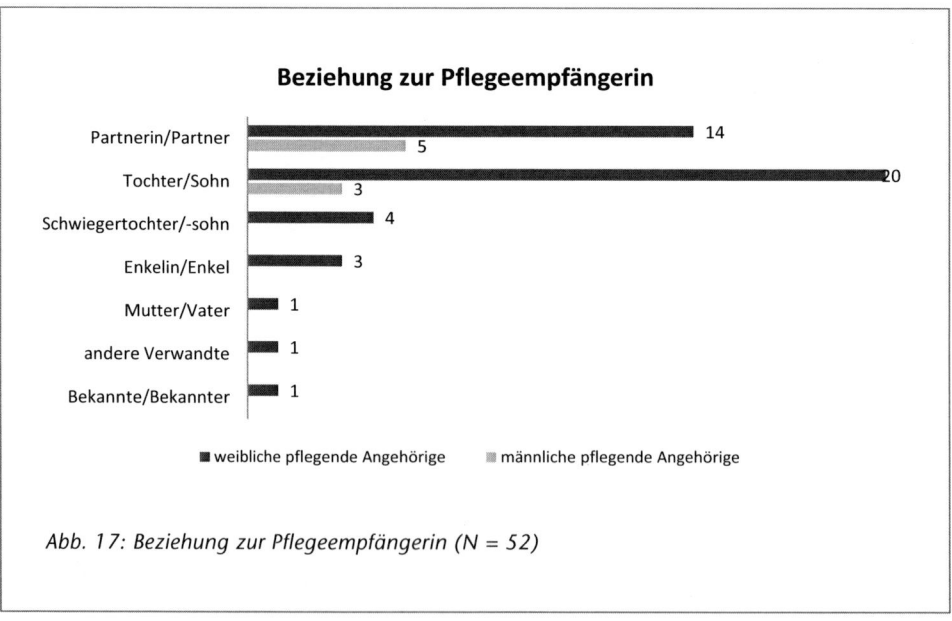

Abb. 17: Beziehung zur Pflegeempfängerin (N = 52)

WOHNSITUATION BZW. ENTFERNUNG ZWISCHEN EIGENER WOHNUNG UND WOHNUNG DER PFLEGEEMPFÄNGERIN

51,9 % der pflegenden Angehörigen teilen gemeinsam mit der Pflegebedürftigen einen Haushalt, 36,5 % wohnen im gleichen Haus, aber in getrennten Wohnungen, und 11,5 % der pflegenden Angehörigen leben nicht im gleichen Haus mit der Pflegeempfängerin. Die Entfernungen zwischen ihrer Wohnung und der der Pflegeempfängerin betragen in vier Fällen weniger als zehn Minuten und bei den beiden anderen Pflegepersonen bis zu 30 Minuten.

11.2

DIE PFLEGEEMPFÄNGERINNEN

GESCHLECHT, ALTER UND LEBENSSITUATION

Alle teilnehmenden pflegenden Angehörigen haben die Pflege für eine einzelne Person übernommen. Unter den zu pflegenden Personen befinden sich 16 Männer (30,8 %) und 36 Frauen (69,2 %). Das Durchschnittsalter dieser Personen beträgt 78,94 Jahre (SD = 11,12), die jüngste Pflegeempfängerin ist 33 Jahre alt, die älteste 96 Jahre.

Hinsichtlich der Lebens- bzw. Wohnsituation der Pflegeempfängerinnen zeigt sich folgendes Bild: 19 von ihnen leben alleine, 33 wohnen gemeinsam mit ihrer Lebenspartnerin bzw. ihrem Lebenspartner oder den Pflegepersonen in einer Wohnung.

PFLEGEEINSTUFUNG UND LEISTUNGEN DER PFLEGEVERSICHERUNG

Nicht alle Pflegebedürftigen sind zum Zeitpunkt der Ersterhebung in eine Pflegestufe eingestuft (17,3 %), teilweise, weil noch kein Antrag gestellt wurde, das Verfahren noch nicht abgeschlossen ist oder weil die bisherigen Anträge abgelehnt wurden.

82,7 % der pflegebedürftige Personen sind jedoch eingestuft: Pflegestufe I erhalten zum Zeitpunkt der Erstbefragung neun, Pflegestufe II 22 und Pflegestufe III zwölf auf Pflege und Hilfe angewiesene Personen.

Unter denen, die eine Pflegestufe zuerkannt bekommen haben, beziehen 25 Pflegebedürftige Pflegegeld, sechs haben sich für Sachleistungen entschieden und zwölf erhalten Kombinationsleistungen.

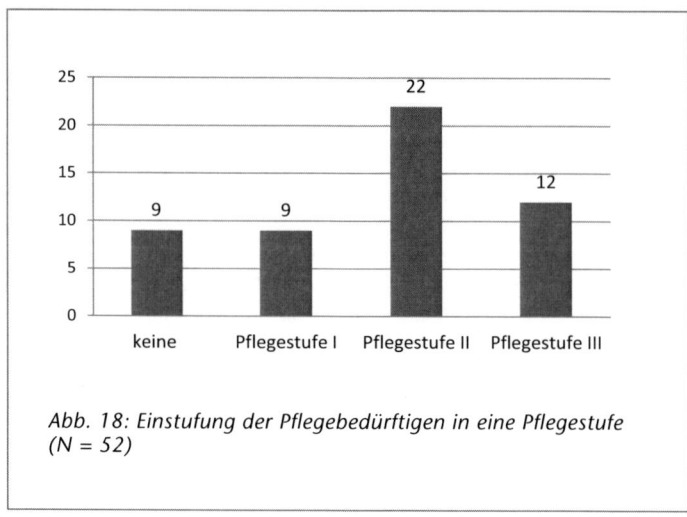

Abb. 18: Einstufung der Pflegebedürftigen in eine Pflegestufe (N = 52)

HAUPTGRÜNDE FÜR DEN PFLEGE- UND UNTERSTÜTZUNGSBEDARF

Die Gründe für den Pflege- und Unterstützungsbedarf sind vielfältig, selten basiert er auf nur einer Erkrankung, häufig liegt eine Kombination verschiedener Ursachen vor. Im Durchschnitt geht der Hilfebedarf auf vier Erkrankungen zurück (Mittelwert (M) = 3,77; SD = 1,53).

Als Hauptgründe für den Pflege- und Unterstützungsbedarf werden körperliche (48 Nennungen), kognitive (20 Nennungen) und kommunikative (19 Nennungen) Einschränkungen sowie Schmerzen (8 Nennungen) genannt. Aber auch Orientierungsschwierigkeiten und Weglauftendenzen, die auf dementielle Veränderungen zurückgeführt werden können, sind oft Auslöser von häuslicher Pflege (25 Nennungen). Diese Verluste in der Selbstständigkeit der Betroffenen können auf verschiedene Grunderkrankungen zurückgeführt werden, u. a. werden folgende Ursachen von den pflegenden Angehörigen angegeben:

- dementielle Prozesse,
- Wachkoma,
- Schlaganfall,
- Muskelerkrankungen wie etwa Multiple Sklerose, Multisystematrophie oder Muskelatrophie,
- Parkinson,
- Lungenerkrankungen,
- Krebsleiden,

- Herz-Kreislauf-Erkrankungen,
- Stoffwechselerkrankungen,
- Wirbelsäulenschäden,
- Arthrosen,
- verschiedene rheumatische Erkrankungen,
- psychische Erkrankungen,
- vererbte oder erworbene Behinderungen oder
- Alkoholismus.

Die Pflegebilder und Pflegesituation variieren entsprechend.

11.3
Veränderungen zwischen den beiden Erhebungszeiträumen T_0 und T_1

Um eventuelle situationsbedingte Instabilitäten erfassen zu können, werden Veränderungen zwischen den beiden Erhebungszeitpunkten mit einem kurzen, selbstentwickelten, standardisierten Fragebogen erhoben. Es wurden Daten zur Veränderung der Pflegesituation, des Pflegebedarfs, des Belastungsempfindens und der eigenen Gesundheit erfasst.

Drei pflegende Angehörige nehmen nicht mehr an t_1 teil:
- In einem Fall verstirbt die Pflegebedürftige im Zwischenzeitraum.
- In einer Pflegesituation kommt es vor t_1 zu einem akuten Krankheitsfall eines weiteren Familienmitgliedes, die Situation hat sich auch bis kurz vor Ende der Erhebungsphase nicht „normalisiert", so dass auf die Zweiterhebung verzichtet wird.
- Eine pflegende Angehörige sagt t_1 aus persönlichen Gründen ab, da die Pflegeempfängerin mit ihrer Studienteilnahme nicht einverstanden ist.

An der t_1-Erhebung nehmen entsprechend 49 pflegende Angehörige teil.

Veränderungen der Pflegesituation

In zwölf häuslichen Pflegesituationen kommt es zwischen den beiden Zeiträumen zu einer Verschlechterung, in einem Fall zu einer Verbesserung des Gesundheitszustandes der Pflegeempfängerin. Die Gesundheitseinbußen bzw. negativen Veränderungen bezogen auf den Allgemeinzustand der zu Pflegenden gehen außer in einem Fall mit einem erhöhten Pflegeaufwand einher. Dies bezieht sich sowohl auf körperliche (4 Nennungen) und psychische (2 Nennungen) Hilfeleistungen wie auch auf die Notwendigkeit von erhöhter Überwachung bzw. Betreuung (4 Nennungen) der Pflegebedürftigen. Zwei pflegende Angehörige können keine konkreten Angaben machen, in welchen Bereichen sich ihr Pflegeaufwand aufgrund der Zustandsverschlechterung erweitert hat.

Zeitlich schlägt sich diese Veränderung nicht immer nieder, so geben drei pflegende Angehörige an, keinen zeitlichen Mehraufwand zu haben, eine Person schätzt ihren Aufwand niedriger ein und zwei können keine genauen Angaben hierzu machen. Einen höheren Zeitaufwand von bis zu 20 Stunden pro Woche beschreiben sechs Pflegepersonen.

Veränderungen der eigenen Gesundheit

Von den Befragten sagen 31, dass ihre Gesundheit von t_0 zu t_1 unverändert ist, dennoch erleben vier von ihnen die Pflegesituation insgesamt als belastender und eine Person als entlastender seit dem Erstinterview.

Vier pflegende Angehörige geben zum Zeitpunkt t_1 an, sich gesünder zu fühlen, dies hat jedoch nur in einem Fall eine positive Auswirkung auf das persönliche Belastungsempfinden, die anderen drei Teilnehmerinnen spüren hier keine Veränderung.

Weitere 14 Teilnehmerinnen haben das Gefühl, dass es ihnen gesundheitlich schlechter geht, dennoch wirkt sich dies nur bei der Hälfte der Personen negativ auf die wahrgenommene Belastung aus, in sieben Fällen beschreiben die Betroffenen parallel eine Belastungszunahme.

Die folgende Abbildung fasst die Veränderung von t_0 zu t_1 zusammen:

11 Beschreibung der Stichprobe

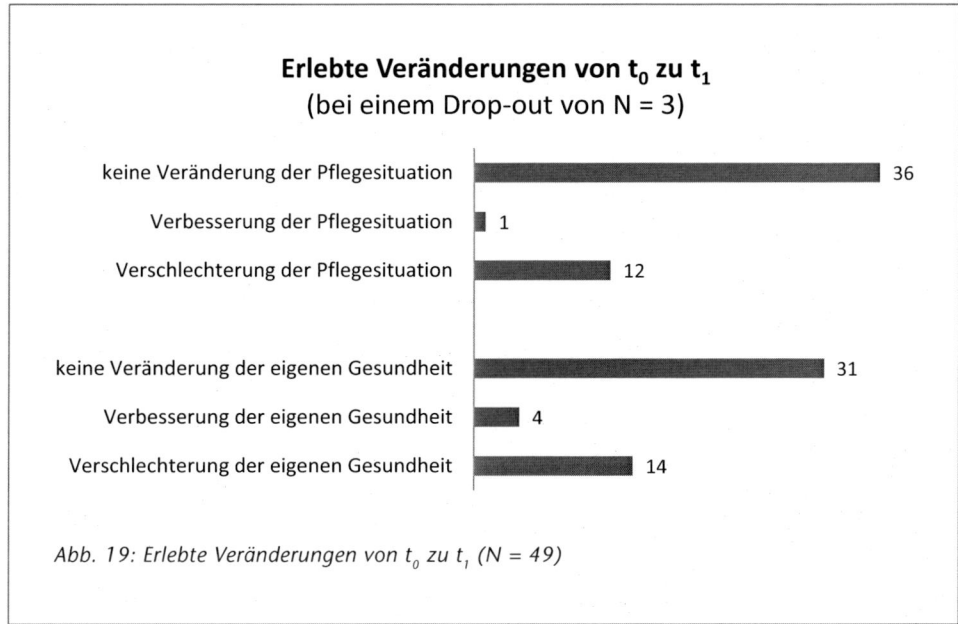

Abb. 19: Erlebte Veränderungen von t_0 zu t_1 (N = 49)

12
Ergebnisse der Hauptstudie

Die Ergebnisse werden analog zum Auswertungsplan dargestellt (vgl. Abbildung 12, Kapitel 9.4).

Zur besseren Lesbarkeit werden die vier Skalen im Folgenden abgekürzt:

Skala im RPA	Abkürzung im Text
(Ressource) ist für mich in letzter Zeit wichtig	Skala ‚Bedeutsamkeit'
(Ressource) habe ich in letzter Zeit dazugewonnen	Skala ‚Gewinne'
(Ressource) habe ich in letzter Zeit verloren	Skala ‚Verluste'
(Ressource), hier wünsche ich mir Unterstützung/Beratung zur Stärkung der Ressource	Skala ‚Bedarf'

In Tabellen und Abbildungen sind die Skalen zum Teil durch die Buchstaben ‚a' (Skala ‚Bedeutsamkeit'), ‚b' (Skala ‚Gewinne'), ‚c' (Skala ‚Verluste') und ‚d' (Skala ‚Bedarf') verkürzt dargestellt, der Datenerhebungszeitpunkt mit t_0 bzw. t_1 und das Item mit der im RPA versehenen Nummer. Für ein Item ergibt sich entsprechend diese Abkürzung:

$$\text{rpa-}t_{(0\text{ bzw. }1)}\text{-(Item-Nummer)(Buchstabe Skala)}$$

Für Item ‚1: Eine pflegegerechte Wohnsituation' bei t_0 sieht dies beispielsweise folgendermaßen aus:

Item 1 auf der	Abkürzung in Tabellen und Abbildungen
Skala ‚Bedeutsamkeit'	rpa-t_0-1a
Skala ‚Gewinne'	rpa-t_0-1b
Skala ‚Verluste'	rpa-t_0-1c
Skala ‚Bedarf'	rpa-t_0-1d

12.1

ROHWERTEVERTEILUNG DER EINZELNEN SKALEN[49]

Die Präsentation der Resultate erfolgt gesondert für jede Skala.

SKALA ‚BEDEUTSAMKEIT'

Das Ergebnis bestätigt die Sekundäranalyse, pflegende Angehörige messen denen im RPA benannten Ressourcen eine Bedeutung bei, entsprechend liegen die Mittelwerte (M) wie auch die Mediane (Mdn) vielfach deutlich im oberen Bereich der Skala. Die Werte für die Schiefe weisen bei 28 Items negative Zahlen auf, es liegt eine rechtssteile Verteilung vor. Das Antwortverhalten tendiert zu den hohen Kategorien. Drei Items zeigen Werte um Null[50], zehn Items präsentieren hinsichtlich der Schiefe positive Zahlen, das heißt, hier besteht eine linkssteile Verteilung, die Antworthäufigkeiten zentrieren sich in den niedrigen Kategorien.

---

[49] Zugrunde liegen die t_0-Datensätze.
[50] (Bereich von -0,10 bis 0,10)

Um Verzerrungen zu vermeiden, werden die Items ‚9: Vereinbarkeit von Beruf und Pflege' und ‚38: Dass meine Kinder die Pflegesituation unbeschwert erleben' nur für den jeweiligen betroffenen Personenkreis – also erwerbstätige Personen bzw. Personen mit minderjährigen Kindern – beurteilt. Für alle anderen pflegenden Angehörigen haben sie keine Bedeutung (mehr). Beide Items ergeben eine negative Schiefe sowie Mittelwerte und Mediane im oberen Skalenbereich.

Skala ‚Gewinne'

Die Werte auf der Skala ‚Gewinne' zeigen durchweg Mittelwerte kleiner 1,00 und einen Median von 0,00. Die Betrachtung der Werte für die Schiefe ergibt entsprechend, dass alle Items eine linkssteile Verteilung besitzen, also die niedrigen Antwortkategorien häufiger genutzt werden.

Wie bereits für die Skala ‚Bedeutsamkeit' werden auch hier die Items ‚9: Vereinbarkeit von Beruf und Pflege' und ‚38: Dass meine Kinder die Pflegesituation unbeschwert erleben' nur für den jeweiligen betroffenen Personenkreis beurteilt: Beide Items zeigen ebenfalls Mittelwerte kleiner 1,00 und einen Median von 0,00 bei einer linkssteilen Verteilung.

Skala ‚Verluste'

Auch auf der Skala ‚Verluste' zeigen die Schiefen, wie bereits auf der Skala ‚Gewinne' eine linkssteile Verteilung. Die Mittelwerte liegen alle unter 1,00, die Mediane ausschließlich bei 0,00.

Ähnlich wie bei der vorhergehenden Skala ‚Gewinne' ergeben auch hier die Analysen für die Items ‚9: Vereinbarkeit von Beruf und Pflege' und ‚38: Dass meine Kinder die Pflegesituation unbeschwert erleben' – separat untersucht für den jeweiligen betroffenen Personenkreis – eine positive Schiefe bei Mittelwerten kleiner 1,00 und einem Median von 0,71 (Item 9) bzw. 0,50 (Item 38).

Skala ‚Bedarf'

Die Werte für das arithmetische Mittel und den Median der Skala ‚Bedarf' liegen größtenteils im unteren Bereich: Mittelwerte und Mediane liegen bei fünf Items unter 1,00, 32 Items weisen Mittelwerte zwischen 1,00 und 2,00 (Mdn 0,00 bis 2,00) auf und bei vier Items ergeben sich Mittelwerte zwischen 2,00 und 2,30 (Mdn 2,00 bis 3,00).

Die Analyse der Schiefe ergibt für fünf Items eine rechtssteile, für fünf Items eine nahezu symmetrische und für 31 Items eine linkssteile Verteilung.

Die gesonderte Betrachtung des Items ‚9: Vereinbarkeit von Beruf und Pflege' für die Gruppe der erwerbstätigen pflegenden Angehörigen lässt eine negative Schiefe erkennen (M = 2,14; Mdn = 3,00). Das Item ‚38: Dass meine Kinder die Pflegesituation unbeschwert erleben' – untersucht für die Studienteilnehmerinnen mit minderjährigen Kindern – zeigt eine positive Schiefe (M = 1,60; Mdn = 1,50).

12.2

ITEMSCHWIERIGKEIT

Die Itemschwierigkeit der Items auf den vier Skalen zeigt bei einer festgelegten Itemschwierigkeit im mittleren Bereich von 20 % bis 80 % (M $\geq$ 0,8 bis $\leq$ 3,2) folgendes Bild:

In der ersten Skala ‚Bedeutsamkeit' befinden sich 30 Items oberhalb des festgelegten Bereichs, d.h. nur 13 Items erfüllen das Kriterium der mittleren Itemschwierigkeit.

In der zweiten Skala ‚Gewinne' ebenso wie in der dritten Skala ‚Verluste' fallen nur jeweils zwei Items pro Skala in den mittleren Bereich. Die jeweils übrigen 41 Items liegen im unteren Schwierigkeitsbereich (M < 0,8).

In der vierten Skala ‚Bedarf' fallen bis auf drei alle Items in den mittleren Bereich der Itemschwierigkeit. Item ‚3: Die Möglichkeit von Nähe zum Pflegebedürftigen' (M = 0,50), Item ‚5: Verfügbare Transportmittel' (M = 0,71) und Item ‚28: Das Gefühl, eine gute Beziehung zu dem Pflegebedürftigen zu haben' (M = 0,65) liegen unterhalb der mittleren Itemschwierigkeit.

12.3

TRENNSCHÄRFE

Betrachtet man nun die Trennschärfe und schließt alle Items mit einer Trennschärfe kleiner .30 aus, so würden

- auf der Skala ‚Bedeutsamkeit' zwei Items,
- auf der Skala ‚Gewinne' keine,

- auf der Skala ‚Verluste' zwei und
- auf der Skala ‚Bedarf' 33 Items verbleiben.

Die Skala ‚Bedarf' ist somit die trennschärfste Skala. Dennoch zeigen die Resultate, dass auch hier zehn Items nur eine geringe Trennschärfe aufweisen. Diese Items sollen nun hinsichtlich ihrer Verteilung noch einmal genauer geprüft werden. Dies erfolgt vor allem über die Betrachtung der 95%-Konfidenzintervalle für die beiden äußeren Skalen ‚Bedarf' und ‚Bedeutsamkeit'. Die Ergebnisdarstellung für die beiden mittleren Skalen ‚Gewinne' und ‚Verluste' wird auf die tabellarische Darstellung begrenzt.

ITEM 3: DIE MÖGLICHKEIT VON NÄHE ZUR PFLEGEBEDÜRFTIGEN

Das Item zeigt auf der Skala ‚Bedarf' einen Mittelwert von 0,54 (Mdn = 0,00), das 95%-Konfidenzintervall (KI) liegt in einem kleinen Wertebereich, der sich in den unteren Antwortkategorien befindet (.22 bis .86). Bei der Skala ‚Bedeutsamkeit' liegt das 95%-Konfidenzintervall im oberen Wertebereich zwischen 3.00 und 3.50 (bei M = 3.3 und Mdn = 3.5) und zeigt damit ebenfalls nur eine geringe Streuung.

N = 52	rpa-t_0-3a (Bedeutsamkeit)	rpa-t_0-3b (Gewinne)	rpa-t_0-3c (Verluste)	rpa-t_0-3d (Bedarfe)
Mittelwert	3,25	0,63	0,25	0,54
95%-Konfidenzintervall	3.00 – 3.50	.28 –.97	.02 – .48	.22 – .86
Mdn	3,50	0,00	0,00	0,00

Tab. 8: Interferenzstatistik Variable rpa-t_0-3a, -3b, -3c und -3d (N = 52)

ITEM 4: NOTWENDIGE GRUNDLAGEN FÜR DIE PFLEGE

Die Interferenzstatistik ergibt auf der Skala ‚Bedeutsamkeit', dass das 95%-Konfidenzintervall für diese Variable im mittleren bis oberen Wertebereich zwischen 2.85 und 3.69 liegt (bei M = 3,3 und Mdn = 4,00). Die Streuung der Werte auf der Skala ‚Bedarf' konzentriert sich auf den unteren bis mittleren Antwortbereich, das 95%-Konfidenzintervall liegt zwischen .73 und 1.65 (M = 1,2; Mdn = 0,00).

N = 52	rpa-t_0-4a	rpa-t_0-4b	rpa-t_0-4c	rpa-t_0-4d
Mittelwert	3,27	0,65	0,08	1,19
95%-Konfidenzintervall	2.85 – 3.69	.27 – 1.02	-.08 – -.25	.73 – 1.65
Mdn	4,00	0,00	0,00	0,00

Tab. 9: Interferenzstatistik Variable rpa-t_0-4a, -4b, -4c und -4d (N = 52)

ITEM 5: VERFÜGBARE TRANSPORTMITTEL

Das 95%-Konfidenzintervall liegt bei diesem Item für die Skala ‚Bedeutsamkeit' im mittleren Bereich (KI = 1.48 – 2.56; M = 2,0; Mdn = 2,00). Die Betrachtung der Skala ‚Bedarf' zeigt für diese Variable, dass das 95%-Konfidenzintervall im unteren Wertebereich zwischen .25 und .96 liegt (M = 0,6; Mdn = 0,00).

N = 52	rpa-t_0-5a	rpa-t_0-5b	rpa-t_0-5c	rpa-t_0-5d
Mittelwert	2,02	0,08	0,08	0,60
95%-Konfidenzintervall	1.48 – 2.56	-.08 – -.25	e	.25 – .96
Mdn	2,00	0,00	0,00	0,00

Tab. 10: Interferenzstatistik Variable rpa-t_0-5a, -5b, -5c und -5d (N = 52)

ITEM 6: GETROFFENE VORKEHRUNGEN (TESTAMENT, VOLLMACHTEN)

Die Betrachtung der einzelnen Skalen verdeutlicht, dass pflegende Angehörige diesem Item eine hohe Bedeutsamkeit beimessen, das 95%-Konfidenzintervall ist mit Werten zwischen 3.18 und 3.82 auf den oberen Bereich konzentriert (M = 3,5; Mdn = 4,00). Bezogen auf die Bedarfe kristallisiert sich ein 95%-Konfidenzintervall im unteren Bereich heraus, der Wertebereich liegt zwischen .64 und 1.61 (M = 1,13; Mdn = 0,00).

N = 52	rpa-t_0-6a	rpa-t_0-6b	rpa-t_0-6c	rpa-t_0-6d
Mittelwert	3,50	0,27	0,00	1,13
95%-Konfidenzintervall	3.18 – 3.82	.00 – .54	e	.64 – 1.61
Mdn	4,00	0,00	0,00	0,00

Tab. 11: Interferenzstatistik Variable rpa-t_0-6a, -6b, -6c und -6d (N = 52)

ITEM 9: DIE VEREINBARKEIT VON BERUF UND PFLEGE

Die Vereinbarkeit von Beruf und Pflege ist den pflegenden Angehörigen, die erwerbstätig sind, sehr wichtig. Dies spiegelt sich auch in den Ergebnissen der Interferenzstatistik wider: Die Werte des 95%-Konfidenzintervalls liegen im oberen Bereich zwischen 3.45 und 4.12 (M = 3,8; Mdn = 4,00). Auf der Skala ‚Bedarf' zeigt sich eine Verteilung über einen größeren Wertebereich, das 95%-Konfidenzintervall liegt zwischen 1.01 und 3.27 (M = 2,1; Mdn = 3,00).

N = 14	rpa-t_0-9a	rpa-t_0-9b	rpa-t_0-9c	rpa-t_0-9d
Mittelwert	3,79	0,57	0,71	2,14
95%-Konfidenzintervall	3.45 – 4.12	-.10 – 1.24	.02 – 1.41	1.01 – 3.27
Mdn	4,00	0,00	0,00	3,00

Tab. 12: Interferenzstatistik Variable rpa-t_0-9a, -9b, -9c und -9d (N = 14)

ITEM 10: DIE FAMILIENSTABILITÄT/DAS GEFÜHL ODER ERLEBEN EINES FAMILIÄREN ZUSAMMENHALTS

Das Resultat für die Skala ‚Bedeutsamkeit' für diese Variable ist vergleichbar mit dem der vorherigen Variablen. Auch hier liegt das 95%-Konfidenzintervall deutlich im oberen Wertebereich (KI = 3.54 – 3.96; M = 3,8; Mdn = 4,00). Bezogen auf die Skala ‚Bedarf' liegen die Werte des 95%-Konfidenzintervalls im Bereich zwischen .73 und 1.64 (M = 1,2; Mdn = 0,00).

N = 52	rpa-t_0-10a	rpa-t_0-10b	rpa-t_0-10c	rpa-t_0-10d
Mittelwert	3,75	0,58	0,38	1,19
95%-Konfidenzintervall	3.54 – 3.96	.21 – .96	.10 – .65	.73 – 1.64
Mdn	4,00	0,00	0,00	0,00

Tab. 13: Interferenzstatistik Variable rpa-t_0-10a, -10b, -10c und -10d (N = 52)

ITEM 16: DIE UNTERSTÜTZUNG DURCH ANGEHÖRIGE ANDERER GESUNDHEITSBERUFE UND PROFESSIONELLE UNTERSTÜTZUNGSNETZWERKE

Auf der Skala ‚Bedeutsamkeit' zeigt dieses Item eine Streuung im mittleren Wertebereich, das 95%-Konfidenzintervall liegt zwischen 1.66 und 2.76 (M = 2,2; Mdn = 3,00). Bezogen auf die Skala ‚Bedarf' verteilen sich die Antworten vor allem im unteren bis mittleren Wertebereich, das 95%-Konfidenzintervall liegt zwischen .79 und 1.79 (M = 1,3; Mdn = 0,00).

N = 52	rpa-t_0-16a	rpa-t_0-16b	rpa-t_0-16c	rpa-t_0-16d
Mittelwert	2,21	0,44	0,29	1,29
95%-Konfidenzintervall	1.66 – 2.76	.09 – .79	.00 – .58	.79 – 1.79
Mdn	3,00	0,00	0,00	0,00

Tab. 14: Interferenzstatistik Variable rpa-t_0-16a, -16b, -16c und -16d (N = 52)

ITEM 23: SCHLAFEN KÖNNEN

Die Verteilung der Werte für diese Variable auf der Skala ‚Bedeutsamkeit' konzentriert sich auf einen kleinen Bereich in den oberen Antwortkategorien, das 95%-Konfidenzintervall liegt im Wertebereich von 3.75 bis 4.00 (M = 3,9; Mdn = 4,00). Auf der Skala ‚Bedarf' liegt das 95%-Konfidenzintervall zwischen 1.39 und 2.40 (M = 1,9; Mdn = 2,00).

$N = 52$	rpa-t_0-23a	rpa-t_0-23b	rpa-t_0-23c	rpa-t_0-23d
Mittelwert	3,88	0,08	1,02	1,90
95%-Konfidenzintervall	3.75 – 4.00	-.05 – .22	.59 – 1.45	1.39 – 2.40
Mdn	4,00	0,00	0,00	2,00

Tab. 15: Interferenzstatistik Variable rpa-t_0-23a, -23b, -23c und -23d (N = 52)

ITEM 28: DAS GEFÜHL, EINE GUTE BEZIEHUNG ZUR PFLEGEBEDÜRFTIGEN ZU HABEN

Auch hier liegt das 95%-Konfidenzintervall auf der Skala ‚Bedeutsamkeit' deutlich im oberen Wertebereich (KI = 3.51 – 3.87; M = 3,7; Mdn = 4,00). Entgegengesetzt sieht das Ergebnis für diese Variable auf der Skala ‚Bedarf' aus. Das 95%-Konfidenzintervall liegt in den unteren Antwortkategorien zwischen .26 und 1.03 (M = 0,65; Mdn = 0,00).

$N = 52$	rpa-t_0-28a	rpa-t_0-28b	rpa-t_0-28c	rpa-t_0-28d
Mittelwert	3,69	0,60	0,25	0,65
95%-Konfidenzintervall	3.51 – 3.87	.24 – .97	.03 – .47	.26 – 1.03
Mdn	4,00	0,00	0,00	0,00

Tab. 16: Interferenzstatistik Variable rpa-t_0-28a, -28b, -28c und -28d (N = 52)

ITEM 38: DASS DIE EIGENEN KINDER DIE PFLEGESITUATION UNBESCHWERT ERLEBEN

Die Interferenzstatistik für dieses Item wird nur für die Fälle betrachtet, in denen pflegende Angehörige minderjährige Kinder angegeben haben. Die Resultate für die Skala ‚Bedeutsamkeit' ergeben ein 95%-Konfidenzintervall im oberen Wertebereich zwischen 3.23 und 3.97 (M = 3,6; Mdn = 4,00). Die Ergebnisse für die Skala ‚Bedarf' zeigen eine breite Streuung, das 95%-Konfidenzintervall liegt im Bereich zwischen .58 und 2.62 (M = 1,6; Mdn = 1,50).

N = 10	rpa-t_0-38a	rpa-t_0-38b	rpa-t_0-38c	rpa-t_0-38d
Mittelwert	3,60	1,00	0,80	1,60
95%-Konfidenzintervall	3.23 – 3.97	-.01 – 2.01	.06 – 1.54	.58 – 2.62
Mdn	4,00	0,00	0,50	1,50

Tab. 17: Interferenzstatistik Variable rpa-t_0-38a, -38b, -38c und -38d (N = 10)

Vor der Durchführung der explorativen Faktorenanalyse muss eine Entscheidung getroffen werden, welche Konsequenzen die bisherigen Ergebnisse für das weitere Vorgehen haben. Hierzu werden zunächst die Ergebnisse der Interviewtagebücher analysiert, bevor diese zusammen mit den Resultaten der Interferenzstatistik diskutiert werden (Kapitel 12.4).

12.4
ERGEBNISSE DER QUALITATIVEN ANALYSE DER INTERVIEWTAGEBÜCHER[51]

Die Auswertung der Interviewtagebücher erfolgt mit Hilfe einer qualitativen Inhaltsanalyse. Hierzu wird ein zusammenfassend-strukturierendes Vorgehen in Anlehnung an Mayring (2003) gewählt. Das Kategoriensystem enthält neben den zehn Ressourcen folgende weitere Codes:

---

[51] In diesem Kapitel wird einem Teil der Ergebnisdiskussion vorgegriffen, da dies für das weitere Vorgehen elementar ist. Vor der explorativen Faktorenanalyse ist die Entscheidung, welche Items hier einfließen, notwendig.

- Skalen allgemein
- erfasster Zeitraum: ‚letzten 3 – 4 Wochen'
- Skala ‚Bedarf'
- Skala ‚Verlust'
- Skala ‚Gewinn'
- Skala ‚Bedeutsamkeit'
- Veränderung von t_0 zu t_1
- sonstige Informationen

Bei den Interviewtagebüchern handelt es sich um unsystematische Dokumentationen, d.h. es wurden nur erklärende Anmerkungen der pflegenden Angehörigen erfasst, die Inhalte und der Umfang zu den einzelnen Kategorien variieren demzufolge.

12.4.1

Ergebnisse zu den vier Skalen

Es fällt nicht allen Befragten leicht, ihre Antwort in die vorgegebene Fünfer-Skala einzuordnen, insbesondere die älteren pflegenden Angehörigen sprechen dies an und in ihrem Antwortverhalten schlägt sich dies zum Teil in der Wahl der Extremwerte nieder (‚1' oder ‚5' bzw. nach der Umkodierung: ‚0' oder ‚4'). Für sie hat eine Ressource entweder eine Bedeutung oder nicht, gleiches gilt für Gewinne, Verluste und Bedarfe:

> *„Entweder man hat sie oder man hat sie nicht"* (PA-02 und PA-07).

Ein ähnliches Antwortverhalten spiegelt sich bei diesen Personen bei der HPS-Kurz wider, die Abstufung fällt ihnen schwer und dies artikulieren sie auch.

Zu den Skalen ‚Gewinne' und ‚Verluste' geben viele der Befragten an, dass sie Veränderungen vor allem in der Pflegeanfangszeit und in Phasen von akuten Ereignissen erlebt haben, hingegen in stabilen Phasen – also dem von Lindgren (1993) bezeichneten beständigen Pflegestadium – nur selten Bewegungen wahrnehmen:

> *„Gewinne und Verluste haben sich über die Jahre entwickelt und sind nicht über die letzten drei bis vier Wochen entstanden"* (PA-04).

Da beide Skalen nur das Erleben der letzten drei bis vier Wochen erfassen, wird daher allgemein eine Antworttendenz zur Kategorie ‚1' (überhaupt nicht) beobachtet. Auch wenn einige diesen festgelegten kurzen Zeitraum bedauern, so zeigt sich andererseits, dass für manche diese Zeitspanne aus Gründen der Erinnerung treffend eingeschränkt wurde.

Beim Antwortverhalten für die letzte Skala (‚Bedarf') fallen neben den überwiegend „unauffälligen" Antwortreaktionen zwei abweichende Einstellungen auf:

- Vereinzelt tun sich pflegende Angehörige, die sich sehr belastet und allein gelassen fühlen, bei der Beantwortung der vierten Skala schwer. Obwohl sie subjektiv den Eindruck hinterlassen, dass sie sehr hohe Bedarfe haben, geben sie überwiegend ‚überhaupt kein Bedarf' (Antwortkategorie ‚1') an. Sie begründen dies damit, dass sie keine Vorstellung haben, wie der Bedarf oder die Unterstützung aussehen könnte, und die eigene Situation so verfahren erscheint, dass sie keine Lösungsmöglichkeiten sehen. Obwohl im Assessment-Gespräch mehrmals der Hinweis gegeben wird, die Beantwortung nicht von dem wahrgenommenen Angebot und der Möglichkeit der Inanspruchnahme abhängig zu machen[52], gelingt das Loslösen von der erlebten Realität in diesem Fall nicht. Die Resultate der HPS-Kurz zeigen bei diesen pflegenden Angehörigen mittlere bis sehr hohe Werte, d.h. sie fühlen sich durch die Pflege belastet. Beide Ergebnisse, das Antwortverhalten beim RPA und das Belastungsempfinden, unterstützen die von Hobfoll und Lilly (1993) beschriebene Verlustspirale: Die Einschätzung, nur über einen geringen Ressourcenpool zu verfügen, bzw. die Bedrohung und das Erleben von weiteren Ressourcenverlusten fördern eine defensive Haltung. Die Motivation, bestehende Ressourcen für den Gewinn von neuen zu mobilisieren, ist eher gering. Entsprechend bedeutsam scheint gerade hier der Empowerment-Ansatz zu sein, pflegende Angehörige zu unterstützen und zu stärken, um ihr Ressourcenreservoir wieder aufzubauen.

- Andere, die scheinbar bereits im Laufe der Zeit sehr gute Strategien zur Selbstfürsorge entwickelt haben, würden trotzdem in vielen Bereichen noch gerne auf eine Unterstützung zur Stärkung einzelner Ressourcen zurückgreifen, ihr Ressourcenreservoire also weiter ausbauen. Auch dieses Phänomen wurde von Hobfoll und Lilly (1993) beschrieben.

Gefragt nach dem erlebten Umfang geben viele der Befragten an, dass sie dieser nicht abgeschreckt hat, weil ihnen das „Fragenschema" zu den einzelnen Items relativ schnell „geläufig" gewesen sei.[53] Einige geben an, dass für sie die ersten drei Fragen zur Bedeutsamkeit, zu Gewinnen und Verlusten wichtig sind, um Klarheit über die eigenen Bedarfe zu erhalten. Dies untermauert die theoretische Annahme, dass Bedarfe nur dann von den Betroffenen identifiziert werden, wenn die entsprechenden Ressourcen für sie eine Bedeutung haben und sie Ressourcenveränderungen wahrnehmen.

---

[52] Die Items werden mit dem Zusatz ergänzt, „[...] wie auch immer dieser Bedarf/diese Unterstützung zur Stärkung dieser Ressource aussehen könnte". Gleichzeitig wird darauf hingewiesen, dass es in erster Linie um ihre eigenen Bedürfnisse geht und nicht darum, ob ein Angebot, dass dieses Bedürfnis auffangen könnte, schon existiert. Ziel des Fragebogens ist es, nicht die bestehenden Angebote zu bestätigen, sondern einen individuellen Unterstützungsbedarf zu erkennen.

[53] Die Items wurden jeweils auf allen vier Skalen nacheinander erfragt, bevor das nächste Item angesprochen wurde.

12.4.2
Ergebnisse zu den einzelnen Items

Die Präsentation der Ergebnisse wird auf die zehn Items begrenzt, die aufgrund der Berechnungen im Rahmen der Itemanalyse aus der Skala ‚Bedarf' rausfallen würden.

- *Item 3: Die Möglichkeit von Nähe zur Pflegebedürftigen*

Die mit manchen Erkrankungen einhergehenden Wesensveränderungen (u. a. dementielle Erkrankungen, Depressionen, Hirninfarkte) beschreiben einige pflegende Angehörige in Bezug auf diese Ressource als inneren Konflikt. Einerseits begleiten sie eine Person, zu der eine langjährige Beziehung besteht, andererseits haben sie das Gefühl, dass ihnen diese Person immer fremder wird. Das Finden einer „guten" Balance zwischen Nähe und Distanz ohne Schuldgefühle thematisieren einige als schwierig:

„Die Nähe belastet mich einerseits, andererseits habe ich Probleme loslassen zu können" (PA-05).

- *Item 4: Notwendige Grundlagen für die Pflege (Pflegehilfsmittel, Materialien)*

Da Hilfsmittel, die die Pflege erleichtern könnten, von den Pflegeempfängerinnen nicht immer akzeptiert bzw. manchmal komplett abgelehnt werden, wird hier von pflegenden Angehörigen öfters ein Unterstützungsbedarf artikuliert, bei dem es weniger um den Erwerb von Hilfsmitteln, als vielmehr um Hilfe bei der Überzeugung der Pflegebedürftigen geht:

„Mein Mann akzeptiert Hilfsmittel nicht, er akzeptiert trotz Rollstuhl seine Hilfsbedürftigkeit nicht" (PA-13).

Ein anderer Aspekt, der in Einzelfällen angesprochen wird, ist der Bedarf an einer besseren Qualität der Hilfsmittel.

Manchen pflegenden Angehörigen fehlt – wie auch bei Item 1 – das Wissen über Dinge, die ihren Pflegebedürftigen zustehen, dennoch beschreiben sie in der Regel einen Bedarf, der sich für sie aus dem Wunsch nach Verbesserung oder Erleichterung der Pflege ergibt.

- *Item 5: Verfügbare Transportmittel*

Die Bedeutung, die dieser Ressource beigemessen wird, scheint insbesondere von der Pflegesituation und den Mobilitätsressourcen der Pflegebedürftigen abzuhängen. Zum Teil fällt den Befragten die Differenzierung zu Item 4 schwer, da Rollatoren und Rollstühle von ihnen sowohl als Hilfs- wie auch als Transportmittel betrachtet werden.

- **Item 6: Getroffene Vorkehrungen**

Oft fehlen Vollmachten oder Testamente und der Zeitpunkt, dies noch gemeinsam mit der Erkrankten zu erarbeiten, ist verstrichen (z. B. wenn die Pflegebedürftige an einer dementiellen Erkrankung leidet oder im Wachkoma liegt). Dennoch ist diese Ressource für viele von hoher Relevanz.

Sie ist jedoch nicht nur im Hinblick auf die Pflegeempfängerin wichtig, viele pflegende Angehörige machen sich ebenso Gedanken über ihr eigenes Leben. Sie beschäftigt vor allem die Frage, was mit der Pflegebedürftigen passiert, wenn sie selbst erkranken oder sterben:

> „Mir fehlt noch ein Notfallplan für den Fall der eigenen Erkrankung oder meines Todes [...]" (PA-10).

- **Item 9: Die Vereinbarkeit von Beruf und Pflege**

Dieses Item hat für diejenigen pflegenden Angehörigen eine Bedeutung, die noch im Berufsleben stehen. Positive und negative Erfahrungen scheinen hier das Antwortverhalten zu prägen. Fehlendes Verständnis und das Problem, sich einerseits von der Pflege (in Arbeitszeiten), andererseits von der Arbeit (in Pflegezeiten) abgrenzen zu können, führen zu Unterstützungsbedarf:

> „Meine Situation stößt auf wenig Verständnis bei Kollegen und Vorgesetzten, und ich schaffe es aus eigener Kraft nicht, mich selbst abzugrenzen und nein zu sagen" (PA-05).

Eine pflegende Angehörige erhält zwischen den beiden Datenerhebungen eine Jobzusage und kann so aus der Arbeitslosigkeit in die Vollzeitbeschäftigung wechseln. Dies beschreibt sie als großen Gewinn.

Eine andere pflegende Angehörige beschreibt ihre Angst vor Konsequenzen, wenn sie aufgrund der Pflegesituation nicht flexibel genug sein kann, und fände es gut,

> „[...] wenn es einen Pool gäbe, auf den man zurückgreifen könnte, so eine Anlaufstelle für spontane Hilfen (Haushalt und Betreuung) – das fehlt mir, wenn ich z. B. im Büro unerwartet länger bleiben muss" (PA-21).

- **Item 10: Die Familienstabilität/das Gefühl oder das Erleben eines familiären Zusammenhalts**

Die Familie spielt in vielen Pflegesituationen eine beachtliche Rolle. Oft begünstigen das Vorhandensein familiärer Stabilität und familiären Rückhalts ebenso wie Gewinne oder Verluste in diesem Bereich das Erleben der eigenen Situation in die eine oder andere Richtung. Obwohl mit dieser Ressource ein sehr persönliches Thema angesprochen wird, gehen die Befragten sehr offen hiermit um, z. B. indem sie ihre Antworten und Hintergründe der Einschätzung ausführlich erläutern. Es werden sowohl positive Erlebnisse berichtet wie auch negative, belastende Erfahrungen und Enttäuschungen dargestellt. Die Anerkennung der Pflegearbeit und die Akzeptanz der häuslichen Pflege innerhalb der Familie bilden hierbei nur zwei von vielen Aspekten. Oft sind es komplexe Geschichten, die die Familie oder Familienteile für die Betroffene als vorhandene, verlorene oder nicht existierende Ressource erscheinen lassen. Obwohl die pflegenden Angehörigen zu diesem Item viel erzählen, tun sie sich schwer damit, ihren Unterstützungs- oder Beratungsbedarf einzustufen. Dieses Thema ist für viele ein privates, persönliches Thema, insbesondere, wenn sie auf weniger positive Erfahrungen zurückblicken. Einige geben an, sich im Laufe der Zeit mit der Situation abgefunden oder arrangiert zu haben, auch – wie sie teilweise angeben – „um ihre Kraft zu sparen", ein Phänomen, das ebenfalls mit der von Hobfoll und Lilly (1993) beschriebenen Verlustspirale erklärt werden könnte.

- *Item 16: Die Unterstützung durch Angehörige anderer Gesundheitsfachberufe und professionelle Unterstützungsnetzwerke*

Wenn Therapien als positiv erlebt werden, z. B. indem sie der Pflegeempfängerin helfen, ihre Selbstständigkeit und/oder ihr Wohlbefinden zu erhalten oder zu verbessern, wird diese Ressource als wichtig eingestuft. Sie gewinnt aber scheinbar auch im Zusammenhang mit dem Gewinn eigener zusätzlicher Zeitfenster an Bedeutung, wenn Therapiezeit als persönliche Auszeit genutzt wird.

In Verbindung mit Verlusten und Bedarfen wird häufig vordergründig die (fehlende) Unterstützung durch die Sozialversicherungsträger und Ärztinnen thematisiert.

- *Item 23: Schlafen können*

Diese Ressource wird von allen als wertvoll betrachtet, unabhängig davon, ob sie verfügbar oder knapp ist. Schon allein Fragen, die dieses Item betreffen, werden von vielen pflegenden Angehörigen mit einem Seufzen oder „Oh ja" begleitet. Gewinne und Verluste werden entsprechend sensibel registriert und Bedarfe artikuliert.

- *Item 28: Das Gefühl, eine gute Beziehung zur Pflegebedürftigen zu haben*

Das Erleben als Ressource hängt hier oft von der Beziehung vor der Pflegephase und den krankheits- und pflegebedingten Wesensveränderungen der pflegebedürftigen Person ab. Teilweise berichten die pflegenden Angehörigen von Gefühlen der Entfremdung. Andere beschreiben, dass durch die Krankheit „viel kaputt gegangen ist" (PA-30). Aber es gibt auch Beispiele, in denen eine vorher eher schwierige Beziehung durch die Pflege an positiver Nähe gewonnen hat.

- *Item 38: Dass die eigenen Kinder die Pflegesituation unbeschwert erleben*

Pflegende Angehörige mit minderjährigen Kindern wünschen sich oft eine Entlastung für ihre Kinder. Manche sprechen an, dass in der Pubertät u. a. auch Probleme im Umgang mit der Pflegesituation auftreten und sie sich hier zum Teil hilflos fühlen und Beratung oder Unterstützung benötigen könnten. Gleiches gilt für pflegende Großeltern, die aufgrund der räumlichen Nähe oder der familiären Situation eine enge räumliche und emotionale Bindung zu ihren Enkelkindern haben.

12.4.3
Folgerungen für die geplante Faktorenanalyse

Die statistischen Ergebnisse werden nun mit den qualitativen Ergebnissen und der theoriebasierten Konstruktion des Instruments in Beziehung gesetzt, um hieraus Konsequenzen für das weitere Vorgehen zu ziehen. Hierzu werden zunächst die Skalen allgemein betrachtet und im zweiten Schritt die Items.

Konsequenzen: Skalen

Rein statistisch betrachtet wäre nach der Beurteilung der Trennschärfe eine Aufrechterhaltung der ersten drei Skalen ‚Bedeutsamkeit', ‚Gewinne' und ‚Verluste' kaum angezeigt.

Die Mittelwerte auf der Skala ‚Bedeutsamkeit' zeigen jedoch, dass alle Ressourcen für die pflegenden Angehörigen ein mittleres bis sehr hohes Gewicht besitzen. Diese Skala zu eliminieren, wäre entsprechend problematisch. Anders sieht dies bei den beiden mittleren Skalen (‚Gewinne' und ‚Verluste') aus: Hier würde auch die Betrachtung der Rohwerte ein Ausschließen der beiden Skalen unterstützen. Allerdings baut die Struktur des RPA mit seinen vier Skalen auf einer theoretischen Konstruktion in Anlehnung an die Salutogenese und die COR-Theorie auf. Dem Aufbau des RPA liegt die Annahme zugrunde, dass Personen nur für solche Ressourcen Bedarfe benennen können, die ihnen wichtig sind und bei denen sie Veränderungen wahrnehmen. Entsprechend ist die oben angesprochene Eliminierung einzelner Skalen – allein auf der Grundlage einer statistischen Bewertung – nicht indiziert. Hinzu kommt, dass die Auswertung der qualitativen Daten gezeigt hat, dass die Kombination der Skalen für pflegende Angehörige wichtig sein kann, um sich über die eigenen Bedarfe bewusst zu werden und diese artikulieren zu können.

Darüber hinaus kann die Gesamtbetrachtung der Ergebnisse auf allen vier Skalen möglicherweise einen Hinweis darauf geben, ob die Person eher zu den von Hobfoll und Lilly (1993) beschriebenen Gewinn- oder Verlustspiralen neigt. Hiernach streben Personen, die davon ausgehen über ein gutes Ressourcenreservoir zu verfügen, in stressfreien Zeiten danach neue Ressourcen dazuzugewinnen, um zukünftigen Bedrohungen besser begegnen zu können (Gewinnspiralen). Im Gegensatz dazu reagieren Personen, die das Gefühl haben, auf keine oder nur wenige Ressourcen zurückgreifen zu können, verletzlicher auf Bedrohungen. Der Umgang mit bzw. die Bewältigung der wahrgenommenen Bedrohungen begünstigen einen kontinuierlichen Ressourcenverbrauch und führen so zu einem stetig fortschreitenden Ressourcenverlust (Verlustspirale). Die Sensibilität für die Wahrnehmung von Verlusten ist nach Hobfoll und Lilly (1993) deutlich höher im Vergleich zum Erleben von Ressourcengewinnen.

Konsequenzen: Items

Da die Skala ‚Bedarf' das Herzstück des RPA ist, denn mit dem Assessment sollen neben der Einschätzung der Ressourcensituation einer pflegenden Angehörigen die individuellen Unterstützungs- und Beratungsbedarfe identifiziert werden, bilden die Ergebnisse der Skala ‚Bedarf' die Ausgangslage für die Entscheidung über die im RPA verbleibenden Items.

Nach der Itemanalyse würden zehn Items auf der Skala ‚Bedarf' ausgeschlossen werden. Die Resultate – insbesondere auf den Skalen ‚Bedeutsamkeit' und ‚Bedarf' – sowie die Auswertung der Interviewtagebücher zeigen jedoch, dass einige dieser Items nicht aus dem Instrument eliminiert werden sollten. Die zusammenfassende Bewertung der Ergebnisse führt zu folgenden Entscheidungen für die zehn „betroffenen" Items:

Verbleibende Items

Die Aussagen zu Item ‚4: Notwendige Grundlagen für die Pflege' bündeln neben materiellen Aspekten, wie Verfügbarkeit, Praktikabilität und Qualität auch vermehrt Probleme bei der Akzeptanz der Hilfsmittel durch die Pflegebedürftigen. Pflegende Angehörige verbalisieren entsprechend unterschiedliche Unterstützungs- und Beratungsbedarfe. Grundsätzlich messen pflegende Angehörige dieser Ressource eine große Bedeutung bei, 87 Prozent geben an, dass ihnen diese Ressource im mittleren bis sehr großem Maße wichtig ist. Der Wert bei den Bedarfen, zusammengefasst für die gleichen Kategorien, liegt bei 39 Prozent. Dieses Item bleibt bestehen.

Mit über 90 Prozent wird auch Item ‚6: Getroffene Vorkehrungen' eine hohe Bedeutung beigemessen. Viele Pflegebedürftige konnten wichtige Entscheidungsgrundlagen, wie Patientenverfügung, Vollmachten oder Testament, bereits vor oder noch in der Pflegephase erstellen, entsprechend verteilen sich die Antworten für die Bedarfe vorwiegend in den unteren bis mittleren Antwortkategorien. Die Notizen in den Interviewtagebüchern zeigen allerdings, dass nicht nur Bedarfe hinsichtlich Verfügungen aus Sicht der Pflegebedürftigen existieren. Manche pflegende Angehörige benötigen neben diesen Entscheidungshilfen zusätzlich Unterstützung, wenn es um das Regeln ihres eigenen Lebens und die Übertragung der Pflegerolle im Fall persönlicher Erkrankung bzw. Pflegebedürftigkeit oder im Todesfall geht. Das Item soll daher vorerst im RPA verbleiben.

Item ‚10: Die Familienstabilität' bildet für nahezu alle pflegenden Angehörigen eine bedeutsame Ressource. Allerdings beurteilen sie ihre Bedarfe diesbezüglich nicht sonderlich hoch, auch wenn die Notizen in den Interviewtagebüchern darauf hindeuten, dass sich manche der befragten pflegenden Angehörigen aufgrund von familiären Konflikten emotional sehr belastet fühlen. Der Rückhalt und die Unterstützung der Familie bilden eine zentrale Rolle im Umgang mit der Pflegesituation (u. a. Bracker, Dallinger et al., 1988; Denham, 2003; Friedemann & Köhlen, 2010; Kolip & Lademann, 2006; Schnabel, 2001; Schnepp & Budroni, 2010; Shirai, Silverberg Koerner et al., 2009). Semple (1992) weist darauf hin, dass gerade familiäre Konflikte das Selbst- und Kompetenzerleben einer pflegenden Angehörigen immer wieder infrage stellen und ein Gefühl von Versagen auslösen können. Dennoch neigen pflegende Angehörige, wie auch in dieser Untersuchung, eher dazu, keine externe Unterstützung einzufordern. Dieses Phänomen wurde ebenfalls von Geister (2004) beschrieben. Sie identifizierte im Rahmen einer Analyse empirischer Befunde verschiedene Gründe, wieso viele pflegende Angehörige keine externen Hilfen in Anspruch nehmen, hierzu gehören:

1. Gründe, die in den Einstellungen und Charakteren der pflegenden Angehörigen selbst liegen, z. B.

- Schuldgefühle,
- Versagensängste,
- Gefühle von externer Kontrolle,
- die Angst vor der Verletzung der Privatsphäre,
- Scheu, um Unterstützung zu bitten,
- Misstrauen, Scham, Stolz und/oder
- soziale Normen, aufgrund derer die Pflege als ausschließliche Familienangelegenheit betrachtet wird.

2. Barrieren, die im Zusammenhang mit der pflegebedürftigen Person stehen, z. B. auch die Akzeptanz anderer Helfer durch die pflegebedürftige Person.
3. Gründe, die im fehlenden Vertrauen zu und in der erlebten Qualität von ambulanten Pflegediensten liegen (Geister 2004, p. 39f).

Shirai et al. (2009) kommen zu dem Ergebnis, dass die familiär-emotionale Unterstützung eine stärkere Ressource darstellt als beispielsweise der Beistand aus dem engen Freundeskreis. Umso bedeutsamer scheint hier ein sensibles professionelles Reagieren, damit pflegende Angehörige eine Stärkung dieser Ressource erfahren. Auch Schnepp und Budroni (2010) heben die Bedeutung der Familie in der häuslichen Pflege hervor:

„Pflegebedürftigkeit erhöht sehr die Komplexität im „System" Familie, und die primäre Aufgabe der beruflichen Pflege besteht darin, diese Dynamik zu verstehen und dazu beizutragen, dass Familien bei der Krankheitsbewältigung in der Balance bleiben" (Schnepp & Budroni, 2010, p. 220).

Das Item wird daher eingeschlossen.

Da die beiden Items ‚9: Die Vereinbarkeit von Beruf und Pflege' und ‚38: Dass die eigenen Kinder die Pflegesituation unbeschwert erleben', betrachtet für die jeweilig betroffenen Personengruppen, sowohl auf der Skala ‚Bedeutsamkeit' wie auch auf der

Skala ‚Bedarf' hohe Zustimmungs- bzw. Bewertungshäufigkeit in den Kategorien ‚in mittlerem Maße' bis ‚in sehr großem Maße' zeigen und diese Aspekte auch in anderen Studien (u. a. Bischofberger, Lademann et al., 2009; Bracker, Dallinger et al., 1988; Guberman & Maheu, 2004; Metzing, 2007) immer wieder als zentrale Themen für pflegende Angehörige diskutiert werden, verbleiben sie im RPA für die weiteren Berechnungen. Gleiches gilt auch für das Item ‚23: Schlafen können' (vgl. Rabinowitz, Mausbach et al., 2007), es bleibt aus diesem Grund ebenfalls erhalten. Unterstützt werden diese Entscheidungen zusätzlich durch die Aussagen in den Interviewtagebüchern.

Ausgeschlossene Items

Für die beiden Items ‚5: Verfügbare Transportmittel' und ‚16: Die Unterstützung durch Angehörige anderer Gesundheitsfachberufe und professionelle Unterstützungsnetzwerke' in der Skala ‚Bedeutsamkeit' ergibt die Berechnung der 95%-Konfidenzintervalle einen Wertebereich zwischen 1.48 und 2.76, sie liegen hiermit deutlich unter den anderen näher betrachteten Items. Gleichzeitig äußern sich die pflegenden Angehörigen zurückhaltend hinsichtlich möglicher Unterstützungs- und Beratungsbedarfe. Da sie ihre Antworten hierzu meistens mit Aussagen zu ihren Erfahrungen mit der ärztlichen Betreuung oder den verschiedenen Sozialversicherungsträgern verbinden sowie ihre diesbezüglichen Bedarfe auch an diesen Stellen im RPA bereits äußern, werden beide Items ausgeschlossen.

Die Ressourcen, die sich hinter Item ‚28: Das Gefühl, eine gute Beziehung zur Pflegebedürftigen zu haben' und Item ‚3: Die Möglichkeit von Nähe zur Pflegebedürftigen' verbergen, werden von allen pflegenden Angehörigen als wichtig erachtet. Dennoch zeigt die Datenauswertung, dass in beiden Bereichen seltener Bedarfe artikuliert werden (Häufigkeitsnennung in den Kategorien von ‚2' bis ‚4' ist kleiner 20 Prozent). Themen, die hier aufgegriffen werden, werden häufig auch bereits bei Item 2 angesprochen. Die Entscheidung fällt aus diesem Grund gegen die Aufrechterhaltung dieser Items.

Fazit für das weitere Vorgehen

Das RPA bleibt in seiner Vier-Skalen-Struktur erhalten. Eliminiert werden die Items 3, 5, 16 und 28. Somit verbleiben 39 Items im RPA, die auf jeweils vier Skalen erfasst werden.

12.5

EXPLORATIVE FAKTORENANALYSE

In Kapitel 12.4 wurde bereits entschieden, dass alle vier Skalen bestehen bleiben. Die Faktorenanalyse erfolgt nun ausgehend von der Skala ‚Bedarf', da sie als die zentrale Skala des RPA betrachtet wird. Da die beiden Items ‚9: Die Vereinbarkeit von Beruf und Pflege' und ‚38: Dass die eigenen Kinder die Pflegesituation unbeschwert erleben' nur für einen Teil der Stichprobe bedeutsam sind, werden sie, um Ergebnisverzerrungen zu vermeiden, für die Durchführung der Faktorenanalyse ausgeschlossen.

Der Fall, bei dem die t_0-Datenerhebung mittendrin abgebrochen wurde, wird für die Berechnung aus dem Datensatz entfernt.

Voraussetzung für die Durchführung einer explorativen Faktorenanalyse sind signifikante Werte bei dem Barlett-Test auf Sphärizität und eine Prüfgröße von Kaiser-Mayer-Olkin (KMO-Wert) größer .50. Diese Kriterien erfüllen die auf der vierten Skala ‚Bedarf' verbleibenden 37 Items. Der KMO-Wert liegt im tolerierbaren Bereich, der Barlett-Test ergibt einen hoch signifikanten Wert.

Maß der Stichprobeneignung nach Kaiser-Meyer-Olkin		,612
Bartlett-Test auf Sphärizität	Ungefähres Chi-Quadrat	1286,130
	df	666
	Signifikanz nach Bartlett	,000

Tab. 18: KMO- und Bartlett-Test (37 Items)

12 Ergebnisse der Hauptstudie

Die vorrangig bei Faktorenanalysen angewendete Kaiser-Guttman-Regel wird hier nur als erster Anhaltspunkt für die Ermittlung der Faktorenzahl hinzugezogen. Sie ergibt bei einem Eigenwert größer eins elf Faktoren mit einer kumulierten erklärten Gesamtvarianz von 77 Prozent. Die Festlegung der Anzahl erfolgt jedoch über den Scree-Test (Abbildung 20), da er für eine größere Anzahl von Variablen besser geeignet ist als die Kaiser-Guttman-Regel.[54] Ein Nachteil des Screeplots ist seine subjektiv-qualitative Beurteilung und die hierüber zu erfolgende Festlegung der Faktorenzahl. Im abgebildeten Screeplot sind deutliche Knicks bei den Faktoren vier und drei erkennbar, allerdings ergeben die mit drei bzw. zwei zu extrahierenden Faktoren durchgeführten Analysen inhaltlich kaum sinnvoll interpretierbare Lösungen. Es wird daher dem Ansatz der „Evaluation der Lösung" zur Bestimmung der Faktorenanzahl gefolgt (vgl. Leonhart, 2009, p. 518) und entschieden, dass der nur leicht erkennbare Knick bei Faktor fünf (siehe Pfeil im Screeplot), der gleichzeitig die Faktoren, die jeweils eine Gesamtvarianz

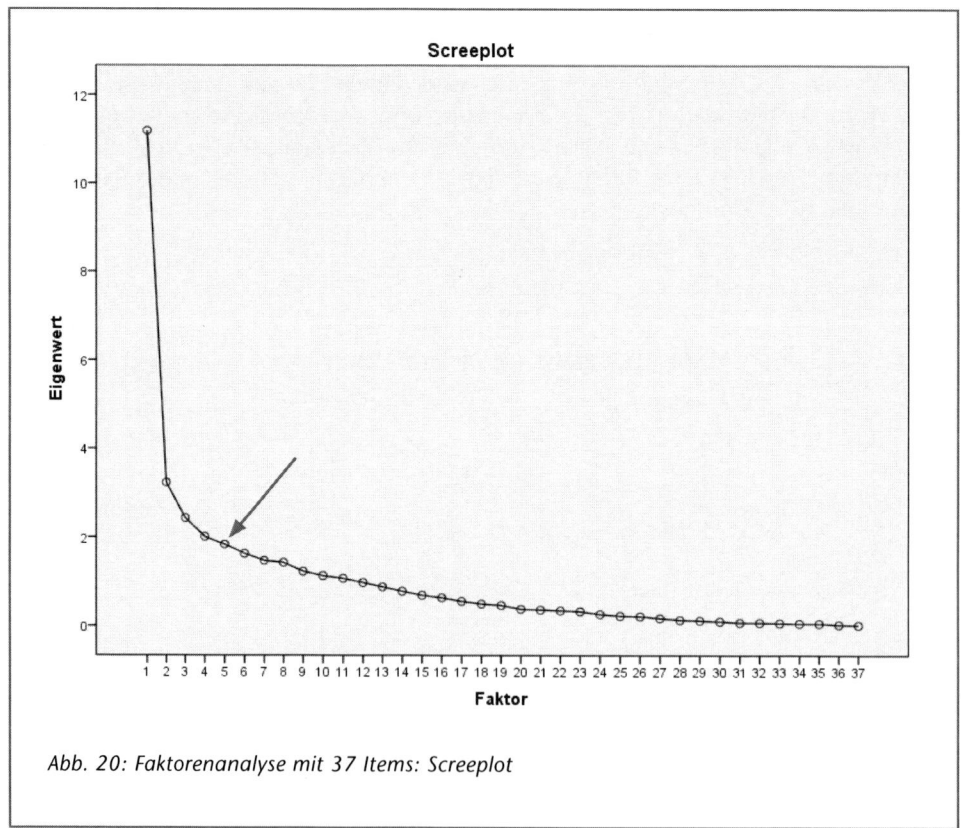

Abb. 20: Faktorenanalyse mit 37 Items: Screeplot

von mindestens fünf Prozent erklären können, von den Faktoren mit einer niedriger erklärenden Gesamtvarianz trennt, für die weiteren Berechnungen zugrunde gelegt wird. Die Faktorenanalyse wird entsprechend mit vier zu extrahierenden Faktoren durchgeführt.

Um eine möglichst große Gesamtvarianz erklären zu können wird eine Hauptkomponentenanalyse mit anschließender Varimax-Rotation durchgeführt (vgl. Bortz, 2005; Bortz & Döring, 2005; Leonhart, 2009; Moosbrugger & Kelava, 2007). Über die Extraktion von vier Faktoren kann eine Gesamtvarianz von 51 Prozent erklärt werden, wobei auf den ersten Faktor 30,2 Prozent und auf den zweiten Faktor 8,7 Prozent der Gesamtstreuung fallen.

Die rotierte Komponentenmatrix[55] zeigt, dass 14 Items auf dem ersten Faktor laden (Tabelle 19). Vier von ihnen laden jedoch gleichzeitig auf einem anderen Faktor, wobei zwei Items deutlich höher auf Faktor eins laden und ein Item deutlich niedriger auf dem ersten Faktor. Das vierte Item zeigt vergleichbare Ladungen auf zwei weiteren Faktoren an.

Auf dem zweiten Faktor laden zwölf Items, drei von ihnen jeweils auf zwei Faktoren: Ein Item weist einen niedrigeren Wert auf Faktor zwei auf, ein anderes einen höheren Wert. Bei einem Item bewegen sich die Koeffizienten der Doppelladungen in vergleichbaren Bereichen.

Sechs Items korrelieren am höchsten mit dem dritten Faktor. Zusätzlich laden drei Items doppelt: Zwei Items weisen ähnliche Koeffizienten auf und das dritte Item zeigt auf dem dritten Faktor eine niedrigere Ladung als auf Faktor eins.

Der vierte Faktor vereinigt acht Items, wobei auch hier bei vier Items eine Doppelladung vorkommt: Ein Item zeigt ähnliche Koeffizienten auf zwei weiteren Faktoren, zwei Items laden auf Faktor vier niedriger und ein Item ladet auf Faktor vier höher als auf einem anderen Faktor.

Zwei Items liegen mit ihrem Absolutwert unter dem zuvor festgelegten Grenzwert von .40, sie laden daher auf keinem der vier Faktoren.

Tabelle 19 zeigt die generierten Faktoren mit den Ladungen der jeweiligen Items:

---

[54] Eine große Variablenanzahl führt häufig dazu, dass zu viele Faktoren extrahiert werden, die selten durchgängig interpretierbar sind (vgl. Bortz, 2005).

[55] Kleine Koeffizienten mit einem Absolutwert unter .40 wurden unterdrückt.

12 Ergebnisse der Hauptstudie

	Komponente			
	1	2	3	4
rpa-t_0-31d (Das Gefühl, eine gute Pflege und Betreuung zu leisten)	,855			
rpa-t_0-36d (Geduld und Durchhaltevermögen)	,815			
rpa-t_0-26d (Das Gefühl, mit der Situation umgehen zu können)	,743			
rpa-t_0-35d (Meine (beruflichen) Fähigkeiten, die in der jetzigen Situation von Bedeutung sind)				
rpa-t_0-32d (Das Gefühl, mit negativen Gefühlen umgehen zu können)	,725			
rpa-t_0-39d (Sinn für Humor)	,724			
rpa-t_0-34d (Pflege-Vorkenntnisse und/oder Pflege-Vorerfahrungen)	,707			
rpa-t_0-29d (Das Gefühl, die Kontrolle über mein Leben zu haben)	,635		,438	
rpa-t_0-40d (Eine optimistische, positive Lebenseinstellung)	,630			,420
rpa-t_0-27d (Das Gefühl, wichtig für andere zu sein)	,630			
rpa-t_0-42d (Die Reaktionen und der Dank von der Pflegebedürftigen)	,579			
rpa-t_0-33d (Kenntnisse über Ursachen und Folgen der Erkrankung meiner Angehörigen)	,528			
rpa-t_0-14d (Die Unterstützung und Begleitung durch fachkundige und engagierte Ärzte)				
rpa-t_0-13d (Die Unterstützung durch die verschiedenen Sozialversicherungsträger)		,698		
rpa-t_0-18d (Information und Wissen)		,588		
rpa-t_0-25d (Das eigene Wohlbefinden)		,570	,563	
rpa-t_0-1d (Eine pflegegerechte Wohnsituation)		,538		
rpa-t_0-8d (Finanzielle Mittel/Möglichkeiten für Extras)		,514		
rpa-t_0-19d (Die persönliche Gesundheit)		,513		
rpa-t_0-24d (Das Gefühl, am sozialen und kulturellen Leben teilzunehmen)		,508		
rpa-t_0-4d (Notwendige Grundlagen für die Pflege)		,493		
rpa-t_0-7d (Das Gefühl, dass die eigene finanzielle Zukunft abgesichert ist)		,489		
rpa-t_0-23d (Schlafen können)		,487		
rpa-t_0-20d (Die Möglichkeit, Gesundheitsleistungen für mich selbst zu nutzen)		,466		,407
rpa-t_0-6d (Getroffene Vorkehrungen)				
rpa-t_0-2d (Die Möglichkeit von Distanz/Abstand zur Pflegebedürftigen)			,760	
rpa-t_0-30d (Das Gefühl, dass mein Leben einen Sinn hat)			,567	
rpa-t_0-10d (Die Familienstabilität)			,562	
rpa-t_0-12d (Soziale Netzwerke/Beziehungen im weiteren Bekanntenkreis)			,514	
rpa-t_0-22d (Zeit haben für sich selbst)			,436	,496
rpa-t_0-21d (Das Gefühl/die Erfahrung, diszipliniert handeln zu können)			,482	
rpa-t_0-15d (Die Unterstützung durch fachkundige und engagierte Pflegedienste)				,756
rpa-t_0-17d (Die Unterstützung durch Ehrenamtliche)				,689
rpa-t_0-37d (Kontakte zu anderen pflegenden Angehörigen)				,640
rpa-t_0-43d (Der Glaube oder andere spirituelle Ressourcen)		,447		,611
rpa-t_0-11d (Unterstützung und Begleitung durch Freunde und Bekannte)				,471
rpa-t_0-41d (Ein Gefühl von Unabhängigkeit)		,428	,431	,442

Rotierte Komponentenmatrix (Die Rotation ist in 8 Iterationen konvergiert)
Extraktionsmethode: Hauptkomponentenanalyse; Rotationsmethode: Varimax mit Kaiser-Normalisierung

Tab. 19: Faktorenanalyse mit 37 Items – generierte Faktoren mit den jeweils geladenen Items

Die inhaltlich eindeutige Zuordnung fällt nicht leicht, denn jeder Faktor erfasst Items mit unterschiedlichen Themen: Der erste Faktor bündelt Aspekte zur Handhabbarkeit (Bewältigung, Selbstvertrauen und Kompetenzen) und zu Haltungen. Der zweite Faktor erfasst Items mit den Themenschwerpunkten Person und Umwelt. Der dritte Faktor vereint Items zu den Bereichen Alltagsmanagement und Selbstwirksamkeit. Auf den vierten Faktor laden Items mit Bezug zu Unterstützungsmöglichkeiten.[56]

Da diese Lösung nicht als zufriedenstellend betrachtet wird, soll im nächsten Schritt ein Blick zurück auf die Kommunalitäten der einzelnen Items geworfen werden.

„Die Kommunalität bestimmt, wie gut eine Variable durch alle Faktoren reproduziert werden kann" (Leonhart, 2009, p. 514).

Die Berechnung der Kommunalitäten ergibt für folgende drei Items relativ niedrige Werte:

- Item 6 (Wert der Kommunalität: ,208)
- Item 7 (Wert der Kommunalität: ,256)
- Item 14 (Wert der Kommunalität: ,247)

Nach Leonhart (2009) können

„mit Hilfe der Kommunalität beziehungsweise geringer Werte der Kommunalität, [...] jene Variablen identifiziert werden, welche nicht durch die Faktoren repräsentiert werden" (Leonhart, 2009, p. 515).

Dies impliziert jedoch nicht, dass die drei aufgeführten Items ungeeignet sind, sondern dass keine anderen Items vorliegen, die hoch mit diesen Items korrelieren. Um zu prüfen, ob die Faktorenanalyse ohne diese drei Items zu deutlicheren Faktoren führt, wird sie ein weiteres Mal – diesmal mit den verbleibenden 34 Items – durchgeführt. Der KMO-Wert liegt mit ,640 höher als bei der Berechnung mit 37 Items.

Maß der Stichprobeneignung nach Kaiser-Meyer-Olkin		,640
Bartlett-Test auf Sphärizität	Ungefähres Chi-Quadrat	1185,055
	df	561
	Signifikanz nach Bartlett	,000

Tab. 20: KMO- und Bartlett-Test (34 Items)

---

[56] Die probeweise durchgeführte Faktorenanalyse mit elf Faktoren (Eigenwert größer eins) zeigt die gleiche Problematik: Den auf den jeweiligen Faktoren ladenden Items kann ebenfalls keine homogene Bedeutung zugewiesen werden.

12 Ergebnisse der Hauptstudie

Auch für die Faktorenanalyse mit 34 Items zeigt der Screeplot (siehe Abbildung 21) kein eindeutiges Ergebnis, daher wird die Analyse einmal mit der Extraktion von vier Faktoren und ein weiteres Mal mit der Extraktion von fünf Faktoren durchgeführt. Über die Extraktion von vier bzw. fünf Faktoren kann eine Gesamtvarianz von 54 bzw. 59 Prozent erklärt werden.

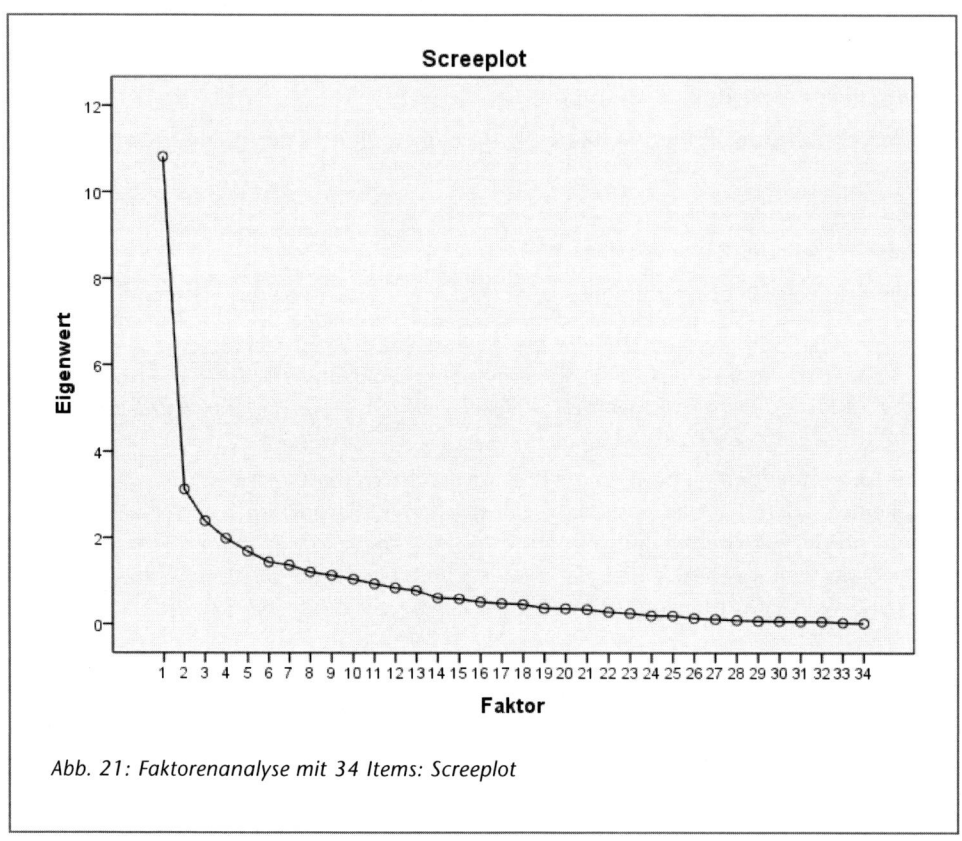

Abb. 21: Faktorenanalyse mit 34 Items: Screeplot

Die rotierte Komponentenmatrix[57] für die Vier-Faktoren-Lösung ist bis auf die drei eliminierten Items identisch mit dem Ergebnis in Tabelle 19.

---

[57] Kleine Koeffizienten mit einem Absolutwert unter .40 wurden unterdrückt.

Die Analyse mit der Extraktion von fünf Faktoren durchgeführt ergibt für den ersten Faktor ebenfalls ein übereinstimmendes Resultat: Es laden die gleichen Items auf diesem Faktor wie in den beiden vorangegangen Faktorenanalysen. Bei den Faktoren zwei bis fünf kommt es zu Verschiebungen, allerdings wird die Interpretation durch die Differenzierung in fünf Faktoren nicht eindeutiger.

Da die Zuordnung zu den Faktoren durch das Herausnehmen der drei Items mit niedrigen Kommunalitäten nicht eindeutig ist, wird die Lösung der ersten Faktorenanalyse auf der Basis von 37 Items und vier generierten Faktoren (siehe Tabelle 19) für die weiteren Analysen zugrunde gelegt.

Die Items mit Doppel- oder Mehrfachladungen werden inhaltlich begründet einem Faktor zugeordnet, so dass sich für die weiteren Berechnungen die in Tabelle 21 aufgeführten Faktoren ergeben.

Die identifizierten vier Faktoren werden, da die Zuordnung zu einem übergeordneten Begriff außer bei Faktor vier nicht möglich erscheint, aus pragmatischen Gründen weiterhin mit Faktor eins, zwei, drei und vier bezeichnet.

Für den weiteren Verlauf sind entsprechend folgende Begrifflichkeiten zu unterscheiden:

- Mit dem Terminus **Skalen** sind immer die vier übergeordneten Skalen ‚Bedeutsamkeit', ‚Gewinne', ‚Verluste' und ‚Bedarf' gemeint.
- Unter **Faktoren** werden ausschließlich die vier aus der Faktorenanalyse generierten Faktoren ‚eins' (Handhabbarkeit und Kompetenzen), ‚zwei' (Person und Umwelt), ‚drei' (Alltagsmanagement und Selbstwirksamkeit) und ‚vier' (Unterstützung) verstanden.

12.6
ÜBERPRÜFUNG DER RELIABILITÄT

Im weiteren Verlauf werden die Analysen jeweils sowohl für die ursprünglichen Skalen mit 43 Items wie auch mit der nach der Itemanalyse reduzierten Anzahl von 39 Items pro Skala durchgeführt. Dies erfolgt, weil verglichen werden soll, ob die Reduzierung unterschiedliche Resultate zur Folge hat. Zusätzlich werden in einer weiteren Berechnung die Items 9 und 38 herausgenommen, da sie jeweils nur für einen kleinen Teil der Stichprobe relevant sind und daher die Ergebnisse beeinflussen können. Für diese Überprüfung liegen den Skalen jeweils 37 Items zugrunde. Die aus der Faktorenanalyse generierten Faktoren bilden die Basis für die vierte Reliabilitätsprüfung.

	Ladungen
Faktor ‚eins' (Handhabbarkeit und Kompetenzen)	
rpa-t_0-31d (Das Gefühl, eine gute Pflege und Betreuung zu leisten)	,855
rpa-t_0-36d (Geduld und Durchhaltevermögen)	,815
rpa-t_0-26d (Das Gefühl, mit der Situation umgehen zu können)	,743
rpa-t_0-35d (Meine (beruflichen) Fähigkeiten, die in der jetzigen Situation von Bedeutung sind)	,726
rpa-t_0-32d (Das Gefühl, mit negativen Gefühlen umgehen zu können)	,725
rpa-t_0-39d (Sinn für Humor)	,724
rpa-t_0-34d (Pflege-Vorkenntnisse und/oder Pflege-Vorerfahrungen)	,707
rpa-t_0-29d (Das Gefühl, die Kontrolle über mein Leben zu haben)	,635
rpa-t_0-40d (Eine optimistische, positive Lebenseinstellung)	,630
rpa-t_0-27d (Das Gefühl, wichtig für andere zu sein)	,630
rpa-t_0-42d (Die Reaktionen und der Dank von der Pflegebedürftigen)	,579
rpa-t_0-33d (Kenntnisse über Ursachen und Folgen der Erkrankung meiner Angehörigen)	,528
Faktor ‚zwei' (Person und Umwelt)	
rpa-t_0-13d (Die Unterstützung durch die verschiedenen Sozialversicherungsträger)	,698
rpa-t_0-18d (Information und Wissen)	,588
rpa-t_0-25d (Das eigene Wohlbefinden)	,570
rpa-t_0-1d (Eine pflegegerechte Wohnsituation)	,538
rpa-t_0-8d (Finanzielle Mittel/Möglichkeiten für Extras)	,514
rpa-t_0-19d (Die persönliche Gesundheit)	,513
rpa-t_0-24d (Das Gefühl, am sozialen und kulturellen Leben teilzunehmen)	,508
rpa-t_0-4d (Notwendige Grundlagen für die Pflege)	,493
rpa-t_0-7d (Das Gefühl, dass die eigene finanzielle Zukunft abgesichert ist)	,489
rpa-t_0-23d (Schlafen können)	,487
rpa-t_0-20d (Die Möglichkeit, Gesundheitsleistungen für mich selbst zu nutzen)	,466
Faktor ‚drei' (Alltagsmanagement und Selbstwirksamkeit)	
rpa-t_0-2d (Die Möglichkeit von Distanz/Abstand zur Pflegebedürftigen)	,760
rpa-t_0-30d (Das Gefühl, dass mein Leben einen Sinn hat)	,567
rpa-t_0-10d (Die Familienstabilität)	,562
rpa-t_0-12d (Soziale Netzwerke/Beziehungen im weiteren Bekanntenkreis)	,514
rpa-t_0-22d (Zeit haben für sich selbst)	,496
rpa-t_0-21d (Das Gefühl/die Erfahrung, diszipliniert handeln zu können)	,482
rpa-t_0-41d (Ein Gefühl von Unabhängigkeit)	,431
Faktor ‚vier' (Unterstützungsmöglichkeiten)	
rpa-t_0-15d (Die Unterstützung durch fachkundige und engagierte Pflegedienste)	,756
rpa-t_0-17d (Die Unterstützung durch Ehrenamtliche)	,689
rpa-t_0-37d (Kontakte zu anderen pflegenden Angehörigen)	,640
rpa-t_0-43d (Der Glaube oder andere spirituelle Ressourcen)	,611
rpa-t_0-11d (Unterstützung und Begleitung durch Freunde und Bekannte)	,471

Tab. 21: Faktoren

12.6.1
Interne Konsistenz

Der Fall, bei der die Datenerhebung t_0 bei Item 34 abgebrochen werden musste, wird für die Überprüfung der Reliabilität ausgeschlossen. Es liegen 51 Fälle für die Berechnungen zugrunde.

Skalen

Unabhängig von der Anzahl der Items, die in die Berechnung einfließen (43, 39 oder 37 Items), ist der Alphakoeffizient für die einzelnen Skalen jeweils ähnlich. Die interne Reliabilität der vier Skalen ‚Bedeutsamkeit', ‚Gewinne', ‚Verluste' und ‚Bedarf' kann zusammenfassend als gut bis sehr gut bewertet werden (siehe Tabelle 22):

- Cronbachs Alpha für die Skala ‚Bedeutsamkeit' bewegt sich zwischen .68 und .72.
- Für die Skala ‚Gewinne' ergibt sich ein Cronbachs Alpha zwischen .90 und .92.
- Cronbachs Alpha für die Skala ‚Verluste' bewegt sich zwischen .86 und .87.
- Die drei Berechnungen für die Skala ‚Bedarf' zeigen mit einem Cronbachs Alpha von .93 jeweils ein identisches Resultat.

Die Eliminierung einzelner Items würde, wie die Tabelle 22 aufzeigt, nur zu gering verbesserten Alphakoeffizienten führen.

Faktoren

Die interne Konsistenz wird jeweils für die vier Faktoren pro Skala (‚Bedarf', ‚Gewinne', ‚Verluste' und ‚Bedeutsamkeit') ermittelt. Die Bestimmung der Alphakoeffizienten für die einzelnen Faktoren führt, wie zu erwarten war, zu niedrigeren Werten (siehe Tabelle 23):

- Der erste Faktor (Handhabbarkeit und Kompetenzen) zeigt, bis auf den Wert für die Skala ‚Bedeutsamkeit' ($\alpha = .42$), gute bis sehr gute Reliabilitäten (α zwischen .81 und .93).
- Die Ergebnisse für den zweiten Faktor (Person und Umwelt) sind zufriedenstellend bis gut, Cronbachs Alpha liegt zwischen .67 und .81.
- Die Berechnung für den dritten Faktor (Alltagsmanagement und Selbstwirksamkeit) ergibt auf der Skala ‚Bedeutsamkeit' einen niedrigen Alphakoeffizienten von .32. Für die Skalen ‚Gewinne', ‚Verluste' und ‚Bedarf' zeigen sich Alphakoeffizienten

12 Ergebnisse der Hauptstudie

	Skala ‚Bedeutsamkeit'		Skala ‚Gewinne'		Skala ‚Verluste'		Skala ‚Bedarf'	
	α[1]	Wertebereich[2] von α (Item) bis α (Item)	α[1]	Wertebereich[2] von α (Item) bis α (Item)	α[1]	Wertebereich[2] von α (Item) bis α (Item)	α[1]	Wertebereich[2] von α (Item) bis α (Item)
43 Items	.68	.65 (Item 8) .71 (Item 5)	.92	.91 (Item 27) .92 (Item 19)	.87	.86 (Item 25) .87 (Item 14)	.93	.92 (Item 41) .93 (Item 5)
39 Items	.69	.66 (Item 8) .71 (Item 38)	.91	.90 (Item 27) .91 (Item 19)	.87	.86 (Item 25) .87 (Item 14)	.93	.92 (Item 29, 36 u. 41) .93 (Item 4)
37 Items	.72	.69 (Item 8) .74 (Item 15)	.90	.89 (Item 27) .91 (Item 19)	.86	.85 (Item 25) .87 (Item 14)	.93	.92 (Item 41) .93 (Item 4)

[1] α = Cronbachs Alpha;
[2] Wertebereich für Cronbachs Alpha, wenn ein Item eliminiert würde, aufgeführt sind jeweils die Items mit dem niedrigsten und dem höchsten Wert. N = 51

Tab. 22: Interne Konsistenz für die vier Skalen

	Skala ‚Bedeutsamkeit'		Skala ‚Gewinne'		Skala ‚Verluste'		Skala ‚Bedarf'	
	α[1]	Wertebereich[2] von α (Item) bis α (Item)	α[1]	Wertebereich[2] von α (Item) bis α (Item)	α[1]	Wertebereich[2] von α (Item) bis α (Item)	α[1]	Wertebereich[2] von α (Item) bis α (Item)
Faktor ‚eins'	.42	.35 (Item 26) .46 (Item 27)	.89	.87 (Item 27) .90 (Item 42)	.81	.78 (Item 39) .83 (Item 26)	.93	.92 (Item 31 u. 36) .93 (Item 42)
Faktor ‚zwei'	.70	.62 (Item 8) .71 (Item 1)	.67	.60 (Item 18) .69 (Item 4)	.81	.76 (Item 25) .82 (Item 8)	.81	.78 (Item 25) .81 (Item 4)
Faktor ‚drei'	.32	.10 (Item 22) .39 (Item 12)	.67	.61 (Item 21) .68 (Item 22)	.68	.60 (Item 22) .69 (Item 12)	.78	.73 (Item 41) .77 (Item 10)
Faktor ‚vier'	.26	.10 (Item 43) .34 (Item 11)	.52	.29 (Item 15) .53 (Item 37)	-.01	-.07 (Item 15) .03 (Item 37)	.75	.69 (Item 15) .77 (Item 11)

[1] α = Cronbachs Alpha;
[2] Wertebereich für Cronbachs Alpha, wenn ein Item eliminiert würde, aufgeführt sind jeweils die Items mit dem niedrigsten und dem höchsten Wert.
N = 51, Basis: Faktorenanalyse mit 37 Items und Extraktion von vier Faktoren
Faktor ‚eins' (= Handhabbarkeit und Kompetenzen); Faktor ‚zwei' (= Person und Umwelt); Faktor ‚drei' (= Alltagsmanagement und Selbstwirksamkeit), Faktor ‚vier' (= Unterstützungsmöglichkeiten)

Tab. 23: Interne Konsistenz für die vier Faktoren

zwischen .67 und .78, die interne Konsistenz kann hier als zufriedenstellend bis gut bewertet werden.

- Die schwächsten Werte kristallisieren sich für den vierten Faktor (Unterstützung) heraus. Insbesondere auf der Skala ‚Verluste' deutet das Cronbachs Alpha von -.01 auf nicht homogene Items hin. Auch das Cronbachs Alpha für die Skala ‚Bedeutsamkeit' liegt mit .26 im sehr niedrigen Bereich und weist ebenfalls auf eine eher heterogene Item-Zusammensetzung dieses Faktors hin. Das Resultat für den vierten Faktor auf der Skala ‚Gewinne' ist mit einem Cronbachs Alpha von .52 als mittelmäßig zu bewerten. Nur die interne Konsistenz auf der Skala ‚Bedarf' kann mit einem Alphakoeffizienten von .75 als gut betrachtet werden.

Insgesamt zeigen die vier Faktoren auf der Skala ‚Bedarf' die höchsten Werte für Cronbachs Alpha.

12.6.2
Retest-Reliabilität

Da drei pflegende Angehörige nicht mehr an der t_1-Datenerhebung teilnahmen und eine t_0-Erhebung bei Item 34 abgebrochen werden musste, liegen dieser Analyse 48 Fälle zugrunde. Jeweils ein Item ist nur für diejenigen pflegenden Angehörigen relevant, die berufstätig sind oder sein möchten (Item 9) bzw. die minderjährige Kinder haben (Item 38). Die Berechnung der Retest-Reliabilität für diese Items erfolgt daher nur mit den Daten dieser Teilnehmerinnen. Für Item 9 liegen die Datensätze von 14 pflegenden Angehörigen und für Item 38 die von zehn pflegenden Angehörigen vor.

Die Retest-Reliabilität wird, wie in Kapitel 9 beschrieben, zunächst für alle 172 Itempaare separat berechnet sowie zusätzlich für die einzelnen Skalen und Faktoren.

Itemebene

Der Grad der Übereinstimmung für die einzelnen Itempaare zeigt sich auf den Skalen sehr unterschiedlich (Tabelle 24). Die Berechnungen für die Gesamtstichprobe (N= 48) ergeben Übereinstimmungen von

- 41,7 % (Item 12) bis 87,5 % (Item 6, 19 und 26) auf der Skala ‚Bedeutsamkeit',
- 50 % (Item 38) bis 97,9 % (Item 17) auf der Skala ‚Gewinne',
- 40 % (Item 38) bis 100 % (Item 6 und 7) auf der Skala ‚Verluste' und
- 37,5 % (Item 22) bis 79,2 % (Item 43) auf der Skala ‚Bedarf'.

12 Ergebnisse der Hauptstudie

Grad der Übereinstimmung zwischen t_0 und t_1 in Prozent

N	Skala 'Bedeutsamkeit'			Skala 'Gewinne'			Skala 'Verluste'			Skala 'Bedarf'		
	48	26	22	48	26	22	48	26	22	48	26	22
Item 1	70,8	61,5	81,8	79,2	80,8	77,3	93,8	92,3	95,5	52,1	46,2	59,1
Item 2	50,0	38,5	63,6	79,2	69,2	90,9	72,9	65,4	81,8	47,9	38,5	59,1
Item 3	60,4	53,8	68,2	75,0	73,1	77,3	79,2	84,6	68,2	60,4	53,8	63,6
Item 4	70,8	76,9	63,6	81,3	80,8	81,8	97,9	96,2	100,0	52,1	50,0	54,5
Item 5	50,0	57,7	40,9	91,7	96,2	86,4	97,9	100,0	95,5	68,8	69,2	68,2
Item 6	87,5	92,3	81,8	91,7	84,6	100,0	100,0	100,0	100,0	64,6	61,5	68,2
Item 7	81,3	80,8	81,8	87,5	80,8	95,5	89,6	80,8	100,0	56,3	46,2	68,2
Item 8	66,7	80,8	50,0	83,3	80,8	86,4	91,7	88,5	95,5	56,3	42,3	72,7
Item 9 [1]	85,7	85,7	85,7	71,4	42,9	100,0	64,3	57,1	71,4	50,0	28,6	71,4
Item 10	81,3	88,5	72,7	79,2	80,8	77,3	81,3	84,6	77,3	47,9	50,0	45,5
Item 11	66,7	84,6	45,5	72,9	65,4	81,8	79,2	80,8	77,3	47,9	46,2	50,0
Item 12	41,7	50,0	31,8	83,3	80,8	86,4	95,8	92,3	100,0	56,3	50,0	63,6
Item 13	70,8	76,9	63,6	81,3	80,8	81,8	72,9	69,2	77,3	52,1	46,2	59,1
Item 14	77,1	80,8	72,7	64,6	53,8	77,3	70,8	53,8	90,9	52,1	50,0	54,5
Item 15	72,9	73,1	72,7	83,3	76,9	90,9	95,8	96,2	95,5	66,7	61,5	72,7
Item 16	81,3	76,9	86,4	85,4	84,6	86,4	93,8	100,0	86,4	66,7	57,7	77,3
Item 17	50,0	50,0	50,0	97,9	96,2	100,0	100,0	100,0	100,0	64,6	57,7	72,7
Item 18	70,8	76,9	63,6	66,7	69,2	63,6	85,4	88,5	81,8	43,8	34,6	54,5
Item 19	87,5	92,3	81,8	77,1	73,1	81,8	50,0	38,5	63,6	52,1	46,2	59,1
Item 20	64,6	73,1	54,5	79,2	76,9	81,8	87,5	80,8	95,5	52,1	46,2	59,1
Item 21	64,6	76,9	50,0	79,2	69,2	90,9	72,9	61,5	86,4	45,8	26,9	68,2
Item 22	77,1	76,9	77,3	79,2	73,1	86,4	52,1	42,3	63,6	37,5	30,8	45,5
Item 23	85,4	84,6	86,4	85,4	84,6	86,4	56,3	46,2	68,2	58,3	46,2	72,7
Item 24	60,4	69,2	50,0	87,5	80,8	95,5	72,9	65,4	81,8	45,8	42,3	50,0
Item 25	77,1	84,6	68,2	81,3	69,2	95,5	62,5	57,7	68,2	45,8	50,0	40,9
Item 26	87,5	88,5	86,4	79,2	76,9	81,8	75,0	69,2	81,8	56,3	53,8	59,1
Item 27	52,1	42,3	63,6	83,3	73,1	95,5	83,3	76,9	90,9	64,6	57,7	72,7
Item 28	79,2	73,1	86,4	77,1	65,4	90,9	85,4	76,9	95,5	68,8	65,4	72,7
Item 29	81,3	76,9	86,4	77,1	69,2	86,4	75,0	69,2	81,8	50,0	50,0	50,0
Item 30	79,2	73,1	86,4	75,0	65,4	86,4	85,4	76,9	95,5	58,3	42,3	77,3
Item 31	79,2	88,5	68,2	77,1	69,2	86,4	93,8	92,3	95,5	60,4	50,0	72,7
Item 32	81,3	80,8	81,8	68,8	50,0	90,9	72,9	69,2	77,3	52,1	34,6	72,7
Item 33	64,6	69,2	59,1	66,7	57,7	77,3	89,6	84,6	95,5	60,4	50,0	72,7
Item 34	62,5	69,2	54,5	66,7	53,8	81,8	93,8	92,3	95,5	66,7	61,5	72,7
Item 35	54,2	65,4	40,9	81,3	73,1	90,9	87,5	84,6	90,9	58,3	46,2	72,7
Item 36	72,9	80,8	63,6	75,0	69,2	81,8	66,7	53,8	81,8	58,3	50,0	68,2
Item 37	54,2	42,3	68,2	85,4	76,9	95,5	97,9	100,0	95,5	68,8	53,8	86,4
Item 38 [2]	70,0	40,0	100,0	50,0	20,0	60,0	40,0	60,0	20,0	40,0	20,0	60,0
Item 39	72,9	69,2	77,3	83,3	76,9	90,9	79,2	69,2	90,9	54,2	38,5	72,7
Item 40	83,3	88,5	77,3	87,5	80,8	95,5	81,3	73,1	90,9	56,3	38,5	77,3
Item 41	75,0	73,1	77,3	79,2	73,1	86,4	68,8	61,5	77,3	58,3	46,2	72,7
Item 42	62,5	61,5	63,6	64,6	57,7	72,7	68,8	61,5	77,3	52,1	46,2	59,1
Item 43	62,5	65,4	59,1	89,6	88,5	90,9	95,8	92,3	100,0	79,2	69,2	90,9

[1] nur berufstätige pflegende Angehörige: N = 14; Fälle, die eine Veränderung von t_0 zu t_1 angeben: N = 7;
Fälle, die keine Veränderung von t_0 zu t_1 angeben: N = 7;
[2] nur pflegende Angehörige mit minderjährigen Kindern: N = 10; Fälle, die eine Veränderung von t_0 zu t_1 angeben: N = 5;
Fälle, die keine Veränderung von t_0 zu t_1 angeben: N = 5;

Erläuterung zur Fallzahl
N = 48 (alle Fälle, die zur Berechnung der Retest-Reliabilität zugrunde liegen)
N = 26 (nur die Fälle, die Veränderungen von t_0 zu t_1 angeben)
N = 22 (nur die Fälle, die keine Veränderungen von t_0 zu t_1 wahrgenommen haben)

Tab. 24: Retest-Reliabilität pro Itempaar

12 Ergebnisse der Hauptstudie

Ergänzend erfolgt die Überprüfung der Retest-Reliabilität ohne die Fälle, die bei der zweiten Datenerhebung (t_1) Veränderungen bezogen auf die Pflegesituation, die eigene Gesundheit und/oder das Belastungserleben angaben. Nach dem Filtern stehen Datensätze von 22 Fällen zur Verfügung bzw. für Item 9 von sieben Fällen und für Item 38 von fünf Fällen. Die Berechnungen ergeben Übereinstimmungen von

- 31,8 % (Item 12) bis 100 % (Item 38) auf der Skala ‚Bedeutsamkeit',
- 63,6 % (Item 18) bis 100 % (Item 6, 9 und 17) auf der Skala ‚Gewinne',
- 20 % (Item 38) bis 100 % (Item 4, 6, 7, 12, 17 und 43) auf der Skala ‚Verluste' und
- 40,9 % (Item 25) bis 90,9 % (Item 43) auf der Skala ‚Bedarf'.

Zur Kontrastierung wird zusätzlich der Grad der Übereinstimmung bei den Fällen analysiert, die Veränderungen zwischen den beiden Messzeitpunkten t_0 und t_1 erlebt haben (N = 26) (Item 9: N = 7; Item 38: N = 5). Die Berechnungen ergeben Übereinstimmungen von

- 38,5 % (Item 2) bis 92,3 % (Item 6 und 19) auf der Skala ‚Bedeutsamkeit',
- 20 % (Item 38) bis 96,2 % (Item 5 und 17) auf der Skala ‚Gewinne',
- 38,5 % (Item 19) bis 100 % (Item 5, 6, 16, 17 und 37) auf der Skala ‚Verluste' und
- 20 % (Item 38) bis 69,2 % (Item 5 und 43) auf der Skala ‚Bedarf'.

Vergleicht man die Prozentwerte der unterschiedlichen zugrundeliegenden Fallzahlen miteinander, so fällt auf, dass häufig nicht – wie erwartet – die gefilterte Stichprobe (N = 22) zu höheren Übereinstimmungen führt, sondern die ungefilterte Stichprobe (N= 48) oder die kontrastierende Gruppe (also die Fälle, die Veränderungen zwischen t_0 und t_1 angegeben haben, N = 26). Dieses Phänomen zeigt sich besonders deutlich auf der Skala ‚Bedeutsamkeit'.

Die ausführlichen Ergebnisse zur Retest-Reliabilität finden sich in Tabelle 24.

Die Effekte des Filterns von Fällen werden besonders deutlich, wenn die auf Itemebene ermittelten Prozentwerte nach dem Grad der Übereinstimmung pro Skala in das folgende Einstufungsschema eingeordnet werden (Tabelle 25).

Die tabellarische Darstellung zeigt, dass

- der Grad der Übereinstimmung auf den ersten drei Skalen (‚Bedeutsamkeit', ‚Gewinne' und ‚Verluste') überwiegend als hoch betrachtet werden kann: Wird die ungefilterte Stichprobe zugrundegelegt, so präsentieren auf der Skala ‚Bedeutsamkeit' 36 Items, auf der Skala ‚Gewinne' 42 Items und auf der Skala ‚Verluste' 39 Items Übereinstimmungen von mehr als 70 % zwischen den beiden Erhebungszeitpunkten.
- die Einzelergebnisse insbesondere auf der Skala ‚Bedeutsamkeit' für die ungefilterte und die kontrastierende Stichprobe teilweise höher sind als für die gefilterte Stichprobe.
- die Resultate für die Skala ‚Bedarf' die schwächsten Übereinstimmungswerte aufweisen. Hier liegen bei der ungefilterten Stichprobe nur 13 Items über 70 %, bei der gefilterten Stichprobe immerhin 26 Items.

12 Ergebnisse der Hauptstudie

Retest-Reliabilität: Zusammenfassung pro Skala											
	Skala Bedeutsamkeit			Skala Gewinne			Skala Verluste			Skala Bedarf		
Grad der Überein-stimmung	Zahl der Item			Zahl der Item			Zahl der Item			Zahl der Item		
	N = 48	N = 26	N = 22	N = 48	N = 26	N = 22	N = 48	N = 26	N = 22	N = 48	N = 26	N = 22
≤ 50%	4	6	8	1	3	--	2	3	1	11	30	6
≤ 60%	3	2	4	--	4	--	2	5	--	19	7	11
≤ 70%	10	8	11	6	10	1	5	10	5	12	6	7
≤ 80%	15	12	7	17	11	7	11	4	7	1	--	17
≤ 90%	11	13	12	16	13	18	10	9	8	--	--	1
> 90%	--	2	1	3	2	17	13	12	22	--	--	1

Erläuterung zur Fallzahl:
N = 48 (alle Fälle); N = 26 (nur die Fälle, die Veränderungen von t_0 zu t_1 angeben);
N = 22 (nur die Fälle, die keine Veränderungen von t_0 zu t_1 wahrgenommen haben)

Tab. 25: Retest-Reliabilität zusammengefasst pro Skala und unterteilt nach dem Grad der Übereinstimmung

Abschließend wird – wie in Kapitel 9 beschrieben – die Retest-Reliabilität für die Skalen und Faktoren mit der Produkt-Moment-Korrelation bestimmt.

Skalen

Die Retest-Reliabilität ergibt für die Skalen ‚Bedeutsamkeit', ‚Gewinne' und ‚Bedarf' gute Resultate, unabhängig davon, welche Itemanzahl jeweils zugrundegelegt wird. Die Korrelationskoeffizienten (r) nach Pearson liegen zwischen .75 und .79. Für die Skala ‚Verluste' ergeben die Korrelationen mittelmäßige Werte (Tabelle 26).

Werden alle Fälle herausgefiltert, bei denen die pflegenden Angehörigen von t_0 zu t_1 Veränderungen im Hinblick auf die Pflegesituation, die eigene Gesundheit und das Belastungsempfinden angegeben haben, so zeigt insbesondere die Retest-Reliabilität für die Skala ‚Verluste' deutlich höhere Werte (Tabelle 27).

12 Ergebnisse der Hauptstudie

	Korrelation nach Pearson (N = 48) (zweiseitig)			
	Skala ‚Bedeutsamkeit'	Skala ‚Gewinne'	Skala ‚Verluste'	Skala ‚Bedarf'
43 Items	.76	.77	.57	.75
39 Items	.79	.77	.57	.75
37 Items	.79	.76	.56	.76

Tab. 26: Retest-Reliabilität für die vier Skalen, N = 48

	Korrelation nach Pearson (N = 22) (zweiseitig)			
	Skala ‚Bedeutsamkeit'	Skala ‚Gewinne'	Skala ‚Verluste'	Skala ‚Bedarf'
43 Items	.74	.75	.86	.79
39 Items	.77	.78	.87	.79
37 Items	.75	.78	.89	.80

Tab. 27: Retest-Reliabilität für die vier Skalen mit N = 22

Faktoren

Im nächsten Schritt wird die Retest-Reliabilität zusätzlich für die vier aus der Faktorenanalyse generierten Faktoren berechnet. Dies erfolgt, wie oben, zunächst für die gesamte Stichprobe (N = 48) (Tabelle 28); die Analyse führt zu folgenden Ergebnissen:

- Für Faktor ‚eins' ergeben sich auf den Skalen ‚Bedeutsamkeit', ‚Gewinne' und ‚Bedarf' mittlere Korrelationen, der Korrelationskoeffizient auf der Skala ‚Verluste' ist mit .34 gering.
- Die Werte für den zweiten Faktor liegen insgesamt höher als für den Faktor ‚eins' und der Korrelationskoeffizient für die Skala ‚Bedeutsamkeit' kann mit .84 als hoch bezeichnet werden.
- Die Resultate für Faktor ‚drei' liegen im mittleren Bereich.
- Der Faktor ‚vier' zeigt auf der Skala ‚Bedeutsamkeit' und auf der Skala ‚Bedarf' hohe Korrelationen, auf der Skala ‚Gewinne' eine mittlere Korrelation und auf der Skala ‚Verluste' lediglich eine geringe Korrelation.

12 Ergebnisse der Hauptstudie

Wie bereits bei der Berechnung der internen Konsistenz sind auch hier die Resultate für die Skala ‚Verluste' am niedrigsten (r liegt zwischen .34 und .52).

	Korrelation nach Pearson (N = 48)			
	Skala ‚Bedeutsamkeit'	Skala ‚Gewinne'	Skala ‚Verluste'	Skala ‚Bedarf'
Faktor ‚eins'	.69	.73	.34	.66
Faktor ‚zwei'	.84	.66	.50	.70
Faktor ‚drei'	.58	.61	.52	.62
Faktor ‚vier'	.78	.57	.40	.83

Faktor ‚eins' (= Handhabbarkeit und Kompetenzen); Faktor ‚zwei' (= Person und Umwelt); Faktor ‚drei' (= Alltagsmanagement und Selbstwirksamkeit); Faktor ‚vier' (= Unterstützungsmöglichkeiten)

Tab. 28: Retest-Reliabilität für die vier Faktoren mit N = 48 (Grundlage: Faktorenanalyse mit 37 Items)

Die Bestimmung der Retest-Reliabilität für die gefilterte Stichprobe (N = 22) (Tabelle 29) führt nur bei acht Korrelationen zu höheren Werten, fünf Korrelationen sind niedriger und drei ähnlich wie bei der ungefilterten Stichprobe (N = 48):

	Korrelation nach Pearson (N = 22)			
	Skala ‚Bedeutsamkeit'	Skala ‚Gewinne'	Skala ‚Verluste'	Skala ‚Bedarf'
Faktor ‚eins'	.68	.55	.84	.76
Faktor ‚zwei'	.75	.61	.78	.70
Faktor ‚drei'	.59	.78	.52	.62
Faktor ‚vier'	.83	.67	.24	.96

Faktor ‚eins' (= Handhabbarkeit und Kompetenzen); Faktor ‚zwei' (= Person und Umwelt); Faktor ‚drei' (= Alltagsmanagement und Selbstwirksamkeit); Faktor ‚vier' (= Unterstützungsmöglichkeiten)

Tab. 29: Retest-Reliabilität für die vier Faktoren mit N = 22 (Grundlage: Faktorenanalyse mit 37 Items)

Während sich der Korrelationskoeffizient auf der Skala ‚Verluste' für Faktor ‚eins' auf .84 erhöht hat, ist er für Faktor ‚vier' auf .24 gesunken.

12.7
ÜBERPRÜFUNG DER INHALTLICHEN KONGRUENZ DES RPA

Die drei Hypothesen (Abbildung 22), die zur Überprüfung der inhaltlichen Kongruenz formuliert wurden, werden über die Produkt-Moment-Korrelation nach Pearson beurteilt.

- Der Summenwert der Skala ‚Bedeutsamkeit' korreliert jeweils signifikant mit den Summenwerten der Skalen ‚Gewinne', ‚Verluste' und ‚Bedarf'.
- Der Summenwert der Skala ‚Gewinne' korreliert signifikant mit dem Summenwert der Skala ‚Bedarf'.
- Der Summenwert der Skala ‚Verluste' korreliert signifikant mit dem Summenwert der Skala ‚Bedarf'.

Abb. 22: Überprüfung der inhaltlichen Kongruenz des RPA – Hypothesen

---

ÜBERPRÜFUNG DER ERSTEN HYPOTHESE

Der Summenwert der Skala ‚Bedeutsamkeit' wird jeweils in Zusammenhang gebracht mit den Summenwerten der Skalen ‚Gewinne', ‚Verluste' und ‚Bedarf'. In allen Tests werden signifikante Korrelationen erwartet, da aufgrund der theoretischen Vorüberlegungen die Annahme besteht, dass die Bedeutsamkeit, die Ressourcen beigemessen wird, entscheidend für die Bewertung von Gewinnen, Verlusten und Bedarfen ist.

Die Berechnung mit einer Fallzahl von 51[58] über die Produkt-Moment-Korrelation nach Pearson ergibt für alle Annahmen signifikante Korrelationen (siehe Tabelle 30).

---

[58] Da eine pflegende Angehörige die t_0-Erhebung abgebrochen hat, wird dieser Fall herausgenommen.

Alle Ergebnisse zeigen positive Korrelationen, d.h. hohe Summenwerte auf den Skalen ‚Gewinne', ‚Verluste' und ‚Bedarf' gehen mit einem hohen Summenwert auf der Skala ‚Bedeutsamkeit' einher. Die Hypothese kann somit bestätigt werden.

	Korrelation nach Pearson (N = 51)		
	43 Items pro Skala	39 Items pro Skala	37 Items pro Skala
Summenwert Skala ‚a' mit Summenwert Skala ‚b'	.29*	.32*	.27*
Summenwert Skala ‚a' mit Summenwert Skala ‚c'	.39**	.34**	.31**
Summenwert Skala ‚a' mit Summenwert Skala ‚d'	.51**	.50**	.52**

* Die Korrelation ist auf dem .05 Niveau signifikant (einseitig);
** Die Korrelation ist auf dem .01 Niveau signifikant (einseitig).

Skala ‚a' = Skala ‚Bedeutsamkeit'; Skala ‚b' = Skala ‚Gewinne'; Skala ‚c' = Skala ‚Verluste'; Skala ‚d' = Skala ‚Bedarf'

Tab. 30: Inhaltliche Kongruenz des RPA – Überprüfung der ersten Hypothese

ÜBERPRÜFUNG DER ZWEITEN HYPOTHESE

Da nach den Prinzipien der COR-Theorie davon ausgegangen wird, dass Personen, die über ein gewisses Ressourcenreservoir verfügen, in „stressfreien" Phasen bestrebt sind, ihre Ressourcen zu erweitern, soll überprüft werden, ob ein positiver Zusammenhang zwischen den beiden Skalen ‚Gewinne' und ‚Bedarf', auch im Sinne der von Hobfoll (1988) beschriebenen Gewinnspiralen, existiert.

Auch diese Hypothese kann bestätigt werden. Die Berechnung über die Korrelation nach Pearson ergibt unabhängig von der zugrunde liegenden Itemanzahl pro Skala signifikante Werte, auch wenn die Koeffizienten zwischen .32 und .36 niedrige Korrelationen angeben (Tabelle 31).

ÜBERPRÜFUNG DER DRITTEN HYPOTHESE

Die COR-Prinzipien gehen davon aus, dass jemand, der Ressourcendefizite bei sich wahrnimmt, dazu neigt, eine defensive Haltung einzunehmen. Allerdings wurde die COR-Theorie bisher nicht mit dem Empowerment-Gedanken verknüpft, d.h. es wurde nicht getestet, ob diese Personen einen Bedarf an externer Hilfe zur Stärkung und zum Aufbau ihres Ressourcenreservoirs artikulieren würden. Diese Vermutung liegt jedoch

	Korrelation nach Pearson (N = 51)		
	43 Items pro Skala	39 Items pro Skala	37 Items pro Skala
Summenwert Skala ‚b' mit Summenwert Skala ‚d'	.36**	.33**	.32*

* Die Korrelation ist auf dem .05 Niveau signifikant (einseitig);
** Die Korrelation ist auf dem .01 Niveau signifikant (einseitig).
Skala ‚b' = Skala ‚Gewinne'; Skala ‚d' = Skala ‚Bedarf'

Tab. 31: Inhaltliche Kongruenz des RPA – Überprüfung der zweiten Hypothese

dieser Arbeit zugrunde. Daher soll abschließend untersucht werden, ob die Summenwerte der beiden Skalen ‚Verluste' und ‚Bedarf' signifikant miteinander korrelieren.

Die Analyse zeigt einen hoch signifikanten Zusammenhang, die Annahme kann bestätigt werden (Tabelle 32):

	Korrelation nach Pearson (N = 51)		
	43 Items pro Skala	39 Items pro Skala	37 Items pro Skala
Summenwert Skala ‚c' mit Summenwert Skala ‚d'	.51**	.49**	.47**

* Die Korrelation ist auf dem .05 Niveau signifikant (einseitig);
** Die Korrelation ist auf dem .01 Niveau signifikant (einseitig).
Skala ‚c' = Skala ‚Verluste'; Skala ‚d' = Skala ‚Bedarf'

Tab. 32: Inhaltliche Kongruenz des RPA – Überprüfung der dritten Hypothese

Die drei Hypothesen wurden ebenfalls differenziert nach den vier Faktoren untersucht. Hierzu wurden die Summenwerte der einzelnen Faktoren pro Gesamtskala (‚Bedeutsamkeit', ‚Gewinne', ‚Verluste' und ‚Bedarf') gebildet und mit dem HPS-Summenwert in Zusammenhang gebracht. Diese Überprüfung führt zu überwiegend niedrigen und nicht-signifikanten Ergebnissen mit sehr schwachen Korrelationen.

Nur folgende Berechnungen ergeben signifikante Ergebnisse:

- Die Korrelation zwischen den Summenwerten der Skala ‚Bedeutsamkeit' und den Summenwerten der Skala ‚Verluste' für den Faktor ‚zwei' ($r = .26*$).
- Die Korrelationen zwischen den Summenwerten der Skala ‚Bedeutsamkeit' und den Summenwerten der Skala ‚Bedarf' für die Faktoren ‚eins' ($r = .33**$), ‚zwei' ($r = .60**$) und ‚vier' ($r = .61**$).
- Die Korrelation zwischen den Summenwerten der Skala ‚Gewinne' und den Summenwerten der Skala ‚Bedarf' für den Faktor ‚eins' ($r = .37**$).
- Die Korrelation zwischen den Summenwerten der Skala ‚Verluste' und den Summenwerten der Skala ‚Bedarf' für den Faktor ‚drei' ($r = .27**$).

12.8
Überprüfung der Konstruktvalidität

Wie in Kapitel 9.4 beschrieben, wird für die Bewertung der Konstruktvalidität ein Netz von gerichteten Hypothesen geprüft. Die ersten vier Hypothesen basieren auf den Summenwerten der HPS-Kurz, die fünfte bis achte Hypothese auf den Prozenträngen des SOC-L9-Fragebogen. Die Berechnungen erfolgen ebenfalls über die Korrelation nach Pearson.

Überprüfung der ersten vier Hypothesen

Im ersten Schritt wird der Zusammenhang zwischen dem HPS-Summenwert und den Summenwerten der einzelnen RPA-Skalen überprüft, wobei angenommen wird, dass ein hoher HPS-Summenwert mit hohen Summenwerten auf den Skalen ‚Bedeutsamkeit', ‚Verluste' und ‚Bedarf' sowie mit einem niedrigen Summenwert auf der Skala ‚Gewinne' einhergeht. Zur besseren Übersicht werden die vier Hypothesen noch einmal in Abbildung 23 aufgelistet.

Die Berechnung ergibt für die Korrelationen der HPS-Summenwerte mit den Summenwerten der Skalen ‚Bedeutsamkeit', ‚Verluste' und ‚Bedarf' jeweils signifikante Ergebnisse, die Korrelationen zeigen positive Werte mit geringen bis mittleren Korrelationen. Die entsprechende Annahme, dass ein hoher HPS-Summenwert hohe Werte auf diesen drei RPA-Skalen bedingt, kann daher bestätigt werden. Die Ergebnisse sind in Tabelle 33 dargestellt.

> - Je höher der HPS-Summenwert, desto höher ist die subjektive Belastung und desto höher ist der Summenwert der RPA-Skala ‚Bedeutsamkeit'.
> - Je höher der HPS-Summenwert, desto niedriger ist der Summenwert der RPA-Skala ‚Gewinne'.
> - Je höher der HPS-Summenwert, desto höher ist der Summenwert der RPA-Skala ‚Verluste'.
> - Je höher der HPS-Summenwert, desto höher ist der Summenwert der RPA-Skala ‚Bedarf'.
>
> *Abb. 23: Überprüfung der Konstruktvalidität – Hypothesen eins bis vier*

Die Korrelation des HPS-Summenwertes mit dem Summenwert der Skala ‚Gewinne' ergibt einen nicht signifikanten Korrelationskoeffizienten nahe null, die Hypothese ist somit widerlegt.

Die Berechnung erfolgt, wie bereits bei der Überprüfung der Reliabilität des RPA, sowohl für die 43 Items des ursprünglichen RPA wie auch für den nach der Itemanalyse gekürzten RPA mit 39 Variablen und für die Version mit 37 Items. Die Ergebnisse weichen jedoch kaum voneinander ab, wie in der nachstehenden Tabelle ersichtlich ist:

	Korrelation nach Pearson (N = 51)		
	43 Items pro Skala	39 Items pro Skala	37 Items pro Skala
HPS-Kurz – Skala ‚a'	.39**	.33**	.36**
HPS-Kurz – Skala ‚b'	-.04	-.07	-.08
HPS-Kurz – Skala ‚c'	.43**	.42**	.43**
HPS-Kurz – Skala ‚d'	.54**	.52**	.52**

** Die Korrelation ist auf dem .01 Niveau signifikant (einseitig).
HPS-Kurz = Häusliche Pflegeskala – Kurzform; Skala ‚a' = Skala ‚Bedeutsamkeit'; Skala ‚b' = Skala ‚Gewinne'; Skala ‚c' = Skala ‚Verluste'; Skala ‚d' = Skala ‚Bedarf'

Tab. 33: Konstruktvalidität – Überprüfung der ersten vier Hypothesen

Die Resultate zu den Hypothesen eins bis vier differenziert nach den vier Faktoren sind größtenteils niedriger als bei den vier Skalen. Dennoch zeichnet sich eine ähnliche Tendenz wie bei der Berechnung mit den vier Skalen ‚Bedeutsamkeit', ‚Gewinne', ‚Verluste' und ‚Bedarf' ab: Während die Korrelationskoeffizienten für alle Faktoren-Summenwerte auf den Skalen ‚Bedeutsamkeit', ‚Verluste' und ‚Bedarf' geringe bis mittlere signifikante Zusammenhänge zum HPS-Summenwert erkennen lassen, können für die Summenwerte der vier Faktoren auf der Skala ‚Gewinne' keine Korrelationen mit dem HPS-Summenwert festgestellt werden.

ÜBERPRÜFUNG DER HYPOTHESEN FÜNF BIS ACHT

Bei dieser Überprüfung werden die SOC-Prozentränge herangezogen, die zuvor berechnet und durch eine neue Variable in die Datenmaske integriert werden. Es wird erwartet, dass ein gutes Kohärenzgefühl, ausgedrückt durch einen hohen SOC-Prozentrang, zu hohen Summenwerten auf den Skalen ‚Bedeutsamkeit' und ‚Gewinne' sowie niedrigen Summenwerten auf den Skalen ‚Verluste' und ‚Bedarf' führt.

- Ein hoher SOC-Prozentrang korreliert mit einem hohen Summenwert der RPA-Skala ‚Bedeutsamkeit'.
- Ein hoher SOC-Prozentrang korreliert mit einem hohen Summenwert der RPA-Skala ‚Gewinne'.
- Ein hoher SOC-Prozentrang korreliert mit einem niedrigen Summenwert der RPA-Skala ‚Verluste'.
- Ein hoher SOC-Prozentrang korreliert mit einem niedrigen Summenwert der RPA-Skala ‚Bedarf'.

Abb. 24: Überprüfung der Konstruktvalidität – Hypothesen fünf bis acht

---

Die Korrelationskoeffizienten für die Skala ‚Bedeutsamkeit' ergeben, entgegen der Erwartung, keine positiven, sondern geringe negative Zusammenhänge. Die Hypothese ist somit widerlegt.

Ein Zusammenhang zwischen dem SOC-Prozentrang und der Skala ‚Gewinne' ist mit positiven Werten nahe null nur sehr schwach und nicht signifikant. Auch diese Annahme kann nicht bestätigt werden.

Für die Skalen ‚Verluste' und ‚Bedarf' zeigen die Korrelationen signifikante negative Werte, d.h., ein gutes Kohärenzgefühl korreliert mit einem niedrigen Summenwert auf den Skalen ‚Verluste' und ‚Bedarf' (siehe Tabelle 34). Die Hypothesen können entsprechend bestätigt werden.

Die Ergebnisse sind in der nachstehenden Tabelle dokumentiert:

	Korrelation nach Pearson (N = 51)		
	43 Items pro Skala	39 Items pro Skala	37 Items pro Skala
SOC-L9-Fragebogen – Skala ‚a'	-.25*	-.19	-.19
SOC-L9-Fragebogen – Skala ‚b'	.04	.08	.09
SOC-L9-Fragebogen – Skala ‚c'	-.41**	-.41**	-.40**
SOC-L9-Fragebogen – Skala ‚d'	-.30*	-.28*	-.27*

* = Die Korrelation ist auf dem .05 Niveau signifikant (einseitig);
** = Die Korrelation ist auf dem .01 Niveau signifikant (einseitig).
SOC-L9-Fragebogen = Kurzform des Fragebogens zur Lebensorientierung von Antonovsky, mit dem das Kohärenzgefühl erfasst wird.
Skala ‚a' = Skala ‚Bedeutsamkeit'; Skala ‚b' = Skala ‚Gewinne'; Skala ‚c' = Skala ‚Verluste'; Skala ‚d' = Skala ‚Bedarf'.

Tab. 34: Konstruktvalidität – Überprüfung der Hypothesen fünf bis acht

Die Korrelationen zu den Hypothesen fünf bis acht, differenziert nach den vier Faktoren führen, wie bereits bei den vorhergegangenen Hypothesen-Prüfungen, getrennt für die einzelnen Faktoren zu schwächeren, meist nicht signifikanten Ergebnissen. Signifikante Ergebnisse zeigen sich nur bei folgenden Berechnungen:
- die Korrelationen zwischen dem SOC-Prozentrang und den Summenwerten der Skala ‚Verluste' für die Faktoren eins ($r = -.46**$) und drei ($r = -.32*$),
- die Korrelationen zwischen dem SOC-Prozentrang und den Summenwerten der Skala ‚Bedarf' für die Faktoren drei ($r = -.45**$) und vier ($r = -.28*$).

12.9

ZUSAMMENFASSUNG DER EMPIRISCHEN ERGEBNISSE

Leitend für die zweite Untersuchungsphase waren einerseits die Frage, ob der Umfang des RPA reduziert werden kann und andererseits die Überprüfung der Qualität des RPA.

BETRACHTUNG DER ROHWERTEVERTEILUNG UND MÖGLICHE REDUKTION DER ITEMANZAHL

Die Rohwerteverteilung verdeutlicht, dass pflegende Angehörige auf der Skala ‚Bedeutsamkeit' zu den hohen, auf den beiden mittleren Skalen ‚Gewinne' und ‚Verluste' zu den niedrigen Antwortkategorien tendieren. Auch wenn die Resultate für die vierte Skala ‚Bedarf' ebenfalls linkssteile Neigungen aufweisen, so illustrieren die Mittelwerte der einzelnen Items im Vergleich zu den beiden vorangegangenen Skalen dennoch ein ausgewogeneres Antwortverhalten, der Wertebereich wird bei allen Items ausgeschöpft.

Die Itemanalyse ergibt Hinweise, dass einzelne Items aus dem RPA eliminiert werden können. Die erste Selektion kann durch die Bestimmung der Itemschwierigkeit erfolgen, wobei sich für die Skalen ‚Gewinne' und ‚Verluste' die schwächsten, für die Skala ‚Bedarf' die besten Resultate zeigen. Dies setzt sich bei der Berechnung der Trennschärfe fort: Als trennschärfste Skala erweist sich die Skala ‚Bedarf', dennoch liegen auch hier die Trennschärfekoeffizienten von zehn Items unterhalb des Wertes von .30.

Vor der Entscheidung, ob diese zehn Items aus dem RPA entfernt werden, werden die statistischen Daten zu den zehn Items mit den in den Interviewtagebüchern fixierten qualitativen Daten in Verbindung gesetzt. In der Folge werden vier Items (3, 5, 16 und 28) für die weiteren Berechnungen eliminiert. Da zwei Items (9 und 38) nur für einen begrenzten Teil der Stichprobe relevant sind, werden sie für die Durchführung der explorativen Faktorenanalyse ebenfalls ausgeschlossen.

Die Faktorenanalyse erfolgt auf der Grundlage der Skala ‚Bedarf'. Es kristallisieren sich vier Faktoren heraus, die insgesamt eine Gesamtvarianz von 51 Prozent erklären können. Eine eindeutige inhaltliche Zusammenfassung zu zentralen Oberbegriffen erscheint nur bei Faktor ‚vier' (Unterstützung) möglich. Für die anderen drei Faktoren werden jeweils zwei übergeordnete Begrifflichkeiten gewählt (Faktor ‚eins' – Handhabbarkeit und Kompetenzen; Faktor ‚zwei' – Person und Umwelt; Faktor ‚drei' – Alltagsmanagement und Selbstwirksamkeit). Die Ladungen von zwei Items liegen unter dem Grenzwert von .40 und laden daher auf keinem der generierten Faktoren.

Die Anzahl der Items pro Skala könnte somit nach Item- und Faktorenanalyse um vier, bzw. wenn man die beiden nicht ladenden Items berücksichtigt um sechs Items, reduziert werden; schließt man je nach Stichprobe auch Item 9 und/oder 38 aus, um sieben bzw. acht Items. Die Ergebnisdiskussion im nächsten Kapitel (Kapitel 13) wird zeigen, ob diese Reduktion indiziert ist.

ÜBERPRÜFUNG DER QUALITÄT DES RPA

Die Ergebnisse der empirischen Untersuchung verdeutlichen, dass das RPA bestimmte Qualitätskriterien erfüllt, an anderer Stelle jedoch Unsicherheiten bestehen:

Die *interne Konsistenz* der vier Skalen des RPA kann als gut bis sehr gut beurteilt werden. Der Alphakoeffizient für die Skala ‚Bedeutsamkeit' liegt, je nach Anzahl der Items (43, 39 oder 37 Items), knapp unter oder über .70 und ist somit als gut zu bewerten. Die Resultate auf den anderen drei Skalen sind mit Werten zwischen .86 und .93 als sehr gut zu bezeichnen. Zur Frage, inwieweit die Itemanzahl den Alphakoeffizienten beeinflusst, also ob die kürzeren Skalen mit 39 oder 37 Items zu besseren Werten führen, kann keine Aussage getroffen werden. Zum einen weichen die Ergebnisse kaum voneinander ab (maximal .04 Punkte Unterschied), zum anderen sind die Werte mal für die Skala-Version mit 37 Items am höchsten (Skala ‚Bedeutsamkeit'), mal für die längeren Versionen oder sie sind, wie bei der Skala ‚Bedarf', identisch.

Die Berechnung der internen Konsistenz, differenziert nach den Faktoren, ergibt für den vierten Faktor die niedrigsten Werte, Cronbachs Alpha liegt hier zwischen -.01 (Skala ‚Verluste') und .75 (Skala ‚Bedarf'). Die höchste Homogenität zeigt sich über alle Skalen hinweg für den zweiten Faktor mit einem Cronbachs Alpha zwischen .67 (Skala ‚Gewinne') und .81 (Skala ‚Verluste' und Skala ‚Bedarf').

Betrachtet man die Alphakoeffizienten der Faktoren an dieser Stelle gesondert nach den Skalen ‚Bedeutsamkeit', ‚Gewinne', ‚Verluste' und ‚Bedarf', so fällt auf, dass die Faktoren auf der Skala ‚Bedeutsamkeit' die geringsten Werte erreichen (abgesehen vom Ausreißer für den Faktor vier auf der Skala ‚Verluste') und auf der Skala ‚Bedarf' die höchsten Werte.

Vergleicht man abschließend die interne Konsistenz der Skalen mit der der Faktoren, so fallen die insgesamt schwächeren Resultate für die Faktoren auf. Dies war zu erwarten, da die Höhe des Alphakoeffizienten von der Anzahl der zugrunde liegenden Items abhängen kann.

Die Überprüfung der *Retest-Reliabilität* wurde sowohl für die einzelnen Items wie auch für die vier Skalen und die vier Faktoren durchgeführt. Die Einzelergebnisse zu den Items weisen überwiegend hohe Übereinstimmungen zwischen den beiden Erhebungszeitpunkten auf (Übereinstimmung > 70 %). Nur die Items auf der Skala ‚Bedarf' zeigen schwächere Resultate.

12 Ergebnisse der Hauptstudie

Mehr als 50 Prozent aller Teilnehmerinnen nehmen Unterschiede im Hinblick auf die Pflegesituation, die eigene Gesundheit und/oder das Belastungsempfinden zwischen den beiden Datenerhebungen t_0 und t_1 wahr. Das Herausfiltern dieser Fälle führt allerdings nicht durchgängig zu den erwarteten höheren Korrelationskoeffizienten. Teilweise ist die Stabilität sogar geringer als bei der ursprünglichen Berechnung, der alle 48 Fälle zugrundeliegen. Dies trifft insbesondere für die Skala ‚Bedeutsamkeit' zu. Deutlich verbesserte Übereinstimmungswerte können durch das Filtern für die Items auf der Skala ‚Bedarf' erzielt werden.

Die Überprüfung der Retest-Reliabilität für die Skalen ‚Bedeutsamkeit', ‚Gewinne' und ‚Bedarf' bezogen auf die Gesamtstichprobe (N = 48) ergibt gute Resultate (r = .75 bis .79)[59], für die Skala ‚Verluste' mittelmäßige Ergebnisse (r = .56 bis .57). Dennoch zeigen die Resultate zu den Veränderungen zwischen den beiden Erhebungen t_0 und t_1, dass die Pflegesituation und die eigene Gesundheit selbst bei kurz gewählten Zeitintervallen Schwankungen unterworfen sind und die Stabilität des RPA beeinflussen. Das Filtern der Fälle, die eine Veränderung im Hinblick auf die Pflegesituation, die eigene Gesundheit und das Belastungsempfinden zwischen den beiden Datenerhebungen angeben (N = 22), führt auf der Skala ‚Verluste' zu einer deutlich besseren Retest-Reliabilität (r = .86 bis .89).

Die Retest-Reliabilität der Faktoren spiegelt ein ähnliches Bild wider, wobei die Resultate für den Faktor drei sowohl in der ungefilterten als auch in der gefilterten Stichprobe mit Werten vorwiegend im mittleren Bereich (r = .51 bis .77) die schwächsten Übereinstimmungen zeigen. Die Ergebnisse der ersten drei Faktoren auf der Skala ‚Verluste' sind bei der ungefilterten Stichprobe (N = 48; r = .34 bis .52) durchgehend niedriger im Vergleich zur gefilterten Stichprobe (N = 22; r = .52 bis .84). Allerdings fallen die Werte für den vierten Faktor auf der Skala ‚Verluste' auf: Hier liegt der Korrelationskoeffizient bei den ungefilterten Fällen höher.

Die Ergebnisse zur Überprüfung der *inhaltlichen Kongruenz* für die Skalen bestätigen die formulierten Hypothesen, alle Berechnungen ergeben signifikante positive Korrelationen. Die inhaltliche Kongruenz für die Faktoren ergibt hingegen nur wenige signifikante Resultate. Zusammenhänge bestehen insbesondere

- zwischen den Skalen ‚Bedeutsamkeit' und ‚Bedarf' (ausgenommen Faktor ‚drei'),
- für Faktor ‚eins' zwischen den Skalen ‚Gewinne' und ‚Bedarf' sowie
- für Faktor ‚drei' zwischen den Skalen ‚Verluste' und ‚Bedarf'.

Für die Prüfung der *Konstruktvalidität* werden verschiedene zuvor formulierte Hypothesen auf ihre Gültigkeit untersucht. Zunächst werden die Zusammenhänge zwischen den einzelnen RPA-Skalen und der HPS-Kurz analysiert. Hierbei können drei von vier

---

[59] Je nach Anzahl der zugrundeliegenden Items pro Skala: 43, 39 oder 37 Items.

Hypothesen bestätigt werden, auch wenn die Koeffizienten nur auf geringe bis mittlere Zusammenhänge schließen lassen. Die vierte Annahme, die den Zusammenhang zwischen der HPS-Kurz und der Skala ‚Gewinne' überprüft, kann mit den Daten nicht unterstützt werden. Hier liegt eine Nullkorrelation vor.

Zwischen den RPA-Skalen und des SOC-L9-Fragebogen bestehen nur schwache Korrelationen, wobei für die Skala ‚Gewinne' quasi kein Zusammenhang nachweisbar ist. Die Korrelationen für die Skala ‚Bedeutsamkeit' zeigen geringe negative Zusammenhänge. Beide zugrundegelegten Annahmen werden somit widerlegt. Für die beiden anderen Skalen ergeben sich, wie erwartet, signifikante negative Zusammenhänge – die entsprechenden Hypothesen können bestätigt werden.

Die Überprüfung der Validität erfolgt ebenfalls jeweils für die ursprüngliche Version des RPA (43 Items pro Skala) wie auch für die gekürzten Formen (39 bzw. 37 Items pro Skala). Wie bereits bei der Berechnung der Reliabilität weichen auch hier die Werte zwischen diesen unterschiedlichen Fassungen kaum voneinander ab. Diese Reduzierungen bewirken also nur schwache Effekte hinsichtlich der Retest-Reliabilität und der Validität des RPA.

Abschließend soll noch kurz auf die Ergebnisse zur Konstruktvalidität, differenziert nach den vier Faktoren, eingegangen werden.

- *HPS-Kurz:* Acht von insgesamt 16 Hypothesen können bestätigt werden:

  Auf der Skala ‚Bedeutsamkeit' kann die Hypothese nur für den zweiten Faktor angenommen werden.

  Die Überprüfung der Zusammenhänge zwischen den Faktoren auf der Skala ‚Gewinne' und der HPS-Kurz ergeben Nullkorrelationen.

  Hinsichtlich der Skala ‚Verluste' ergeben sich, mit Ausnahme des vierten Faktors, für alle anderen Faktoren signifikante Werte.

  Die Annahmen, die die Korrelationen zwischen der HPS-Kurz und der Skala ‚Bedarf' betreffen, können für alle vier Faktoren bestätigt werden.

- *SOC-L9-Fragebogen:* Nur vier Annahmen können bestätigt werden; zwölf von 16 Hypothesen müssen auf der Basis dieser Daten verworfen werden:

  Die Überprüfungen der Hypothesen, bei denen der SOC-L9-Fragebogen zugrunde lag, zeigen nur für jeweils zwei Faktoren auf den Skalen ‚Verluste' und ‚Bedarf' signifikante negative Korrelationen.

13
Diskussion der Ergebnisse

Im Rahmen dieser Arbeit wurde aufbauend auf gesundheitssoziologischen Ansätzen und einer qualitativen Inhaltsanalyse ein Assessmentinstrument, das RPA, entwickelt. Mit dem RPA soll es zukünftig gelingen, die individuelle Bedeutung von Ressourcen für pflegende Angehörige, die erlebte Ressourcensituation sowie Unterstützungs- und/oder Beratungsbedarfe zur Stärkung einzelner Ressourcen gezielt zu erfassen. Das RPA umfasst 43 Items, die jeweils auf den Skalen ‚Bedeutsamkeit', ‚Gewinne', ‚Verluste' und ‚Bedarf' von pflegenden Angehörigen auf einer Fünfer-Ratingskala selbst beurteilt werden. Das Instrument wurde hinsichtlich seiner Praktikabilität und Güte getestet.

Im folgenden Kapitel werden zunächst die zentralen empirischen Ergebnisse diskutiert und mögliche Ansätze für Folgeuntersuchungen erörtert. Daran schließen eine zusammenfassende Bewertung und die Beantwortung der zentralen Forschungsfrage der zweiten Studienphase an. Das Kapitel schließt mit Anmerkungen zum Geltungsbereich der Untersuchung.

13.1
Überprüfung der Inhaltsvalidiät und der Praktikabilität

Mit dem Prätest wurde die Inhalts- oder Augenscheinvalidität des RPA überprüft. Hierzu wurden Expertinnen auf dem Gebiet der häuslichen Pflege und der Pflegewissenschaft ausgewählt. Diese Entscheidung fiel vor allem vor dem Hintergrund, dass das Assessment später in Beratungssituationen auch von entsprechenden Fachexpertinnen durchgeführt werden sollte. Damit wurde im Prätest auf die bewusste Einbindung von pflegenden Angehörigen verzichtet. Dennoch erfüllten drei Probandinnen beide „Kriterien" als Pflegeexpertin und (ehemalige bzw. aktuell) pflegende Angehörige. Somit konnte indirekt die Einschätzung aus beiden Perspektiven zumindest ansatzweise erfasst werden.

Insgesamt bestätigt der Prätest die Ergebnisse der qualitativen Vorstudie: Die Ressourcen zeigen in der deskriptiven Statistik gute Resultate, d. h., die Expertinnen schätzen sie als bedeutsam ein. Nur bei wenigen Items gibt es in der Häufigkeitsverteilung einzelne Ausreißer, die jedoch entweder auf ungenaue bzw. missverständliche Item-Erläuterungen oder auf inhaltlich unklare Abgrenzungen zwischen verschiedenen Items zurückgeführt werden können. Sowohl mit Hilfe der ergänzenden Anmerkungen unmittelbar zu den Items als auch mit den Ausführungen zu den offenen Fragen werden das RPA und die Item-Erläuterungen modifiziert. Eine Reduktion der Itemanzahl kann an dieser Stelle nicht erfolgen, denn, obwohl durch die Zusammenfassung einzelner Ressourcen einige Items wegfallen, macht die Auswertung des Prätests gleichzeitig die Aufnahme von neuen Items notwendig.

Hinsichtlich der Handhabbarkeit zeigt sich, dass das RPA, trotz seines Umfanges, als angemessen und nicht zu lang eingeschätzt wird, vor allem weil das Assessment den Befragten das Gefühl vermittelt, sich ernst genommen zu fühlen. Das Benutzer-Manual, das u. a. auch das Vorgehen bei der Beantwortung beschreibt, wird als leicht verständlich und unterstützend erlebt. Gleiches gilt für die Item-Erläuterungen.

13.2

STICHPROBE

Aus (forschungs-)pragmatischen Gründen[60] ist die Untersuchung auf eine kleinere Stichprobengröße ausgerichtet. Sie erreicht mit 52 Teilnehmerinnen nicht ganz die geplante Anzahl von 60 pflegenden Angehörigen. Die Probleme bei der Rekrutierung von pflegenden Angehörigen wurden bereits im entsprechenden Ergebnisteil (Kapitel 11) beschrieben. Da der Einfluss auf die Teilnehmerinnengewinnung bei einer Gelegenheitsstichprobe eingeschränkt ist, denn sie baut auf der freiwilligen Meldung möglicher Probandinnen auf, kann es zu Verzerrungen kommen. Mayer (2007) schreibt hierzu:

---

[60] Machbarkeit innerhalb eines Promotionsvorhabens sowie die zeit- und kostenintensive Datenerhebung in Face-to-Face Interviews zu beiden Messzeitpunkten.

13 Diskussion der Ergebnisse

"Dem Vorteil, relativ leicht an Probanden zu kommen, steht der große Nachteil gegenüber, dass der Forscher wenig Einfluss und Kontrolle darüber hat, wer sich freiwillig für die Untersuchung meldet. Erfahrungsgemäß sind dies nur die besonders Interessierten und Motivierten oder die besonders Unzufriedenen, die die Gelegenheit nutzen wollen, ihrem Ärger oder ihrer Enttäuschung freien Lauf zu lassen" (Mayer, 2007, p. 128).

Zu diesen Motivationen für die Studienteilnahme, kommt in der Gruppe der pflegenden Angehörigen das Bedürfnis hinzu, Probleme, Gedanken und Sorgen einer Person mitzuteilen, die nicht zum nahen sozialen Umfeld gehört. Oft stellt dieses Mitteilen persönlicher Empfindungen eine Entlastung dar, insbesondere weil aufgrund der zugesicherten Anonymität und der Studiensituation die „Gefahr" eines Wiedersehens mit der Interviewerin nicht existiert oder als minimal eingeschätzt wird. Auch in der hier erfolgten Untersuchung wurde dieser Beweggrund mehrfach genannt.

Daneben kann nicht ausgeschlossen werden, dass über die Gatekeeper eine Verzerrung bei der Teilnehmerinnenrekrutierung resultierte. Die Information über die Studie und die Auswahlkriterien für die Studienteilnahme erfolgte in der Regel durch die Untersuchungsleitende an die jeweiligen Leitungen der Einrichtungen oder Abteilungen. Diese kommunizierten die Information an die Mitarbeiterinnen weiter, die die pflegenden Angehörigen im unmittelbaren Kontakt ansprechen und ihnen die Studienunterlagen übergeben sollten. Inwieweit potentiell in Frage kommende pflegende Angehörige tatsächlich informiert und zur Teilnahme angeregt wurden oder ob im Vorfeld eine individuelle subjektive Vorauswahl erfolgte, bleibt offen.

Ein Aspekt, der die Teilnehmerinnengewinnung zusätzlich erschwert und beeinflusst haben könnte, ist die Anrede der Zielgruppe im Informationsschreiben: „Pflegende Angehörige für ein Forschungsprojekt gesucht." Diese Ansprache impliziert, auch wenn die Gatekeeper anders instruiert wurden, dass sich nur jene Betroffenen meldeten, die sich bereits mit der Rolle als pflegende Angehörige identifiziert haben. Folgt man den Ausführungen von Bowers (1987) und Nolan et al. (1996) zu der Typologie familiärer Pflege und dem Prozess der Rollenannahme und Rollenentwicklung, der von Lindgren (1993) mit den drei Phasen einer Pflegendenkarriere beschrieben wird, so wird deutlich, dass sich diejenigen pflegenden Angehörigen, die sich (noch) nicht als solche betrachten, eventuell mit dem Aufruf nicht angesprochen fühlten (vgl. auch Kapitel 2). In einer Folgestudie sollte dies beachtet werden.

Die Gruppe der pflegenden Angehörigen ist, folgt man den Ausführungen in Kapitel 2, sehr heterogen. Die Grundgesamtheit ist nicht genauer bekannt, entsprechend sind Aussagen hinsichtlich systematischer Abweichungen (Bias) kaum möglich. Dennoch, stellt man die Gruppe der Teilnehmerinnen den zu Beginn dieser Arbeit zitierten Studien mit wesentlich höheren Teilnehmerinnenzahlen gegenüber (Döhner, Kofahl et al., 2007; Schneekloth & Wahl, 2005; Schupp & Künemund, 2004), so zeigt sich trotz der oben ausgeführten möglichen Verzerrungen, dass die hier zugrundeliegende Stichprobe im Hinblick auf die soziodemografischen Daten vergleichbar ist bzw. ähnliche Tendenzen aufweist.

13 Diskussion der Ergebnisse

Die kleine Stichprobe erweist sich allerdings – vermutlich nicht zuletzt auch aufgrund der Heterogenität der Zielgruppe – in der statistischen Testung als nicht ganz unproblematisch, die Interpretation und Diskussion der Ergebnisse erfolgt entsprechend unter dieser Prämisse.

13.3

STUDIENABLAUF

VERFAHREN DER DATENERHEBUNG

Für die Datenerhebung wurden Face-to-Face-Interviews gewählt, da das RPA nach erfolgreicher Testung in persönlichen Beratungsgesprächen eingesetzt werden soll. Bei diesem Vorgehen war die kleine Stichprobe von Vorteil, denn die Assessmentgespräche gestalteten sich insbesondere für die Ersterhebung sehr zeitintensiv.

In der vorliegenden Arbeit fällt die Zuordnung der generierten Faktoren zu inhaltlich sinnvollen Oberbegriffen nicht leicht. Die Aussagekraft der Faktorenanalyse ist folglich begrenzt (siehe Kapitel 13.4). Für Folgestudien sollte die Zahl der Probandinnen daher mindestens der empfohlenen dreifachen Variablenanzahl entsprechen (vgl. Leonhart, 2009). Da für diese Rechenoperation die Skala ‚Bedarf' zugrundegelegt wird, bedeutet dies eine Stichprobe von wenigstens 129 pflegenden Angehörigen.[61]

Eine Face-to-Face-Befragung, wie in der vorliegenden Arbeit, ist mit einer Stichprobengröße von 129 oder mehr pflegenden Angehörigen aus Gründen begrenzter ökonomischer und personeller Ressourcen nur schwer durchführbar, das Verfahren der Datenerhebung sollte daher gegebenenfalls neu überlegt werden. Dennoch sollte bei der Entscheidung – persönliche versus schriftliche Befragung – immer der Aspekt des späteren praktischen Einsatzes des Instruments beachtet werden.

Argumente für das Assessment innerhalb eines Face-to-Face-Interviews sind u. a., dass

- sich pflegende Angehörige ernst genommen und in ihrem Engagement gewürdigt fühlen,
- die Chance auf vollständig beantwortete Fragebögen deutlich höher ist als bei schriftlichen Befragungen,

---

[61] Bortz (2005) empfiehlt eine Stichprobe, die viermal so hoch ist wie die Itemanzahl (dies würde eine Stichprobengröße von mindestens 172 pflegenden Angehörigen implizieren).

- Missverständnisse direkt aufgegriffen und geklärt werden können und
- durch das persönliche Gespräch zusätzliche Informationen gewonnen werden können, die die Interpretation der Daten unterstützen können (vgl. hierzu auch Polit, Beck et al., 2004).

Da das RPA zu den komplexen Instrumenten gezählt werden muss, ist zumindest bei der Erstbefragung von einer telefonischen Befragung eher abzuraten.

Für eine schriftliche Befragung sprechen vor allem zwei Aspekte: einerseits das auch bereits im Prätest angeführte Argument, dass persönliche Fragen von den pflegenden Angehörigen möglicherweise lieber anonym und alleine, ohne Anwesenheit einer Interviewerin, beantwortet werden. Andererseits bindet die schriftliche Durchführung deutlich weniger personelle Ressourcen und ist damit aus ökonomischen Gesichtspunkten attraktiver. Weitere Faktoren, die für eine schriftliche Befragung zumindest im Rahmen von Studien sprechen, sind die geografische Flexibilität und die Vermeidung von Verzerrungen durch die Interviewerin. Allerdings impliziert dieses Vorgehen, das im späteren Praxiseinsatz der Fragebogen von den pflegenden Angehörigen allein ausgefüllt und zum Beratungsgespräch mitgebracht wird. Inwieweit damit – insbesondere im Hinblick auf die Erstberatung – möglicherweise neue Hemmschwellen aufgebaut werden, bleibt zu hinterfragen. Als Verlaufsinstrument eingesetzt, ist im Praxiseinsatz eine Kombination aus persönlicher, telefonischer und schriftlicher Datenerhebung dagegen durchaus vorstellbar.

Die vorangegangenen Ausführungen zeigen, wie schwierig eine Entscheidung diesbezüglich ist. Sollte das RPA im nächsten Schritt im Rahmen einer schriftlichen Befragung weiter getestet werden, so ist aus Gründen der Übersichtlichkeit und Akzeptanz zu erwägen, das RPA in Subskalen – vorzugsweise analog zu den generierten Faktoren – zu unterteilen. Der Umfang wurde von den Teilnehmerinnen zwar nicht als zu hoch bewertet, dennoch kann die Länge des RPA beim Selbstausfüllen zunächst abschreckend wirken und gegebenenfalls zum lückenhaften Ausfüllen oder zu vorzeitigem Abbruch führen. Dem sollte durch eine modifizierte visuelle Gestaltung vorgebeugt werden.

Objektivität

Die folgenden Ausführungen beleuchten das Gütekriterium der Objektivität des RPA, also inwieweit die Ergebnisse unabhängig von den situativen Bedingungen sind (vgl. Bortz & Döring, 2005; Geyer, 2003).

Das Benutzer-Manual und die Erläuterungen zu den Items wurden im Prätest einer Verständlichkeitsprüfung unterzogen und nach kleinen Modifizierungen als nachvollziehbar und verständlich beurteilt. Zusätzlich wurden die beiden Studierenden, die an der Datenerhebung beteiligt waren, in der Anwendung geschult. Die Item-Erläuterungen lagen während der Datenerhebung neben dem RPA und dienten als Hilfsmittel, um ein einheitliches Erklären der Items zu sichern. Dieses standardisierte Verfahren gewährleistet für die Untersuchung selbst ebenso wie für die spätere Anwendung des RPA eine hohe Durchführungsobjektivität.

Das Rating auf den Fünf-Punkte-Skalen erfolgte durch die Probandinnen selbst. Zur Unterstützung wurde ihnen die optische Ausfüllhilfe mit den Erklärungen zu den fünf Kategorien vorgelegt. Ergänzend wurden die Kategorien zu Beginn und bei Bedarf zusätzlich während der Datenerhebung analog zum Benutzer-Manual erläutert, um einen möglichst hohen Grad an Auswertungsobjektivität zu erreichen. Das Fehlen einer sogenannten „Weiß-nicht-Kategorie" wurde von keiner Probandin thematisiert. Eher war vereinzelt der Trend zu Extremwerten zu beobachten, der in der Regel mit Aussagen wie „entweder man hat es oder man hat es nicht" einhergeht (vgl. Kapitel 12.4).

Dennoch verdeutlichen die unterschiedlichen Interviewlängen, dass die mündliche Befragung dieser Zielgruppe nicht vollständig standardisierbar ist. Für pflegende Angehörige bieten mündliche Datenerhebungen die Gelegenheit, ihre Anliegen, Sorgen und Gedanken einer Person mitzuteilen, die ihnen Anonymität zugesichert hat. Wenn dieses Bedürfnis gleichzeitig die (legitime) primäre Motivation zur Studienteilnahme bildet, werden besondere Anforderungen an die sozial-kommunikativen Fähigkeiten der Interviewerin gestellt. Die Umsetzung der im Vorfeld überlegten Strategien, damit bei Themenwechseln oder Erzählphasen ein schnelles Zurückführen zum Interview und zur Beantwortung der Fragen gelingt, funktionierte nicht immer auf Anhieb. Dieses Phänomen beschreiben auch Hanson und Kollegen (Hanson, Magnusson et al., 2008) und vermuten, dass für die Datengewinnung bei pflegenden Angehörigen generell mehr Zeit einkalkuliert werden muss. Die Zweiterhebung verläuft in der Regel ohne solche Exkurse und nimmt daher deutlich weniger Zeit in Anspruch. Offen bleibt, inwieweit sich diese unterschiedlich lang dauernden Interviews – einmal mit und einmal ohne umfangreiche Erfahrungen bzw. Erzählungen zu den einzelnen Ressourcen – auf die Stabilität auswirken.

Innerhalb der Untersuchung erfolgte keine Interpretation der Ergebnisse beispielsweise im Sinne einer Ableitung von konkreten Interventionen oder Interventionskonzepten, denn die Studie ist auf die Entwicklung des Instruments begrenzt. Aussagen zur Interpretationsobjektivität sind somit nicht möglich. Nach Bartholomeyczik und Halek umfasst das Ziel eines Assessments nicht nur das Sammeln von „relevanten und »richtigen« Informationen" sondern vor allem auch deren Bewertung und „die Ermöglichung einer fundierten Entscheidung" (Bartholomeyczik & Halek, 2009, p. 14). Die Überprüfung der Interpretationsobjektivität sollte daher, nach abgeschlossener Entwicklung des RPA, in späteren Untersuchungen mit einbezogen werden.

13.4
ANALYSEN ZUR MÖGLICHEN REDUZIERUNG DES RPA

ITEMANALYSE

Die Itemanalyse gilt als ein wichtiges Instrument innerhalb der Testbewertung (vgl. Bortz & Döring, 2005). Für die hier vorliegende Untersuchung war sie vor allem für die mögliche Reduzierung der Itemanzahl von Interesse. Entsprechend wurden die Rohwerteverteilung, die Itemschwierigkeit sowie die Trennschärfe genauer betrachtet.

Die Vermutung, dass die untersuchten Merkmale – die Bedeutsamkeit von einzelnen Ressourcen, die Ressourcengewinne, die Ressourcenverluste und die Unterstützungs- bzw. Beratungsbedarfe zur Stärkung einzelner Ressourcen – bei den pflegenden Angehörigen sehr individuell ausgeprägt sind, spiegelt sich in den Verteilungen wider:

Die Werte auf der Skala ‚Bedeutsamkeit' liegen deutlich im oberen Wertebereich und bestätigen damit die Ergebnisse der qualitativen Inhaltsanalyse sowie der gefundenen Studien (vgl. Kapitel 6 und 7). Hier wurden die Ressourcen identifiziert, die für pflegende Angehörige eine Bedeutung haben. Es verwundert daher nicht, dass die pflegenden Angehörigen vor allem die oberen Antwortkategorien wählen.

Das Antwortverhalten auf den beiden mittleren Skalen ‚Gewinne' und ‚Verluste' ist durch eine Tendenz zu den niedrigen Werten gekennzeichnet, auch wenn bei der überwiegenden Anzahl der Items der gesamte Wertebereich ausgenutzt wird. Für diese Resultate sind mehrere Gründe vorstellbar:

- Ein Erklärungsansatz ist in den Daten der Interviewtagebücher zu finden: Die pflegenden Angehörigen stellen bezüglich der einzelnen Ressourcen nur wenige Veränderungen oder Schwankungen fest, weil sich diese oft in der ersten Pflegephase, über die viele schon hinaus sind, spürbar bemerkbar machen. Danach manifestieren sich Änderungen oft als schleichender, kaum wahrnehmbarer Prozess oder sie treten unerwartet in Situationen akuter pflege- oder lebensweltbezogener Ereignisse auf. Als Verlaufsinstrument, von Beginn der Pflegeübernahme an eingesetzt, würden die Testergebnisse hier wahrscheinlich anders ausfallen.

- Kritisch hinterfragt werden muss, ob die Operationalisierung der COR-Theorie und die damit einhergehende Frage der Ressourcenerfassung, insbesondere hinsichtlich der beiden mittleren Skalen ‚Gewinne' und ‚Verluste', als gelungen betrachtet werden kann. Möglicherweise wurden die zu den Items der mittleren Skalen gehörenden Fragen – ‚(Ressource) habe ich in letzter Zeit dazugewonnen/verloren?' – von den pflegenden Angehörigen anders verstanden, als dies beabsichtigt war.

13 Diskussion der Ergebnisse

Die beiden Skalen wurden in Anlehnung an die Originalfassung des COR-E-Fragebogens bzw. die modifizierten deutschen GCOR-E-xx-Instrumente konstruiert. Mit ihnen soll das Ausmaß an Ressourcenverlusten und Ressourcengewinnen innerhalb eines festgelegten Zeitraums erfasst werden. Hobfoll et al. (1992) entwickelten die Items (= Ressourcen) für den COR-E-Fragebogen innerhalb eines Gruppenprozesses mit Stressforscherinnen. Stoll (2001) legte die Items für seine Instrumente zusammen mit einem wissenschaftlichen Team fest. In keiner Studie der beiden Forscherteams finden sich Hinweise auf Verständnisprobleme bei der Erfassung von Ressourcengewinnen und -verlusten. Im Gegensatz zum COR-E und den deutschen GCOR-E-xx-Instrumenten wurden die Items des RPA nicht in Expertinnengruppen entwickelt, sondern basieren auf einer qualitativen Inhaltsanalyse von Interviewdaten. Eine zusammengefasste Matrix aus den COR-Instrumenten und dem SOC-Fragebogen diente hierbei als vorläufiges Kategoriensystem. Die verwendeten Daten stammten aus einem vorangegangenen qualitativen Forschungsprojekt mit pflegenden Angehörigen, also der im Fokus stehenden Zielgruppe. Die Relevanz, die Verständlichkeit und das sinngemäße Verständnis sowohl der Items als auch der Skalen wurden zusätzlich von Expertinnen innerhalb eines Prätests einer Prüfung unterzogen. Kritisch anzumerken ist an dieser Stelle, dass kein Prätest mit der Zielgruppe selbst erfolgte. Für Folgestudien sollte daher in Erwägung gezogen werden, das RPA auch einer kritischen Vorabprüfung durch die Zielgruppe selbst zu unterziehen, z. B. in Form von Gruppendiskussionen.

Dennoch deuten die in den Interviewtagebüchern dokumentierten Ausführungen der Probandinnen darauf hin, dass das Antwortverhalten nicht grundsätzlich auf inhaltliche Verständnisprobleme zurückgeführt werden kann. Hierzu zählen insbesondere Aussagen, dass die ersten drei Skalen zur Beantwortung der vierten Skala als notwendig oder hilfreich empfunden wurden, oder dass Schwankungen insbesondere am Anfang der Pflegeübernahme oder bei einschneidenden Abweichungen vom „normalen" Pflegealltag wahrgenommen, schleichende Veränderungen dagegen kaum von den Betroffenen registriert werden (vgl. Kapitel 12). Die Vermutung, dass die pflegenden Angehörigen den Fragebogen (insbesondere die beiden mittleren Skalen) und das Antwortschema möglicherweise nicht oder anders als intendiert verstanden haben, erscheint daher zunächst unwahrscheinlich.

- Ein anderer bedeutsamer Aspekt soll nicht unerwähnt bleiben: Die Anwendung des RPA verlangt einen Paradigmenwechsel von der bislang eher belastungsgeprägten Sichtweise hin zu einer ressourcenorientierten Perspektive. Sie einzunehmen ist selbst für professionell Pflegende häufig ungewohnt, für pflegende Angehörige ist dies in der Regel völliges Neuland. Viele Studien, die die Ressourcen und Bedarfe von pflegenden Angehörigen identifizieren wollten, sind gescheitert, weil pflegende Angehörige sich vorrangig über ihre Belastungen und/oder die Veränderungen des Lebensalltages definieren (u. a. Ankri, Andrieu et al., 2005; Kofahl, Nolan et al., 2005; Mischke & Meyer, 2008). Bisher waren neue Erkenntnisse über Ressourcen pflegender Angehöriger häufig nur ein Nebenprodukt in Forschungsarbeiten (u. a. Vitaliano, Russo et al., 1991; Navon & Weinblatt, 1996). Der von Antonovsky (1997) entwickelte SOC-Fragebogen wurde zwar bereits in vielen Untersuchungen mit pflegenden Angehörigen eingesetzt, allerdings erfasst er das Kohärenzgefühl im Gesamten und nicht einzelne Ressourcen. Die individuelle Relevanz von Ressourcen und insbesondere Ressourcenveränderungen bewusst zu benennen, sind pflegende Angehörige bisher nicht gewohnt. Auch wenn dies für die Skala ‚Bedeutsamkeit' und ‚Bedarf' scheinbar unproblematisch ist, sollte diesem Aspekt bei weiteren Untersuchungen Beachtung geschenkt werden. Denn dies könnte möglicherweise mit ein Grund dafür sein, dass sich in der hier vorliegenden Untersuchung das Antwortverhalten speziell bezüglich der beiden mittleren Skalen ‚Gewinne' und ‚Verluste' vor allem auf die niedrigen Antwortkategorien konzentriert. Dies würde wiederum, auch bezugnehmend auf den vorhergehenden Spiegelstrich, die Notwendigkeit zur Überprüfung der Formulierungen der beiden mittleren Skalen unterstreichen.

Eine Frage bleibt allerdings offen: Wieso hatte dies scheinbar in den Forschungen von Stoll (2001, 2004) keine Relevanz? Auch für seine Zielgruppen dürfte die ressourcenorientierte Sichtweise neu gewesen sein. Detaillierte Aussagen zu den einzelnen Skalen oder entsprechende Hinweise fehlen in seinen Veröffentlichungen zur Testung der Instrumente.

Die Ergebnisse für die vierte Skala ‚Bedarf' weisen ebenfalls eine linkssteile Neigung auf, dennoch illustrieren die Mittelwerte der einzelnen Items im Vergleich zu den beiden vorangegangenen Skalen ein ausgewogeneres Antwortverhalten, der Wertebereich wird bei allen Items ausgeschöpft. Dies verdeutlicht, im Gegensatz zu den Ergebnissen für die Skala ‚Bedeutsamkeit', dass Ressourcen für alle wichtig sein können, aber dass die Bedarfe zur Stärkung der Ressourcen sehr individuell bewertet werden.

Die Berechnung der Itemschwierigkeit erfolgte, um Hinweise auf die Verteilung der Antworten und um Anhaltspunkte über Items, die gegebenenfalls aus dem RPA eliminiert werden können, zu gewinnen. Die Ergebnisse zeigen, dass die Items auf den ersten drei Skalen größtenteils außerhalb des mittleren Schwierigkeitsindexes liegen. Bezogen auf die vorherigen Ausführungen sind diese Resultate jedoch inhaltlich nachvollziehbar und begründbar. Auf der Skala ‚Bedarf' liegen nur die Werte von drei Items außerhalb des mittleren Schwierigkeitsbereichs. Insgesamt kann die Verteilung der Antworten für diese Skala also als ausgeglichen betrachtet werden.

Die Trennschärfe wurde lediglich für die Items untersucht, die nach der vorhergehenden Analyse im mittleren Schwierigkeitsbereich lagen. Auf den ersten drei Skalen ergeben die Itemanalysen nahezu ausschließlich geringe Trennschärfen. Aufgrund der extremen Itemschwierigkeiten erstaunen diese Resultate jedoch nicht; die paraboloide Abhängigkeit von Trennschärfe und Schwierigkeitsindex wird in der einschlägigen Literatur beschrieben. Dies bedeutet, dass bei geringer Itemschwierigkeit in der Regel auch die Trennschärfe gering ist, sie sich mit ansteigender Schwierigkeit erhöht und bei einer 50-prozentigen Schwierigkeit den Maximum-Wert erreicht. Steigt die Itemschwierigkeit weiter, nimmt die Trennschärfe wieder ab (vgl. Bortz & Döring, 2005; Lienert & Raatz, 1998).

Die Resultate für die Skala ‚Bedarf' weisen für die Items überwiegend eine gute Trennschärfe auf, nur bei zehn Items liegen die Trennschärfen unter .30. Die Items mit geringer Trennschärfe wurden jedoch nicht, wie z. B. von Bortz und Döring (2005) empfohlen, aus dem RPA für die weiteren Analysen entfernt, sondern zunächst in einer gemeinsamen Betrachtung der vorliegenden quantitativen und qualitativen Daten neu beurteilt. Die Ergebnisse und Konsequenzen wurden aus methodischen Gründen bereits in den Kapiteln 12.4 und 12.5 aufgezeigt und erörtert, auf eine weitere Diskussion wird daher an dieser Stelle verzichtet.

FAKTORENANALYSE

Die explorative Faktorenanalyse sollte zu einer Reduktion und Zusammenfassung der vielen Items auf einige wenige zentrale Faktoren führen. Hierzu wurde die nach der Itemanalyse modifizierte Skala ‚Bedarf' mit 39 Items zugrunde gelegt. Zusätzlich wurden für die Berechnung die beiden Items ‚9' und ‚38', die nur für einen kleinen Teil der Stichprobe relevant sind, eliminiert.

Die Entscheidung für die Skala ‚Bedarf' als Analysebasis liegt insbesondere darin begründet, dass sie die zentrale Grundlage für den pflegerischen Beratungsprozess bildet, denn die Ergebnisse dieser Skala ermöglichen das Ableiten von Handlungsnotwendigkeiten.[62]

Auch wenn die Werte des Barlett-Tests auf Sphärizität und der KMO-Wert grundsätzlich eine Faktorenanalyse zulassen, so musste die kleine Stichprobe von Beginn an als kritisch eingestuft werden. Leonhart (2009, p. 510) gibt als Minimum eine Probandinnenzahl an, die mindestens dreimal so hoch wie die Anzahl der Variablen sein sollte. Bortz (2005, p. 544) empfiehlt sogar eine Teilnehmerinnenzahl, die viermal so hoch ist wie die Itemanzahl. Mit einer Stichprobe von 52 pflegenden Angehörigen liegt diese Untersuchung deutlich unter diesen Vorgaben. Die Ergebnisse müssen entsprechend vorsichtig interpretiert werden.

Zur Festlegung der Faktorenanzahl wurde neben dem Scree-Test auch auf den Ansatz der Evaluation der Lösung zurückgegriffen. Beide Verfahren werden zwar aufgrund ihres subjektiv-qualitativen Vorgehens nicht ganz unkritisch betrachtet, dennoch erschien dieser Weg in der hier vorliegenden Untersuchung geeignet. Über die Vier-Faktoren-Lösung kann eine Gesamtvarianz von 51 Prozent erklärt werden, dies kann als zufriedenstellend bewertet werden. Dennoch gestaltet sich die inhaltlich-homogene Zuordnung der Items zu den vier generierten Faktoren – zumindest subjektiv betrachtet – schwierig: so bündeln die ersten drei Faktoren Items mit jeweils mehreren unterschiedlichen Schwerpunkten, nur die Items auf dem vierten Faktor können inhaltlich zu einem Thema zusammengefasst werden. Eine eindeutige Aussage, inwieweit das RPA auf vier Faktoren reduziert werden kann, ist allein auf der Grundlage dieser Analyse nicht möglich, zumal das Ergebnis auch andere Interpretationen zulässt:

---

[62] In den Veröffentlichungen zu den deutschen COR-E-xx-Instrumenten konnte kein Hinweis gefunden werden, welche Skala Stoll jeweils für die Faktorenanalyse zugrunde legte (vgl. Stoll 2001, 2004).

13 Diskussion der Ergebnisse

- Da mit dem RPA ein möglichst breites Spektrum an relevanten Ressourcen und sich darauf beziehenden Bedarfen erfasst werden soll, kann von einer großen Heterogenität der Items ausgegangen werden. Die explorative Faktorenanalyse mit ihren inhaltlich schwer zusammenzufassenden Faktoren könnte ein Hinweis sein, dass eine Reduktion des RPA mit diesem Verfahren nicht möglich ist.

- Die Ergebnisse könnten jedoch auch darauf hindeuten, dass sich das RPA nicht in vier Faktoren untergliedern lässt. Denkbar wäre, dass sich bei einer Wiederholung der Faktorenanalyse mit einer höheren Fallzahl eine andere Anzahl von Faktoren herauskristallisiert, die zu inhaltlich klaren Ergebnissen führt.

- Eher unwahrscheinlich ist die letzte Auslegung: Möglicherweise lässt sich das RPA nicht in verschiedene Dimensionen zerlegen, dies würde für einen Generalfaktor und gegen eine Unterteilung des RPA in Faktoren sprechen. Allerdings sprechen die Heterogenität der Items (siehe erster Gliederungspunkt) und die ähnlich ladende Anzahl von Items auf den ersten beiden Faktoren (Faktor ‚eins' vereint zwölf Items, Faktor ‚zwei' elf Items) gegen diese Vermutung. Bei einem Generalfaktor müsste der erste Faktor im Vergleich zu den anderen Faktoren deutlich mehr Items laden.

Eine Wiederholung der Untersuchung mit einer entsprechend hoch berechneten Teilnehmerinnenzahl kann hier möglicherweise zu einer Klärung führen.

Eine abschließende Bewertung, ob auf der Grundlage dieser Untersuchung eine Reduzierung auf vier Faktoren zu empfehlen ist, erfolgt erst im Anschluss an die Diskussion der Ergebnisse zur Reliabilität und Validität (vgl. Kapitel 13.6).

Die Tatsache, dass nur die Skala ‚Bedarf' für die Identifizierung von Faktoren herangezogen wurde und nicht zusätzlich auch die anderen drei Skalen einer Faktorenanalyse unterzogen wurden, kann sich für die Folgeanalysen als problematisch herausstellen. Hintergrund für die Entscheidung, nur die trennschärfste Skala zugrunde zu legen, war die theoriebasierte Konstruktion des RPA, ein Item jeweils auf allen vier Skalen zusammenhängend zu erfassen, da die subjektive Einschätzung von Ressourcenrelevanz, Ressourcenveränderungen und Bedarfen zur Stärkung von Ressourcen miteinander in Verbindung stehen (vgl. Kapitel 4 und 8). Eine separate Faktorenanalyse pro Skala mit der Generierung von vermutlich abweichenden Faktoren hätte unweigerlich eine Änderung des Aufbaus und der Struktur des RPA zur Folge gehabt; was nicht beabsichtigt war. In der Konsequenz müssen für die Faktoren auf den ersten drei Skalen ‚Bedeutsamkeit', ‚Gewinne' und ‚Verluste' möglicherweise schwächere Resultate bei der Überprüfung von Reliabilität und Validität in Kauf genommen werden.

13.5
ANALYSEN ZUR ÜBERPRÜFUNG DER GÜTE DES RPA

Im weiteren Verlauf wurden die Analysen jeweils mit den ursprünglichen Skalen mit 43 Items wie auch mit den nach der Itemanalyse gekürzten Versionen mit 39 Items und 37 Items durchgeführt, weil verglichen werden sollte, ob die Reduzierungen einen augenscheinlichen Effekt haben. Allerdings konnten hierfür in keiner der durchgeführten Berechnungen deutliche Indizien gefunden werden. Die vergleichenden Analysen für das ursprüngliche RPA mit 43 Items pro Skala und für die modifizierten RPA-Versionen mit 39 bzw. 37 Items pro Skala ergaben kaum unterschiedliche Werte. Zum Teil zeigen die längeren Skalen leicht höhere Werte, teilweise die gekürzten Skalen. Es ist daher unklar, ob und wie die Variablen-Reduzierung die Reliabilität und Validität beeinflusst.

Außerdem erfolgten separate Berechnungen für die einzelnen Faktoren. Dies sollte weitere Klarheit bezüglich der Bewertung der Faktorenanalyse schaffen.

13.5.1
RELIABILITÄT

INTERNE KONSISTENZ

Wie bereits in der Zusammenfassung der Ergebnisse dokumentiert, ist die interne Konsistenz der vier Skalen des RPA ebenso wie die der vier Faktoren auf der Skala ‚Bedarf‘ als gut bis sehr gut zu bezeichnen. Die interne Konsistenz der Faktoren auf den ersten drei Skalen (‚Bedeutsamkeit‘, ‚Gewinne‘, ‚Verluste‘) variiert dagegen.

Die höchste Homogenität zeigt sich über alle Skalen hinweg für den zweiten Faktor, hier kann die interne Konsistenz als gut bewertet werden, auch wenn die inhaltliche Zuordnung der elf Items zu einem Begriff nicht gelingt und zwei Begrifflichkeiten für die Beschreibung des Faktors gewählt werden.

Für den vierten Faktor ergeben die Berechnungen die niedrigsten Werte, auf der Skala ‚Verluste‘ ist der Alphakoeffizient quasi gleich null. Da dies der Faktor mit der geringsten Itemanzahl ist (lediglich fünf Items), waren hier die schwächsten Werte zu erwarten. Allerdings sind die Items auf diesem Faktor am ehesten einem eindeutigen

13 Diskussion der Ergebnisse

Oberbegriff zuzuordnen; was wiederum auf eine gute interne Konsistenz hätte schließen lassen können. Für den Faktor auf der Skala ‚Bedarf' kann diese Vermutung bestätigt werden, nicht so für die anderen drei Skalen. Dieses Phänomen setzt sich auch bei den anderen Faktoren fort, sie erreichen jeweils auf der Skala ‚Bedarf' die höchsten Alphakoeffizienten. Dies kann, wie bereits im vorherigen Kapitel angedeutet, darauf zurückgeführt werden, dass die Faktoren auf der Basis der Skala ‚Bedarf' generiert wurden. Die Ergebnisse der Faktorenanalyse wurden auf alle Skalen übertragen und das damit einhergehende Risiko schwächerer Resultate für die ersten drei Skalen des RPA in Kauf genommen. Obwohl sich die eindeutige inhaltliche Zuordnung der Items zu den jeweiligen Faktoren nicht als augenfällig und einfach darstellte, können die Resultate zur internen Konsistenz, zumindest hinsichtlich der Skala ‚Bedarf', zunächst vorsichtig als Bestätigung der vier Faktoren gedeutet werden.

Retest-Reliabilität

Als Zeitspanne zwischen den beiden Datenerhebungen wurde mit acht bis 16 Tagen ein relativ kurzer Zeitraum gewählt, da bei einem längeren Abstand eine zu hohe Instabilität des zu untersuchenden Phänomens befürchtet wurde. Die Aussagen der pflegenden Angehörigen deuten darauf hin, dass Erinnerungseffekte nahezu ausgeschlossen werden können. Allerdings hat die Erstbefragung, folgt man den Daten der Interviewtagebücher, bei vielen Teilnehmerinnen ein bewusstes Nachdenken über ihre Situation ausgelöst. Dies kann gegebenenfalls zu einem veränderten Antwortverhalten bei t_1 geführt und die Stabilität des RPA beeinflusst haben.[63] Auch die unterschiedlichen Interviewlängen bei t_0 und t_1 können möglicherweise zu Verzerrungen geführt haben. Während die Antworten bei t_0 häufig mit umfangreichen Ausführungen von Seiten der pflegenden Angehörigen einhergingen, erfolgte das Rating bei t_1 meistens unmittelbar und strukturiert nach der Fragestellung.

Die Resultate zu den Veränderungen zwischen den beiden Erhebungen t_0 und t_1 verdeutlichen, dass die Pflegesituation und die eigene Gesundheit, selbst bei kurz gewählten Zeitintervallen, Schwankungen unterworfen sind. Zur Beurteilung der Retest-Reliabilität wurden aus den Wertedifferenzen zwischen t_0 und t_1 die Prozentwerte der Übereinstimmung für die einzelnen Itempaare ermittelt. Es wurde überprüft, inwieweit die Ergebnisse reproduzierbar sind, also ob sie stabil gegenüber zufälligen Schwankungen sind.

---

[63] Diese Fälle wurden für die zweite Berechnung der Retest-Reliabilität nicht herausgefiltert, da die Fallzahl hierdurch zusätzlich verkleinert und damit die Aussagekraft reduziert worden wäre. Hinzu kommt, dass nur jene pflegenden Angehörigen hätten gefiltert werden können, die dies verbalisiert hätten. Pflegende Angehörige, die ebenfalls ihre Situation überdacht, dies aber nicht artikuliert hätten, wären weiterhin Teil der Analyse. Eine Verzerrung kann also – unabhängig vom Vorgehen – nicht ausgeschlossen werden.

13 Diskussion der Ergebnisse

Die Resultate ergeben hinsichtlich der einzelnen Items auf den Skalen ‚Bedeutsamkeit', ‚Gewinne' und ‚Verluste' gute Übereinstimmungswerte, auf der Skala ‚Bedarf' jedoch überwiegend – vor allem bei der Gesamtstichprobe (N = 48) – schwache Prozentwerte. Gerade bei den Items der vierten Skala zeigt sich, dass die erfassten Merkmale scheinbar sensibel auf Veränderungen reagieren, denn die Ergebnisse für die gefilterte Stichprobe (N = 22) sind deutlich besser.

Bei einigen Items sind die Prozentwerte nahezu identisch, unabhängig davon, ob alle Fälle, die Fälle ohne Veränderungen oder die Fälle mit Veränderungen von t_0 zu t_1 zugrundegelegt werden.[64] Obwohl sich also etwas im Umfeld verändert hat (die Pflegesituation, die eigene Gesundheit und/oder das Belastungserleben), ist der Grad der Übereinstimmung in allen Berechnungsvarianten gleich. Es kann bei diesen Items entsprechend von einer gleichbleibenden Merkmalsstabilität ausgegangen werden.

Auffällig sind die Items, bei denen die Berechnungen mit der Gesamtstichprobe ebenso wie diejenigen mit der kontrastierenden Strichprobe (also den Fällen mit angegebenen Unterschieden zwischen t_0 und t_1) höhere Übereinstimmungswerte ergeben. Dies betrifft vorrangig die Items auf der Skala ‚Bedeutsamkeit' aber auch vereinzelt Items auf den anderen drei Skalen. Die unerwarteten („diffusen") Resultate weisen darauf hin, dass die Schwankungen vermutlich von einer anderen Ursache als den in dieser Untersuchung erfassten Veränderungen herrühren. Bereits Lazarus und Folkman (1984) beschreiben im Zusammenhang mit dem transaktionalen Geschehen bei Bewältigungsprozessen, dass es – insbesondere im Verlauf einer Stresssituation – permanent zu einer Neubewertung der eigenen Ressourcen kommt. Die von einigen pflegenden Angehörigen angesprochene Selbstreflektion im Anschluss an die Erstbefragung und die Tagesschwankungen im Belastungserleben könnten Indizes für dieses Phänomen sein.

Offen bleibt allerdings, wieso dies vorrangig die Skala ‚Bedeutsamkeit' betrifft. Möglicherweise müssen auch die Items selbst infrage gestellt werden. Es bleibt festzuhalten, dass der Grund für die unsystematischen Schwankungen zwischen den beiden Erhebungszeitpunkten t_0 und t_1 innerhalb dieser Untersuchung nicht geklärt werden kann. Eine eindeutige Schlussfolgerung hinsichtlich der Retest-Reliabilität der einzelnen Items des RPA lassen die Untersuchungsergebnisse nicht zu, vielmehr sind zum Füllen dieses Desiderats weitere Untersuchungen notwendig.

Zur weiteren Beurteilung der Retest-Reliabilität wurden die Korrelationen zwischen t_0 und t_1 für die vier Skalen ermittelt. Der ersten Analyse lagen alle Fälle, außer den drei Dropouts und dem Fall mit abgebrochener Datenerfassung bei t_0, zugrunde (N = 48). Die Resultate zeigen auf den Skalen ‚Bedeutsamkeit', ‚Gewinne' und ‚Bedarf' deutliche Zusammenhänge. Korrelationskoeffizienten zwischen .75 und .79 deuten auf eine gute Stabilität der Skalen hin. Niedriger fällt das Ergebnis für die Skala ‚Verluste' aus, die

---

[64] Beispiele: Item 7 oder 17 auf der Skala ‚Bedeutsamkeit' und Item 17 auf der Skala ‚Verluste' (vgl. Tabelle 24).

13 Diskussion der Ergebnisse

Korrelation kann mit einem Koeffizienten zwischen .56 und .57 nur als mittelmäßig bewertet werden. Für die zweite Analyse wurden zusätzlich diejenigen Fälle ausgeschlossen, die Veränderungen im Erleben der Pflegesituation und im Gesundheitszustand zwischen den beiden Datenerhebungszeiträumen t_0 und t_1 angaben. Die Korrelationen zeigen für alle vier Skalen hohe Zusammenhänge, die Korrelationskoeffizienten sind im Vergleich zur ersten Berechnung höher, dies betrifft insbesondere die Skala ‚Verluste' ($r = .86$ bis .89).

Die Berechnung der Retest-Reliabilität für die Faktoren ergibt, ähnlich wie bei den Skalen, dass für die gefilterte Stichprobe höhere Übereinstimmungen zwischen den beiden Messzeitpunkten im Vergleich zur ungefilterten Stichprobe vorliegen.

Insgesamt zeigt der Vergleich der Berechnungen zu den Skalen und Faktoren, dass die Retest-Reliabilität mit den gefilterten Stichprobe besser zu bewerten ist. Dennoch zeigen gerade die geringen Abweichungen der drei Skalen ‚Bedeutsamkeit', ‚Gewinne' und ‚Bedarf' zwischen den beiden Vorgehensweisen, dass diese Skalen und/oder die untersuchten Phänomene als relativ stabil beurteilt werden können. Veränderungen im Pflege- und Lebensalltag scheinen hier kaum ins Gewicht zu fallen, es kann eine hohe Merkmalskonstanz angenommen werden. Dies kann für die Skala ‚Verluste' so nicht übernommen werden: Mit einer Veränderung von einer mittleren zu einer hohen Korrelation und einer Differenz von 32 Prozent zwischen den beiden Berechnungen muss die Retest-Reliabilität hier kritisch beleuchtet werden. Die deutlich höheren Ergebnisse für die gefilterte Stichprobe weisen darauf hin, dass subjektiv wahrgenommene Veränderungen im Pflege- und Lebensalltag die Einschätzung der Ressourcenverluste und damit die Stabilität dieser Skala scheinbar merklich beeinflussen können. Inwieweit allerdings die Stichprobengröße, die sich nach dem Filtern der Fälle mehr als halbiert hat, zur Differenz der Korrelationskoeffizienten geführt haben könnte, bleibt zu klären. Weitere Gesichtspunkte sollten bei der Suche nach möglichen Ursachen für dieses Resultat zusätzlich Beachtung finden:

- Grundsätzlich sollte bei einem mittleren Zusammenhang zwischen zwei Messreihen, wie bei der ungefilterten Stichprobe, die Skala selbst hinterfragt werden. Ist sie tatsächlich geeignet oder sollte die Konstruktion, also die mit dieser Skala verknüpfte Frage ‚Haben Sie bezogen auf (Ressource) in den letzten drei bis vier Wochen Verluste erlebt?', verändert werden? Allerdings wurden hierzu weder im Prätest noch in der Hauptstudie Unklarheiten oder Hinweise geäußert. Die Frage schien für die Probandinnen eindeutig und inhaltlich verständlich zu sein. Dennoch sollte dieser Aspekt, wie bereits in Kapitel 13.4 diskutiert, in Folgestudien Beachtung finden, indem das RPA beispielsweise vor einer weiteren Testung im Rahmen einer Gruppendiskussion mit pflegenden Angehörigen auf seine Inhaltsvalidität überprüft wird.

- Hieran knüpft unmittelbar eine weitere Frage an: Inwieweit ist das Phänomen der Ressourcenverluste überhaupt stabil? Koerner et al. (Koerner, Shirai et al., 2010) beschreiben in ihrer Studie, dass pflegende Angehörige bei Pflegeproblemen, konkret bezogen auf Verhaltensauffälligkeiten der Pflegeempfängerin, Einschränkungen im Wohlbefinden äußern – ihre Wahrnehmung der Situation kann hierbei täglich schwanken. Auch Lazarus und Folkmann (1984) weisen darauf hin, dass die Belastung an dem Tag am stärksten erlebt wird, an dem sie durch einen Stressor ausgelöst wird. Dies kann möglicherweise eine Begründung für die weniger deutliche Übereinstimmung zwischen den beiden Messreihen dieser Skala bei der ungefilterten Stichprobe darstellen.

Ein anderer, hierzu ergänzender Ansatz kann aus den theoretischen Hintergründen des RPA abgeleitet werden. So beschreiben sowohl Antonovsky (1997) mit dem Konzept der Grenzen als auch Hobfoll (1998) mit dem FALL-Modell (insbesondere durch die Komponente ‚Adaption'), dass Menschen dynamisch auf Situationen reagieren (können). Beide gehen von einer zielgerichteten Aufmerksamkeitslenkung aus: Antonovsky (1997) von der temporären oder permanenten Eingrenzung des bedeutsamen Lebensbereichs zum Erhalt oder zur Wiederherstellung eines stabilen Kohärenzgefühls und Hobfoll (1988,1998) u. a. von einer Neubewertung von Ressourcen, Ressourcenverlusten und Ressourcenbedrohungen, um hierdurch das Belastungserleben zu reduzieren.[65] Für diesen Erklärungsansatz könnte sprechen, dass die Mittelwerte für die Variablen dieser Skala bei t_1 unter denen bei t_0 liegen. Allerdings bleibt, verfolgt man diese Annahme weiter, die Frage offen, wieso sich diese Anpassung nur auf der Verlustskala niederschlägt.

- Auch die Interviewerin selbst kann ursächlich für den schwächeren Zusammenhang der beiden Messreihen sein. Da dies jedoch bei der ungefilterten Stichprobe „nur" eine von vier Skalen betrifft, scheint diese Erklärung fraglich. Aufschlussreich wäre hier, zu untersuchen, ob unterschiedliche Interviewerinnen zu unterschiedlichen Resultaten hinsichtlich der Retest-Reliabilität führen. Theoretisch kann das Antwortverhalten durch die Art der Fragestellung und sogenannte weiche Faktoren (z. B. Sympathie/Antipathie) beeinflusst werden, daher hat die Überprüfung der Interrater-Reliabilität zur Beurteilung der Reliabilität eine hohe Bedeutung. In dieser Untersuchung wurde jedoch aus bereits beschriebenen Gründen auf die Beurteilung der Interrater-Reliabilität verzichtet. In einer Folgeuntersuchung zur weiteren Überprüfung der Retest-Reliabilität sollten daher, bei einer Entscheidung für eine persönliche Datenerhebung, mindestens zwei Interviewerinnen zur Überprüfung der Interrater-Reliabilität eingeplant werden.

Trotz der kritischen Anmerkungen sollte unterstrichen werden, dass sowohl die Ergebnisse für die einzelnen Items des RPA als auch die Gesamtergebnisse für die Skalen und Faktoren überwiegend auf zufriedenstellende bis gute Stabilitäten schließen lassen, wenn auch zusätzliche Untersuchungen dringend zur weiteren Absicherung der Retest-Reliabilität erforderlich sind. Die Resultate zu den vier Faktoren können – wie bereits bei der Bestimmung der internen Konsistenz – als Hinweis zur Bestätigung der vier Faktoren betrachtet werden.

---

[65] Auch Lindgren (1993) beschreibt, dass es im Verlauf der Bewältigung zu einer ständigen Neubewertung sowohl des Stressors als auch der eigenen Bewältigungsressourcen kommt, denn pflegende Angehörige befinden sich stetig im Anpassungsprozess (vgl. hierzu auch den Ansatz von Rothermund und Brandstädter (1997) zur assimilativen und akkomodativen Bewältigung, Kapitel 3.2).

13.5.2
VALIDITÄT

Mit der Untersuchung der Validität erfolgt die Überprüfung, ob mit dem RPA die vier Ressourcendimensionen Bedeutsamkeit, Gewinne, Verluste und Unterstützungs-/Beratungsbedarfe gemessen werden können.

Bartholomeyczik (2007) schreibt zur Überprüfung der Validität eines Instruments, dass

„der erste und wichtigste Schritt zur Beurteilung einer Validität die theoretische Begründung der Items und ihrer Struktur bei einem Instrument [ist]" (Bartholomeyczik, 2007, p. 214).

Die theorie- und empiriebasierte Entwicklung des RPA wurde bereits in Kapitel 4 ausführlich dargestellt und begründet, das Instrument selbst in einem Prätest hinsichtlich seiner Inhaltsvalidität überprüft und die Ergebnisse anschließend diskutiert. Ergänzend wurde die Skalen-Struktur des RPA auf seine inhaltliche Kongruenz getestet.

ÜBERPRÜFUNG DER INHALTLICHEN KONGRUENZ

Die Hypothesen zur Überprüfung der inhaltlichen Kongruenz der Skalen konnten bestätigt werden. Damit erfüllt das Instrument das Kriterium der inhaltlichen Kongruenz, der theoretisch abgeleitete Aufbau kann als in sich stimmig eingestuft werden.

Die Überprüfung für die Faktoren – auch hinsichtlich der Faktoren auf der Skala ‚Bedarf' – führte dagegen zu überwiegend nicht signifikanten Korrelationen. Dies kann möglicherweise auf die bereits angesprochene Unsicherheit der generierten Faktoren zurückgeführt werden. Diese Ergebnisse deuten entsprechend eher gegen die Vier-Faktoren-Lösung.

KONSTRUKTVALIDITÄT

Wie in vielen anderen Studien kann auch in dieser Arbeit nicht auf einen Goldstandard zurückgegriffen werden, zum Untersuchungszeitraum stand kein Vergleichskriterium zur Verfügung.[66] In der Konsequenz musste auf die Überprüfung der Kriteriumsvalidität verzichtet werden. Der Konstruktvalidität kommt entsprechend eine besondere Bedeutung zu, auch wenn hierrüber nur Vorannahmen geprüft werden können (vgl. Bartholomeyczik & Halek, 2009). Aussagen darüber, ob das RPA tatsächlich das misst, was es vorgibt zu messen, können nicht getroffen werden.

13 Diskussion der Ergebnisse

Für die Validitätsprüfung wurden verschiedene Zusammenhänge zwischen den einzelnen RPA-Skalen und der HPS-Kurz bzw. dem SOC-L9-Fragebogen analysiert. Die Überprüfung der Konstruktvalidität zeigt, dass die Hypothesen, die die Skala ‚Gewinne' betreffen, nicht bestätigt werden können, es liegen jeweils Nullkorrelationen vor. Zwischen der Skala ‚Bedeutsamkeit' und dem SOC-L9-Fragebogen ist nur eine schwache negative Korrelation erkennbar, die hierzu formulierte Hypothese muss ebenfalls verworfen werden.

Zunächst werden die Ergebnisse für die Skala ‚Gewinne' kritisch betrachtet: Eine denkbare Antwort auf das Resultat für die zweite und sechste Hypothese (Zusammenhang HPS-Kurz bzw. SOC-Prozentrang und Skala ‚Gewinne') kann möglicherweise in dem von Hobfoll (1998) formulierten Prinzip zur Vorhersehbarkeit von Ressourcenveränderungen gefunden werden. Hiernach haben Ressourcenverluste einen stärkeren Effekt als Ressourcengewinne, denn in der subjektiven Wahrnehmung sind Ressourcenverluste erheblich präsenter als Ressourcengewinne (Hobfoll, Lilly et al., 1992). Wells und Kollegen (Wells, Hobfoll et al. 1999) schreiben hierzu:

> „Resource gains [...] are not unimportant; rather, they derive their primary significance from their association to loss" (Wells, Hobfoll et al., 1999, p. 1173).

Möglicherweise werden Ressourcengewinne also nicht so bewusst oder vorrangig in Verknüpfung mit Ressourcenverlusten von pflegenden Angehörigen wahrgenommen. In Kombination mit der kleinen Fallzahl könnte dies ein Erklärungsansatz für die vorliegenden Ergebnisse sein.[67]

Neben einer theoretisch-inhaltlichen Erklärung für die nicht bestätigten Annahmen sollten auch die Hypothesen selbst betrachtet werden, denn die Ergebnisse deuten darauf hin, dass die beiden Vergleichsinstrumente für die Überprüfung der Konstruktvalidität der Skala ‚Gewinne' ungeeignet sind, da der Aspekt Ressourcengewinn weder in der HPS-Kurz noch in dem SOC-L9-Fragebogen explizit erfasst wird. Hieran schließt sich die Empfehlung, für weitere Untersuchungen nach einem besser geeigneten Konstrukt zur Überprüfung der Konstruktvalidität für die Skala ‚Gewinne' zu suchen. Beispielsweise sollte das sich zurzeit noch in der Entwicklung befindliche Assessment zur Erfassung von Ressourcen und Risiken zur Ableitung individueller Bedarfslagen bei pflegenden Angehörigen (ARR) (Kummer, Budnick et al., 2010) nach seiner Veröffentlichung auf seine Anwendbarkeit als Außen- oder Vergleichskriterium geprüft werden und gegebenenfalls für die Überprüfung der Validität herangezogen werden (vgl. Fußnote 68).

---

[66] Am Institut für Medizinische Soziologie an der Charité-Universitätsmedizin wird zurzeit in Kooperation mit einer gesetzlichen Krankenkasse ein Assessment zur Erfassung von Ressourcen und Risiken (ARR) zur Ableitung individueller Bedarfslagen bei pflegenden Angehörigen entwickelt (Kummer, Budnick et al., 2010). Inwieweit dieses bisher unveröffentlichte Instrument in einer weiteren umfangreichen Testung des RPA als Außenkriterium herangezogen werden kann, muss überprüft werden.

[67] Siehe hierzu auch das Konzept der Grenzen von Antonovsky (1997) und das FALL-Modell von Hobfoll (1998).

13 Diskussion der Ergebnisse

Das Resultat könnte jedoch auch bedeuten, dass die Skala ‚Gewinne' nicht valide ist. Dies wird jedoch aufgrund der vorherigen Überlegungen und der Tatsache, dass sowohl Hobfoll (Wells, Hobfoll et al. 1999) als auch Stoll (2001) in ihren Studien zur Überprüfung des COR-E bzw. der GCOR-E-xx-Instrumente zu guten Ergebnissen hinsichtlich der Validität kommen, als eher unwahrscheinlich betrachtet.[68] Vielmehr sollte eine weitere Testung des RPA und insbesondere dieser Skala erfolgen.

Abschließend wird das Ergebnis für die fünfte Hypothese, die die Skala ‚Bedeutsamkeit' betrifft, diskutiert. Die formulierte Annahme und die Skala selbst müssen, ähnlich wie oben, hinterfragt werden. Eine theoriebasierte Erklärung für das Resultat fällt schwer, insbesondere weil die Bedeutsamkeit nicht nur eine Dimension des RPA ist, sondern ebenso eine Komponente des SOC-Fragebogens. Allerdings bezieht sich Bedeutsamkeit hier nicht explizit auf das Ressourcenreservoir, sondern auf die Bewertung des Lebens bzw. bestimmter Lebensbereiche. Ein positiver Zusammenhang wäre dennoch zu erwarten gewesen. Allein die schwache und bisher ungeprüfte Vermutung, dass bei einem großen Ressourcenreservoir (z. B. ersichtlich durch ein starkes Kohärenzgefühl) eine bewusste Aufmerksamkeitslenkung in Richtung derjenigen Ressourcen erfolgt, bei denen Veränderungen und Bedarfe bemerkt werden, könnte ein Hinweis sein. Auch hier sind weitere Testungen zur Klärung notwendig.

Dennoch, trotz dieser kritischen Anmerkungen sollte die Konstruktvalidität für die Skalen nicht grundsätzlich in Frage gestellt werden. Im Vergleich mit den externen Kriterien ‚Kohärenzgefühl' und ‚Belastungserleben' lassen sich die Zusammenhänge mit dem RPA größtenteils in der erwarteten Art und Weise feststellen. Immerhin können fünf von acht Hypothesen bestätigt werden, dies kann als erster Hinweis für die Konstruktvalidität des RPA, zumindest der Skalen ‚Bedeutsamkeit', ‚Verluste' und ‚Bedarf', gewertet werden.

Gleichwohl darf nicht außer Acht gelassen werden, dass die Überprüfung der Validität nicht das RPA

> „«per se», «sondern vielmehr eine Anwendung des Instruments» (testet)" (Polit, Beck et al., 2004 in Bartholomeyczik, 2007, p. 215).

Die Überprüfungen der Konstruktvalidität der vier Faktoren zeigen lediglich auf der Skala ‚Bedarf' mehrheitlich signifikante Resultate, sechs von acht Hypothesen können angenommen werden. Insgesamt können bezogen auf die HPS-Kurz jedoch nur acht von 16 und bezogen auf den SOC-L9-Fragebogen nur vier von 16 Hypothesen bestätigt werden. Dennoch, da die Skala ‚Bedarf' als Basis der Faktorenanalyse diente, kann die Überprüfung der Validität vorsichtig als Indiz zur Bestätigung der generierten Faktoren bewertet werden.

---

[68] Stoll (2001) überprüft die Validität seiner Instrumente im Rahmen von Interventionsstudien, entsprechend kann er auf andere Vergleichskonstrukte zurückgreifen. Für den GCOR-E-R-Frageborgen nutzte er beispielsweise das Messinstrument zur Erfassung psychosomatischer Beschwerden und eine Ängstlichkeitsskala.

13 Diskussion der Ergebnisse

13.6
Zusammenfassende Bewertung

Abschließend soll das RPA zusammenfassend bewertet und die Forschungsfrage der zweiten Studienphase beantwortet werden. Hierzu werden zunächst die zentralen Ergebnisse differenziert nach Skalen und Faktoren in einer tabellarischen Darstellung komprimiert dargestellt (Tabelle 35).

Die Ergebnisgegenüberstellung verdeutlicht, dass das RPA in seiner ursprünglichen Fassung hinsichtlich seiner Güte einige Indikationen für eine gute Reliabilität und Validität zeigt, auch wenn nicht alle Hypothesen zur Überprüfung der Konstruktvalidität bestätigt werden können. Es kann folglich angenommen werden, dass mit dem RPA ein in einigen Dimensionen valides und reliables Assessmentinstrument vorliegt. Die Forschungsfrage:

> Können mit dem entwickelten Assessmentinstrument die Ressourcensituation, die Bedeutung einzelner Ressourcen für die pflegende Angehörige und ihr Unterstützungsbedarf zur Stärkung der Ressourcen erfasst werden?

kann insofern eingeschränkt bejaht werden.

Die Relevanz, die pflegende Angehörige verschiedenen Ressourcen beimessen, lässt sich ebenso wie der Unterstützungsbedarf zur Stärkung einzelner Ressourcen mit dem RPA erfassen. Unsicherheiten bestehen hinsichtlich der Selbsteinschätzung von Ressourcenverlusten und Ressourcengewinnen. Daraus folgernd werden für die beiden Skalen ‚Gewinne' und ‚Verluste' weitere Untersuchungen mit einer entsprechend hohen Stichprobengröße empfohlen, u. a.:

- die Überprüfung ihrer inhaltlichen Verständlichkeit,
- die Überprüfung der Stabilität der Gesamtskala ‚Verluste' und
- das Zurückgreifen auf ein anderes Außenkriterium zur Absicherung der Konstruktvalidität der Skala ‚Gewinne'.

Daneben sollte in Folgeuntersuchungen auch auf die Stabilität der einzelnen Items – insbesondere auf den Skalen ‚Bedeutsamkeit' und ‚Bedarf' – ein Augenmerk gelegt werden.

Ein weiteres Ziel der Untersuchung – mit Hilfe einer explorativen Faktorenanalyse das RPA auf einige wenige zentrale Faktoren zu reduzieren bzw. zusammenzufassen – muss dagegen als nicht eindeutig erreicht eingestuft werden. Die Resultate hinsichtlich der

13 Diskussion der Ergebnisse

	Skalen[1]	Faktoren[1]
Interne Konsistenz (Cronbachs Alpha)	gut (Skala ‚Bedeutsamkeit') bis sehr gut	Faktor ‚eins': gut bis sehr gut Faktor ‚zwei': gut Faktor ‚drei': schwach bis gut Faktor ‚vier': nicht vorhanden bis gut
		(Faktoren auf der Skala ‚Bedarf': gut bis sehr gut)
Retest-Reliabilität	mittelmäßig (Skala ‚Verluste') bis gut	Faktor ‚eins': gering bis hoch Faktor ‚zwei': mittelmäßig bis hoch Faktor ‚drei': mittelmäßig Faktor ‚vier': gering bis hoch
		(Faktoren auf der Skala ‚Bedarf': mittelmäßig bis hoch)
	Einzelergebnisse Items: Skala Bedeutsamkeit: überwiegend hoch – allerdings diffuse Resultate hinsichtlich Vergleich gefilterte – ungefilterte Stichprobe Skala Gewinne/Skala Verluste: überwiegend hoch bis sehr hoch Skala Bedarf: schwach bis mittelmäßig	
Inhaltliche Kongruenz	Alle Hypothesen können bestätigt werden.	Sechs von 20 Hypothesen können bestätigt werden *(Vier der bestätigten Hypothesen betreffen Faktor ‚vier')*.
Konstruktvalidität		
HPS-Kurz	Drei von vier Hypothesen können bestätigt werden. Die Hypothese in Verbindung mit der Skala ‚Gewinne' kann nicht angenommen werden.	Acht von 16 Hypothesen können bestätigt werden. *(Die bestätigten Hypothesen betreffen u. a. alle Faktoren auf der Skala ‚Bedarf' und die ersten drei Faktoren auf der Skala ‚Verluste')*.
SOC-L9-Fragebogen	Zwei von vier Hypothesen können bestätigt werden. Die Hypothesen in Verbindung mit den *Skalen ‚Bedeutsamkeit' und ‚Gewinne'* können nicht angenommen werden.	Vier von 16 Hypothesen können bestätigt werden *(verteilt auf die Skalen ‚Verluste' und ‚Bedarf')*.

[1] Resultate bezogen auf die ungefilterte Stichprobe

Tab. 35: Komprimierte Darstellung der zentralen Ergebnisse

vier Faktoren sind bezogen auf die Validität teilweise als eher schwach zu bewerten. Entsprechend ist auf der Grundlage dieser Untersuchung die Reduzierung im Sinne der durchgeführten Faktorenanalyse nur eingeschränkt zu empfehlen.

Insbesondere die Ergebnisse der Faktorenanalyse sowie einzelne Teile hinsichtlich der Überprüfung der Retest-Reliabilität und der Konstruktvalidität weisen darauf hin, dass dringend weitere Untersuchungen erfolgen müssen, um die Güte des RPA eindeutiger bewerten zu können und um seine Praxistauglichkeit zu verbessern. Hieraus abgeleitet kann die Entwicklung des RPA an dieser Stelle noch nicht als abgeschlossen betrachtet werden.

Die Empfehlung für den praktischen Einsatz erfolgt entsprechend mit Einschränkung. Für die Pflegepraxis bedeuten die Ergebnisse, dass das RPA in seiner vorliegenden Fassung vorläufig genutzt werden kann, mit der Perspektive auf ein kürzeres und übersichtlicheres Instrument.

13.7

ANMERKUNG ZUM GELTUNGSBEREICH DER STUDIE

Familiäre Pflege findet nicht nur im häuslichen Umfeld statt, sondern auch in stationären Einrichtungen sowohl der Akutversorgung wie auch der Langzeitpflege. Dennoch wird in der vorliegenden Studie nur das häusliche Umfeld betrachtet und die Personengruppe eingegrenzt. Eine Übertragbarkeit der Ergebnisse auf nicht deutschsprachige pflegende Angehörige, pflegende minderjährige Kinder oder Eltern, die ihre Kinder pflegen, ist nicht automatisch gegeben. Gleiches gilt für die pflegenden Angehörigen, die eine ihnen nahestehende Person in einer stationären Einrichtung mitbetreuen bzw. deren primäre Bezugsperson sie sind. Es ist anzunehmen, dass der Variablenkatalog für diese Personengruppen jeweils modifiziert werden muss, da für sie zumindest teilweise andere, bisher im RPA nicht erfasste, Ressourcen von Bedeutung sein werden. Dies ist in entsprechenden Untersuchungen zu prüfen. Das RPA in seiner hier vorliegenden Version sollte daher nur bei pflegenden Angehörigen, die eine erwachsene Person im häuslichen Umfeld pflegen oder betreuen, eingesetzt werden. Der Grund der Pflegebedürftigkeit ist hingegen unerheblich für die Anwendung des RPA.

Generell darf jedoch die Problematik der hier zugrunde liegenden Stichprobe nicht außer Acht gelassen werden. Die Gruppe der pflegenden Angehörigen zeigt – wie auch in anderen Studien – ein heterogenes Bild, ihre Grundgesamtheit ist weitestgehend unbekannt, weswegen die Möglichkeit der Übertragbarkeit nicht zu klären ist.

14
Implikationen für die Praxis

Eine Intention dieser Arbeit ist es, ein Assessment für die Praxis, speziell für den Bereich der Gesundheits- und Pflegeberatung, zu entwickeln. Entsprechend wichtig sind die Beurteilung des klinischen Nutzens des RPA und Empfehlungen für seine Anwendung, daher werden abschließend verschiedene Implikationen für die Pflegepraxis aufgezeigt.

In Kapitel 2 wurde die Komplexität familiärer Pflege dargestellt und die An- bzw. Herausforderungen an die primäre Pflegeperson thematisiert. Für das professionelle System ist es wichtig, die Dynamiken und Irritationen, die mit einer Pflegeübernahme für die unmittelbar Betroffenen einhergehen bzw. einhergehen können, zu verstehen. Nur so sind sie in der Lage, die Familie und insbesondere die pflegenden Angehörigen dabei zu unterstützen, ihre Balance zu (re)stabilisieren. Hierzu gehört neben dem Wissen über die Pflege- und Lebenssituation und die besonderen Probleme und Belastungen eine ebenbürtige Berücksichtigung der individuellen Ressourcen und Stärken der pflegenden Angehörigen (vgl. Kramer, 1997; Zeman, 2005; Schnepp & Budroni, 2010). Jerusalem (1990) unterstreicht, wie bedeutend die subjektive Wahrnehmung und Einschätzung der eigenen Ressourcen für die Bewältigung von neuen Herausforderungen und den Erhalt des eigenen Wohlbefindens sind. Ähnliche Annahmen finden sich in den verschiedenen gesundheitssoziologischen Modellen wieder. Die Selbstwahrnehmung der eigenen Ressourcensituation bildet sowohl bei Antonovsky (1979, 1987, 1997) mit dem Kohärenzgefühl als auch bei Hobfoll (1988, 1989, 1998) mit der Ressourcenerhaltungstheorie eine zentrale Komponente. Willutzki (2000) fasst die Bedeutung prägnant zusammen:

> „Eigene Ressourcen selbst wahrzunehmen, stellt eine Art Metawissen über die eigenen Möglichkeiten dar; dieser „Werkzeugkasten" kann systematisch für die Lebensbewältigung genutzt werden" (Willutzki, 2000, p. 201).

Das in dieser Arbeit entwickelte Instrument nutzt diesen Ansatz, indem pflegende Angehörige ihre Ressourcensituation selbst einschätzen. Die theoretisch und empirisch abgeleiteten Variablen beinhalten die für pflegende Angehörige wichtigen Ressourcen. Auf drei Skalen bewerten sie deren Bedeutsamkeit sowie erlebte Ressourcengewinne und -verluste. Auf einer weiteren Skala schätzen sie das Maß ihres individuellen Unterstützungs- und Beratungsbedarf ein, das sie zur Stärkung einzelner Ressourcen gerne in Anspruch nehmen würden. Die vorliegende Untersuchung hat gezeigt, dass sich das RPA als praktikables Instrument erwiesen hat, auch wenn weitere Studien zur abschließenden Entwicklung dringend empfohlen werden. Dennoch spricht bereits jetzt – unter Beachtung einiger Gesichtspunkte – grundsätzlich nichts gegen den praktischen Einsatz.

Mit dem RPA steht ein Hilfsmittel zur Verfügung, das einerseits pflegende Angehörige bei der Einschätzung ihrer eigenen Ressourcensituation unterstützt. Andererseits stellen die erhobenen Daten Pflege- und Gesundheitsberaterinnen bedeutsame Informationen für die Identifizierung des individuellen Unterstützungs- und Beratungsbedarfs sowie eine fundierte Grundlage für die gezielte Planung von Interventionen zur Verfügung. Das RPA kann somit ein zentrales Element des Beratungsprozesses[69] bilden. Allerdings setzt sein Einsatz Kenntnisse über einen ressourcenorientierten und ressourcenfördernden Beratungsansatz voraus. Ressourcenorientierung ist keine Technik, die mit einem Assessmentinstrument umgesetzt wird, sondern eine Haltung (Willutzki, 2000). Sie setzt entsprechend eine Sensibilisierung und ein adäquates Wissen über gesundheitssoziologische Ansätze, insbesondere die Salutogenese und die Ressourcenerhaltungstheorie, voraus. Die Anwendung des RPA – wie die jedes standardisierten Instruments – ist nur dann sinnvoll, wenn die Expertinnen über hinreichende Kenntnisse zum theoretischen Hintergrund verfügen (vgl. auch Bartholomeyczik, 2007; Bartholomeyczik & Hunstein, 2006). Ansonsten besteht die Gefahr von Missbrauch und Missdeutungen, die in der Konsequenz den weiteren Beratungs- und Unterstützungsprozess in „falsche" Richtungen lenken und schlimmstenfalls zu weiteren Ressourcenbedrohungen und -verlusten führen kann. Übertragen auf die Praxis impliziert dies neben einer Schulung im Umgang mit dem Instrument ebenso die Vermittlung des zugrundeliegenden Fachwissens und dessen Relevanz für die Zielgruppe der pflegenden Angehörigen. Auf der Grundlage des durchgeführten Assessments können Pflege- und Gesundheitsberaterinnen zusammen mit der pflegenden Angehörigen in Anlehnung an Antonovskys Konzept der Grenzen (1997) und dem FALL-Modell von Hobfoll (1998) Schwerpunkte für erste Ziele und Interventionen herausarbeiten.

Die zukünftigen RPA-Anwenderinnen sollten im Hinblick auf die gesundheitssoziologische Grundlagen und das Fachwissen zu den besonderen Lebenslagen von pflegenden Angehörigen qualifiziert werden. Inwieweit dies über adäquate Schulungsmaßnahmen und/oder ein noch zu erweiterndes Instrumentenmanual erfolgt, hängt von unterschiedlichen Aspekten ab. Zu nennen sind hier beispielsweise die Qualifikationen und Vorkenntnisse der potentiellen Anwenderinnen oder die zur Verfügung stehenden Ressourcen der Einrichtung.

---

[69] Der Begriff Beratungsprozess wird hier analog zum Pflegeprozess verwendet.

Neben einer Ersterfassung im Rahmen des Beratungsprozesses ist der Einsatz des RPA auch als Verlaufsinstrument[70] vorstellbar. Dies ermöglicht eine kontinuierliche Begleitung und vergleichende Verlaufsbeobachtung: Gibt es Veränderungen in der Selbsteinschätzung von Ressourcen und in den Bedarfen zur Stärkung einzelner Ressourcen? Wenn ja, in welche Richtung? Dies sind mögliche Fragen, die durch die strukturierte Datenerfassung leicht beantwortet werden können und die Evaluation von Interventionen erleichtern kann. Die Abstände zwischen den Assessments sollten einerseits flexibel gehandhabt werden und sich nach den individuellen Bedarfen pflegender Angehöriger richten. Pflegepersonen mit einem weniger ausgeprägten Ressourcenreservoir oder Pflegepersonen, die den Verlust von Ressourcen erleben bzw. befürchten, werden vermutlich ein höheres Unterstützungs- und Beratungsbedürfnis äußern als pflegende Angehörige mit einem umfangreichen Ressourcenpool. Andererseits ermöglichen regelmäßige (z. B. halbjährliche) Beratungstermine unter Anwendung des RPA gerade bei pflegenden Angehörigen, die die Beratung nur selten in Anspruch nehmen, das frühzeitige Erkennen von Ressourcenbedrohungen oder -verlusten. Das RPA kann also auch als „Frühwarnsystem" fungieren, um Belastungs- und Stresserleben im Sinne der Prävention zu verhindern.

Das RPA wurde als pflegerisches Assessmentinstrument entwickelt, es sollte entsprechend von geschulten Pflegefachkräften (Pflegeberaterinnen) eingesetzt werden, die auf der Grundlage der erfassten Daten gegebenenfalls andere Professionen hinzuziehen sollten. Die Variablen des RPA zeigen, dass für die Ableitung und Umsetzung von Interventionen die Arbeit in interdisziplinären Teams sinnvoll ist bzw. sein kann.

Die Einsatzmöglichkeiten des RPA liegen im Bereich der Gesundheits- und Pflegeberatung bei Personen, die die Pflege für einen erwachsenen Menschen im häuslichen Umfeld übernommen haben. Das Instrument kann als Hilfsmittel im Beratungsprozess mit pflegenden Angehörigen in verschiedenen Settings eingesetzt werden, z. B. in Pflegestützpunkten, in ambulanten Pflegediensten oder eben auch im interdisziplinär ausgerichteten Fallmanagement, das in unterschiedlichen Einrichtungen des Versorgungssystems angesiedelt sein kann. Aus ethischen und ökonomischen Gründen ist es unabhängig vom Einsatzfeld wichtig, dass das RPA nur dann implementiert und angewendet wird, wenn die Ergebnisse Konsequenzen haben und ein individuelles Interventionskonzept für die pflegende Angehörige abgeleitet wird.

---

[70] Allerdings sollte das RPA vorher in Interventionsstudien auf seine Tauglichkeit als Verlaufsinstrument hin überprüft werden.

15

Schlussbetrachtung und Ausblick

Die Versorgung und Betreuung der rund 1,5 Millionen pflegebedürftigen Menschen im häuslichen Umfeld wäre ohne die Unterstützung und das Engagement von pflegenden Angehörigen nicht vorstellbar. Allerdings wird dieses familiäre Hilfsnetz, so Schaeffer (2009) „inzwischen als selbstverständliche und strapazierfähige Versorgungsressource betrachtet, ohne seine Beschaffenheit – seine Potenziale, aber auch seine Grenzen – genauer abzuschätzen" (Schaeffer, 2009, p. 318f). Die verengte Betrachtung pflegender Angehöriger als pragmatische kostengünstige „Vollkasko-Haftpflichtversicherung" bzw. Rund-um-die-Uhr-Betreuungsoption außerhalb der kostenintensiven professionellen Unterstützungssysteme birgt jedoch die Gefahr der unbewussten Förderung von pathogenen Entwicklungen. Hierzu gehören beispielsweise die zunehmende Morbidität und Mortalität in dieser Bevölkerungsgruppe (Gräßel, 1998a; Schulz & Beach, 1999). Die Pflegendenkarriere als Gesundheitsrisiko und Präventionsfeld muss, trotz der vorliegenden Forschungsergebnisse und der enormen gesellschaftlichen Relevanz, bislang noch zu den eher vernachlässigten Themen der nationalen Gesundheitspolitik gezählt werden (vermutlich nicht zuletzt aus gesundheitsökonomischer Überlegung). Dabei scheint ein Handlungsbedarf dringend erforderlich: Neben der sozio-demografisch bedingten Verringerung dieses Pflegepotentials (u. a. Blinkert, 2007) lassen auch die sinkende Pflegebereitschaft für die Zukunft ein Versorgungsdefizit in der häuslichen Pflege befürchten (ZQP, 2010). Umso bedeutsamer wird es zukünftig sein, die Aufmerksamkeit auf die Gesunderhaltung von pflegenden Angehörigen zu lenken. Das im Mai 2008 in Kraft getretene Pflege-Weiterentwicklungsgesetz hat neue Akzente gesetzt für die Gesunderhaltung von pflegenden Angehörigen. Gleichwohl fehlen bislang größtenteils noch systematische, methodisch-konzeptionelle Ansätze sowohl im Hinblick auf die Einschätzung der zentralen Bedarfe von pflegenden Angehörigen, wie auch bezogen auf mögliche Interventionskonzepte zur Gesunderhaltung bzw. -förderung.

Von pflegenden Angehörigen verlangt die Pflegeübernahme, die neuen Anforderungen mit ihrem bisherigen Alltag in Einklang zu bringen. Die Pflegendenkarriere verläuft in der Regel ergänzend zu den bestehenden Rollenerfordernissen. Pflegende Angehörige bewältigen und erleben dies sehr unterschiedlich, auch wenn, begünstigt durch die primäre Fokussierung der Forschungsaktivitäten auf die stressorientierte Betrachtungsperspektive, in der Öffentlichkeit häusliche Pflege mit Stress und Belastungserleben gleichgesetzt wird (u. a. Blom & Duijnstee, 1999; Boeger & Pickartz, 1998; Deeken, Taylor et al., 2003; Gräßel, 1994; Meinders, 2001).

Es existieren inzwischen einige Studien, die die positiven Effekte, die die Pflegeübernahme auf das Wohlbefinden und die Gesundheit pflegender Angehöriger haben kann, erforschen (u. a. Cohen, Colantonio et al., 2002; Cohen, Gold et al., 1994; Kramer, 1997; Leipold, Schacke et al., 2006). Allerdings fehlen bislang Untersuchungen, die der Frage nach gehen, welche Faktoren einen Einfluss auf die unterschiedliche Einschätzung oder Wahrnehmung der Pflegesituation haben bzw. wieso pflegende Angehörige die Pflege mal als mehr und mal als weniger belastend erleben. Pearlin et al. (Pearlin, Mullan et al., 1990) vermuten, dass pflegende Angehörige auf unterschiedliche Ressourcen zurückgreifen, um ungewohnte oder stressreiche Situationen zu managen. Über diese Ressourcen ist bisher jedoch wenig bekannt. Nur wenige Studien haben hier – häufig als Nebeneffekt eines anderen Untersuchungsgegenstandes – einzelne Erkenntnisse gewonnen (u. a. Leipold, 2004; Leipold, Schacke et al., 2006; Meinders, 2001; Navon & Weinblatt, 1996; O'Reilly, Connolly et al., 2008; Pot, Deeg et al.; Vitaliano, Russo et al., 1991). Das Wissen darüber, welche konkreten Ressourcen pflegende Angehörige zur Bewältigung ihrer Lebenssituation einsetzen bzw. über welche sie verfügen oder welche sie evtl. im Pflegeverlauf dazugewinnen, ist minimal.

Aus diesen Erkenntnissen wurde das Ziel der vorliegenden Arbeit abgeleitet: die Entwicklung und Testung eines Instruments zur strukturierten Einschätzung der eigenen Ressourcensituation, der Bedeutung einzelner Ressourcen für die pflegende Angehörige und des Unterstützungsbedarfes zur Stärkung einzelner Ressourcen.

Da nicht Stress- und Belastungserleben sondern die Gesundheit und Gesunderhaltung der pflegenden Angehörigen im Mittelpunkt des Interesses stehen, lag die Anlehnung an das Salutogenese-Modell von Antonovsky (Antonovsky, 1979, 1987, 1997) und die Theorie der Ressourcenerhaltung von Hobfoll (Hobfoll, 1988, 1989, 1998; Hobfoll & Lilly, 1993) nahe.

Die Stärke des Kohärenzgefühls wurde bereits in einigen Studien mit pflegenden Angehörigen gemessen, allerdings wurde bislang auf die Konkretisierung der für pflegende Angehörige zentralen Widerstandsressourcen verzichtet. Über die Stärke des Kohärenzgefühls kann entsprechend ein globaler Handlungsbedarf erkannt werden – eine Handlungsbasis für gezielte Interventionen zur Stärkung von bestimmten Ressourcen ermöglicht der Fragebogen zur Lebensorientierung (SOC-Fragebogen) hingegen nicht.

Der Theorie der Ressourcenerhaltung liegt die Annahme zugrunde, dass die subjektive Beurteilung des eigenen Ressourcenreservoirs sowie wahrgenommene Ressourcenveränderungen das Wohlbefinden einer Person maßgeblich beeinflussen. Das Besondere an der Ressourcenerhaltungstheorie ist, dass sie sich im Gegensatz zu anderen Stresstheorien auch mit stressfreien Situationen beschäftigt. In belastungsfreien Phasen neigen demnach Menschen dazu, ihre Copingmechanismen zu erweitern, indem

15 Schlussbetrachtung und Ausblick

sie wichtige Ressourcen ausbauen. Das so gestärkte Ressourcenreservoir schützt sie vor potentiellen Ressourcenbedrohungen oder -verlusten – ein Potential, das ihnen in stressreichen Situationen hilft, im Gleichgewicht zu bleiben (Hobfoll, Freedy et al., 1996; Stoll, 2001). Der von Hobfoll et al. (Hobfoll, Lilly et al., 1992) entwickelte Ressourcen-Evaluations-Fragebogen (COR-E) umfasst alle Ressourcen, die für eine Person bedeutsam sein können. Allerdings räumen Hobfoll und Lilly (1993) ein, dass abhängig vom Setting und der Lebenssituation spezifische Ressourcen zentral sind. Für die Gruppe der pflegenden Angehörigen wurden diese Schlüsselressourcen bislang noch nicht identifiziert.

Die vorliegende Arbeit schließt mit dem entwickelten Assessmentinstrument somit eine Lücke in der Unterstützung und Begleitung von pflegenden Angehörigen, auch wenn zur weiteren Absicherung der Qualität und der Praktikabilität des RPA ergänzende Studien folgen müssen.

Eine flächendeckende Anwendung des RPA nach Abschluss der Entwicklungsarbeit kann Auswirkungen sowohl auf der Mikro-, der Meso- als auch auf der Makroebene implizieren:

Mikroebene

Auf der Mikroebene kann das RPA die strukturierte Erfassung von Daten zur individuellen Ressourcenbewertung und zur Veränderung der Ressourcensituation von pflegenden Angehörigen ermöglichen. Dies bietet Chancen auf der individuellen Ebene – für pflegende Angehörige und Pflegeberaterinnen:

- *Pflegende Angehörige*

Durch das Nachdenken über die eigenen Potentiale und Stärken kann die Einschätzung der persönlichen Unterstützungs- und Beratungsbedarfe leichter und strukturierter erfolgen. So geben einige pflegende Angehörige während dieser Untersuchung an, dass ihnen die ersten drei Fragen zu einer Ressource (= ersten drei Skalen des RPA) helfen, sich über ihre Bedarfe bewusst zu werden (= vierte Skala). Die Artikulation von Bedarfen wurde in bisherigen Forschungen immer wieder als Problem thematisiert: Pflegende Angehörige sprechen zwar offen über ihre Belastungen, eigene Bedürfnisse zu äußern fällt ihnen hingegen in der Regel schwer. Die oft unbewusste problemorientierte Gesprächsführung professioneller Helferinnen fördert diese Tendenz häufig noch zusätzlich. Mit einem gezielten Richtungswechsel hin zur Ressourcenorientierung kann das RPA dazu beitragen, dass die individuellen Bedarfe von pflegenden Angehörigen transparent werden.

Darüber hinaus zeigt die vorliegende Arbeit, dass sich pflegende Angehörige durch das Assessmentgespräch ernst genommen fühlen. Das RPA ist somit nicht „nur" ein geeignetes Hilfsmittel im Beratungsprozess sondern kann ferner – zumindest subjektiv betrachtet – zur persönlichen Stärkung und Steigerung des Selbstwertgefühls der pflegenden Angehörigen beitragen.

- *Pflegeberaterinnen*

Der fachgerechte Einsatz des RPA kann Pflege- und Gesundheitsberaterinnen für einen ressourcenorientierten und ressourcenstärkenden Ansatz in der Beratung und Unterstützung von pflegenden Angehörigen sensibilisieren. Die bewusste Wahrnehmung und Berücksichtigung von Ressourcen ist neben dem entsprechenden gesundheitssoziologischen Hintergrundwissen vor allem eine Frage der Perspektive und Haltung. Die pflegende Angehörige mit ihren Ressourcen als Chance und Partnerin im Beratungsprozess zu betrachten bedeutet, einen Paradigmenwechsel vom Stress- zum Ressourcenansatz zu vollziehen. Auf der Grundlage eines umfassenderen Wissens über die Ressourcen einer pflegenden Angehörigen kann die Entwicklung angepasster Angebote erfolgen, die die pflegende Angehörige im Sinne des Empowerment-Ansatzes stärken und unterstützen sowie gleichzeitig eine präventive, gesundheitsfördernde Zielsetzung verfolgen. Das RPA bietet dieses Fundament. Es stellt als Assessmentinstrument ein Hilfsmittel für Pflegeberaterinnen dar, mit dem die individuelle Bedeutung, die pflegende Angehörige bestimmten Ressourcen beimessen, ebenso identifiziert werden kann wie subjektiv wahrgenommene Ressourcenveränderungen und die von der pflegenden Angehörigen selbst eingeschätzten Unterstützungs- und Beratungsbedarfe zur Stärkung einzelner Ressourcen. Allerdings sollte das RPA nie als reines Messinstrument zur Feststellung von Bedarfen angewendet werden, sondern immer im Kontext eines Beratungsprozesses als diagnostisches Instrument, mit dessen Ergebnis Interventionen abgeleitet und initiiert sowie im Verlauf auf ihre Effektivität evaluiert werden. Das RPA sollte daher in diesem Sinne – nach noch durchzuführenden Interventionsstudien – auch als Verlaufsinstrument eingesetzt werden.

MESOEBENE

Die Nutzung des RPA in Einrichtungen der Gesundheits- und Pflegeberatung bzw. -versorgung kann sich auch auf der Mesoebene positiv auswirken. Die dem Einsatz des RPA vorausgehenden Schulungen sollten neben Informationen zur Anwendung einen Schwerpunkt auf gesundheitssoziologisches Hintergrundwissen legen. Der ressourcenorientierte Ansatz kombiniert mit der durch die Selbsteinschätzung aktiven Einbeziehung der pflegenden Angehörigen kann in einem erweiterten Pflege- und Beratungsverständnis für die Betreuung von pflegenden Angehörigen resultieren. In diesem Sinne kann die Implementierung des RPA auch als ein Baustein im Rahmen von Qualitätsentwicklung betrachtet werden.

Als Frühwarnsystem eingesetzt, können die Assessmentergebnisse frühzeitig auf die Gefahr von Ressourcenverlusten und damit einhergehenden belastungsbedingten Gesundheitseinschränkungen aufmerksam machen. Da Ressourcenbedrohung und -verluste sich in Form von Belastungs- und Stress-Symptomen äußern, kann mit dem RPA so eine effektive Risikodiagnostik erfolgen. Im Sinne der Primärprävention könnten so möglicherweise kostenintensive Therapien zur Linderung pflegebedingter Begleiterscheinungen vermieden oder reduziert werden (vorausgesetzt, aus dem Ergebnis des Assessments werden entsprechende Interventionen abgeleitet und umgesetzt).

MAKROEBENE

Daneben sollte die Gesundheitsfürsorge für eine Bevölkerungsgruppe, deren Bedeutung für die Versorgung von pflegebedürftigen Menschen unumstritten ist und die in den nächsten Jahren weiter steigen wird, als zentrales gesellschaftspolitisches Thema endlich das Stadium der Tabuisierung überwinden. Der flächendeckende Einsatz eines Instruments wie des RPA kann einerseits zum Erhalt und zur Stabilisierung der Ressource „pflegende Angehörige" beitragen. Andererseits kann er dazu führen, dass pflegende Angehörige auch gesundheitspolitisch nicht mehr vorrangig auf ihre Funktion als Versorgungshilfsnetz reduziert werden, sondern als Personen, die komplexe Anforderungen zusätzlich zu ihrem bisherigen normalen Lebensalltag bewältigen und für diese Aufgabe Unterstützung benötigen, anerkannt werden.

Darüber hinaus ist mit einem reliabeln und validen Instrument die Generierung von umfangreichen, repräsentativen Daten zur subjektiven Einschätzung der Ressourcensituation sowie zum Beratungs- bzw. Unterstützungsbedarf zur Förderung von Ressourcen möglich. Hierdurch kann neues Wissen über pflegende Angehörige gesammelt und zur Verfügung gestellt werden.

Zusammenfassend kann festgehalten werden, dass mit der Entwicklung des RPA ein Forschungs- und Versorgungsdesiderat bezogen auf die Unterstützung von pflegenden Angehörigen aufgegriffen werden konnte. Im Rahmen dieser Arbeit ist es gelungen, auf der Basis verschiedener gesundheitssoziologischer Ansätze ergänzt mit einer Analyse empirischer Daten ein vorläufiges Instrument zu entwickeln, das einen Perspektivenwechsel in der Beratung und Unterstützung von pflegenden Angehörigen ermöglicht. Die Übertragung des ressourcenorientierten Ansatzes auf die Gruppe pflegender Angehöriger ist bisher einzigartig und kann neue Impulse für Praxis und Forschung setzen.

Weitere Informationen und Materialien erhalten Sie direkt bei
der Autorin Prof. Dr. Claudia Mischke unter:
clmischke@googlemail.com

Literatur

Al-Janabi, H., Coast, J. & Flynn, T. N. (2008). What do people value when they provide unpaid care for an older person? A meta-ethnography with interview follow-up. Social Science & Medicine, 67(1), 111-121.

Allerbeck, K. R. (1978). Meßniveau und Analyseverfahren – Das Problem „strittiger Intervallskalen". Zeitschrift für Soziologie, 7 (3), 199-214

Alspaugh, M. E., Stephens, M. A., Townsend, A. L., Zarit, S. H. & Greene, R. (1999). Longitudinal patterns of risk for depression in dementia caregivers: objective and subjective primary stress as predictors. Psychology and Aging, 14(1), 34-43.

Andrén, S. & Elmståhl, S. (2005). Family caregivers' subjective experiences of satisfaction in dementia care: aspects of burden, subjective health and sense of coherence. Scandinavian Journal of Caring Sciences, 19(2), 157-168.

Andrén, S. & Elmståhl, S. (2008). The relationship between caregiver burden, caregivers' perceived health and their sense of coherence in caring for elders with dementia. Journal of Clinical Nursing, 17(6), 790-799.

Aneshensel, C. S. (1992). Social stress: Theory and research. Annual Review of Sociology, 18, 15-38.

Ankri, J., Andrieu, S., Beaufils, B., Grand, A. & Henrard, J. C. (2005). Beyond the global score of the Zarit Burden Interview: useful dimensions for clinicians. International Journal of Geriatric psychiatry, 20(3), 254-260.

Antonovsky, A. (1979). Health, stress, and coping. San Francisco: Jossey-Bass.

Antonovsky, A. (1987). Unraveling the mystery of health. How people manage stress and stay well. San Francisco: Jossey-Bass.

Antonovsky, A. (1993). The Structure and properties of the sense of coherence scale. Social Science & Medicine, 36(6), 125-733.

Antonovsky, A. (1997). Salutogenese: Zur Entmystifizierung der Gesundheit. Tübingen: Dgvt-Verlag.

Backes, G. M., Amrhein, L., & Wolfinger, M. (2008). Gender in der Pflege. Herausforderungen für die Politik. Expertise im Auftrag der Friedrich-Ebert-Stiftung. Bonn: Friedrich-Ebert-Stiftung.

Badura, B. & Pfaff, H. (1989). Stress, ein Modernisierungsrisiko? Mikro- und Makroaspekte soziologischer Belastungsforschung im Übergang zur postindustriellen Zivilisation. Kölner Zeitschrift für Soziologie und Sozialpsychologie, 41 (4), 644-668.

Bandura, A. (1977). Self-efficacy: toward a unifying theory of behavioral change. Psychological Review, 84(2), 191-215.

Bandura, A. (1979). Sozial-kognitive Lerntheorie. Stuttgart: Klett.

Bandura, A. (1997). Self-Efficacy. The Exercise of Control. New York: W.H. Freeman and Company.

Bartholomeyczik, S. & Halek, M. (2009). Assessmentinstrumente in der Pflege. Möglichkeiten und Grenzen (2., überarb. ed.). Hannover: Schlütersche.

Bartholomeyczik, S. & Hunstein, D. (2006). Standardisierte Assessmentinstrumente in der Pflege: Möglichkeiten und Grenzen. Pflege Zeitschrift, 59(9), 564-567.

Bartholomeyczik, S. (2006). Pflegerische Versorgung. In K. Hurrelmann, L. Ulrich & O. Razum (Eds.), Handbuch Gesundheitswissenschaften (4. vollständig überarbeitete ed., pp. 1023-1051). Weinheim: Juventa.

Bartholomeyczik, S. (2007). Einige kritische Anmerkungen zu standardisierten Assessmentinstrumenten in der Pflege. Pflege, 20(4), 211-217.

Beach, S. R., Schulz, R., Yee, J. L. & Jackson, S. (2000). Negative and positive health effects of caring for a disabled spouse: Longitudinal findings from the caregiver health effects study. Psychology and Aging, 15(2), 259-271.

Bengel, J., Strittmatter, R. & Willmann, H. (2001). Was erhält Menschen Gesund? Antonovskys Modell der Salutogenese – Diskussionsstand und Stellenwert (Vol. 6). Köln: Bundeszentrale für gesundheitliche Aufklärung, BZgA.

Berg-Weger, M. & Tebb, S. S. (2003). Conversations with researchers about family caregiving: Trends and future directions. Generations, 27(4), 9-16

Bischofberger, I., Lademann, J. & Radvanszky, A. (2009). „work & care" – Erwerbstätigkeit und Pflege vereinbaren: Literaturstudie zu Herausforderungen für pflegende Angehörige, Betriebe und professionelle Pflege. Pflege, 22(4), 277-286.

Blinkert, B. (2005). Pflege und soziale Ungleichheit – Pflege und „soziale Milieus". In K. R. Schroeter & T. Rosenthal (Eds.), Soziologie der Pflege. Grundlagen, Wissensbestände und Perspektiven (pp. 141-156). Weinheim und München: Juventa.

Blinkert, B. (2007). Bedarf und Chancen. Die Versorgungssituation pflegebedürftiger Menschen im Prozess des demografischen und sozialen Wandels. Pflege & Gesellschaft, 12(3), 227-239.

Blom, M. & Duijnstee, M. (1999). Wie soll ich das nur aushalten? Mit dem Pflegeprozess die Belastung pflegender Angehöriger einschätzen. . Bern: Hans Huber Verlag

BMFSFJ. (2002). Vierter Altenbericht zur Lage der älteren Generation in der Bundesrepublik Deutschland: Risiken, Lebensqualität und Versorgung Hochaltriger – unter besonderer Berücksichtigung demenzieller Erkrankungen. Berlin: BMFSFJ – Bundesministerium für Familie, Senioren, Frauen und Jugend.

Boeger, A. & Pickartz, A. (1998). Die Pflege chronisch Kranker in der Familie. Psychosoziale Beeinträchtigungen und Wohlbefinden bei pflegenden Frauen. Pflege, 11(6), 319-323.

Boerner, K., Schulz, R., & Horowitz, A. (2004). Positive aspects of caregiving and adaption to bereavement. Psychology and Aging, 19(4), 668-675.

Bortz, J. & Döring, N. (2005). Forschungsmethoden und Evaluation für Human- und Sozialwissenschaftler (3 ed.). Heidelberg: Springer Verlag.

Bortz, J. (2005). Statistik für Human- und Sozialwissenschaftler (6. vollständig überarbeitete und aktualisierte ed.). Heidelberg: Springer Verlag.

Bowers, B. J. (1987). Intergenerational caregiving: adult caregivers and their aging parents. ANS. Advances in Nursing Science, 9(2), 20-31.

Bracker, M., Dallinger, U., Karden, G., Tegethoff, U. (1988). Die Pflegebereitschaft der Töchter. Zwischen Pflichterfüllung und eigenen Lebensansprüchen. Wiesbaden: Die Bevollmächtigte der Hessischen Landesregierung für Frauenangelegenheiten (Hrsg.). Wiesbadener Graphische Betriebe

Brislin, R. W. (1970). Back-translation for cross-cultural research. Journal of Cross-Cultural Psychology, 1(3), 185-216.

Brodaty, H. & Gresham, M. (1989). Effect of a training programme to reduce stress in carers of patients with dementia. BMJ (Clinical research ed.) 299(6712), 1375-1379.

Brouwer, W. B. F., Van Exel, N. J. A., Van Gorp, B. & Redekop, W. K. (2006). The CarerQol instrument: A new instrument to measure care-related quality of life of informal caregivers for use in economic evaluations. Quality of Life Research 15(6), 1005-1021.

Literatur

Buchwald, P. (2004). Verschiedene theoretische Modelle gemeinsamer Stressbewältigung. In P. Buchwald, C. Schwarzer & S. E. Hobfoll (Eds.), Stress gemeinsam bewältigen. Ressourcenmanagement und multiaxiales Coping (pp. 27-42). Göttingen: Hogrefe-Verlag.

Buchwald, P., Schwarzer, C. & Hobfoll, S. E. (2004). Stress gemeinsam bewältigen. Ressourcenmanagement und multiaxiales Coping. Göttingen: Hogrefe-Verlag.

Bullinger, M. & Kirchberger, I. (1998). SF-36. Fragebogen zum Gesundheitszustand. Handanweisung. Göttingen: Hogrefe.

Büscher, A. (2007). Negotiating helpful action. A substantive theory on the relationship between formal and informal care., University of Tampere, Tampere.

Butcher, H. K., Holkup, P. A. & Buckwalter, K. C. (2001). The Experience of Caring for a Family Member with Alzheimer's Disease. Western Journal of Nursing Research, 23(1), 33-35.

Cappell, E. (2005). Neue Strukturen in der pflegerischen Versorgung: Auswirkungen auf Lebenslage und Lebensqualität pflegebedürftiger älterer Menschen. In K. R. Schroeter & T. Rosenthal (Eds.), Soziologie der Pflege. Grundlagen, Wissensbestände und Perspektiven (pp. 193-209). Weinheim und München: Juventa.

Caron, C. D. & Bowers, B. J. (2003). Deciding whether to continue, share, or relinquish caregiving: caregiver views. Qualitative Health Research, 13(9), 1252-1271.

Carruth, A. K., Tate, U. S., Moffett, B. S. & Hill, K. (1997). Reciprocity, emotional well-being, and family functioning as determinants of family satisfaction in caregivers of elderly parents. Nursing Research, 46(2), 93-100.

Carter, R. & Ma Golant, S. (1995). Helping yourself help others: A book for caregivers. New York: Three Rivers Press.

Chambers, M., Ryan, A. A. & Connor, S. L. (2001). Exploring the emotional support needs and coping strategies of family carers. Journal of Psychiatric and Mental Health Nursing, 8(2), 99-106.

Chumbler, N. R., Rittman, M., Van Puymbroeck, M., Vogel, B. W. & Qnin, H. (2004). The sense of coherence, burden, and depressive symptoms in informal caregivers during the first month after stroke. International Journal of Geriatric Psychiatry, 19, 944-953.

Coe, R. M., Miller, D. K. & Flaherty, J. (1992). Sense of coherence and perception of caregiving burden. Behavior, Health and Aging, 2(2), 93-99.

Coen, R. F., Swanwick, G. R., O'Boyle, C. A. & Coakley, D. (1997). Behaviour disturbance and other predictors of carer burden in Alzheimer's disease. International Journal of Geriatric Psychiatry, 12(3), 331-336.

Cohen, C. A., Colantonio, A. & Vernich, L. (2002). Positive aspects of caregiving: rounding out the caregiver experience. International Journal of Geriatric Psychiatry, 17(2), 184-188.

Cohen, C. A., Gold, D. P., Shulman, K. I. & Zucchero, C. A. (1994). Positive aspects in caregiving: An overlooked variable in research. Canadian Journal on Aging, 13(3), 378-391.

Corbin, J. M. & Strauss, A. L. (2004). Weiterleben lernen. Verlauf und Bewältigung chronischer Krankheit. Bern: Huber.

Daatland, S. O., Herlofson, K., Motel-Klingelbiel, A., & Zeman, S. (2003). Wechselwirkungen von familialer Hilfe und Unterstützung durch den Wohlfahrtsstaat. Ergebnisse aus dem Projekt OASIS. Informationsdienst Altersfragen, 4(30), 2-5.

DEGAM. (2005). Pflegende Angehörige. Düsseldorf: Omikron publishing.

Denham, S. A. (2003). Relationships between family rituals, family routines, and health. Journal of Family Nursing, 9(3), 305-330.

Depp, C., Sorocco, K., Kasl-Godley, J., Thompson, L., Rabinowitz, Y. & Gallagher-Thompson, D. (2005). Caregiver self-efficacy, ethnicity, and kinship differences in dementia caregivers. The American journal of geriatric psychiatry, 13(9), 787-794.

Literatur

Deutsches Institut für angewandte Pflegeforschung. (2006). Pflegekurse im Blickpunkt: Strukturen – Konzepte – Erfahrungen. Hannover: Schlütersche Verlagsgesellschaft.

Diekmann, A. (2009). Empirische Sozialforschung. Grundlagen, Methoden, Anwendungen. Reinbeck bei Hamburg: Rowohlt Taschenbuch

Dobrof, J. & Ebenstein, H. (2004). Family Caregiver Self-Identification: Implications for Healthcare and Social Service Professionals Generations, 27(4), 33-38.

Döhner, H. (2006). Schlüsse aus der so genannten EUROFAMCARE-Studie auf sinnvolle Strukturen für sichere Pflege – Die Perspektive der pflegenden Angehörigen. In P. W. Schönle & M. Schmollinger (Eds.), Rehabilitation und Pflege. Bericht über den REHACARE© Kongress „Pflege zu Hause – was tun? Das Spektrum der Rehabilitation nutzen!" (pp. 239-244). Stuttgart: Gentner Verlag.

Döhner, H., Kofahl, C., Lüdecke, D. & Mnich, E. (2007). Services for supporting family carers of older dependent people in Europe: Characteristics, coverage and usage. The National Survey Report for Germany. Retrieved 21.07.2008, from http://www.uke.uni-hamburg.de/eurofamcare/

Döhner, H., Kofahl, C., Lüdecke, D., & Mnich, E. (2004). Pflegende Angehörige in Deutschland – Für welche Gruppen sind welche Angebote zur Unterstützung und Entlastung wichtig? Zeitschrift für Gerontologie und Geriatrie, 37(Supplement 1), i44-i64.

Ducharme, F., Lévesque, L., Zarit, S. H., Lachance, L. & Giroux, F. (2007). Changes in health outcomes among older husband caregivers: A one-year longitudinal study. International Journal of Aging and Human Development, 65(1), 73-96.

Ekwall, A. K. & Hallberg, I. R. (2007). The association between caregiving satisfaction, difficulties and coping among older family caregivers. Journal of Clinical Nursing, 16(5), 832-844.

Ekwall, A. K., Sivberg, B. & Hallberg, I. R. (2007). Older caregivers' coping strategies and sense of coherence in relation to quality of life. Journal of Advanced Nursing, 57(6), 584-596.

Enquête-Kommission „Situation und Zukunft der Pflege in NRW". (2005). Situation und Zukunft der Pflege in NRW. Bericht der Enquête-Kommission des Landtags Nordrhein-Westfalen. Düsseldorf: Landtag NRW.

Faison, K. J., Faria, S. H. & Frank, D. (1999). Caregivers of chronically ill elderly: perceived burden. Journal of Community Health Nursing, 16(4), 243-253.

Faltermaier, T. (1994). Gesundheitsbewußtsein und Gesundheitshandeln. Weinheim: Beltz

Faltermaier, T. (2004). Gesundheitsberatung. In F. Nestmann, F. Engel & U. Sickendiek (Eds.), Das Handbuch der Beratung: Ansätze, Methoden und Felder, Bd.2 (Vol. 1, pp. 1063-1082). Tübingen: Dgvt-Verlag.

Flick, U. (2002). Qualität qualitativer Gesundheits- und Pflegeforschung – Diskussionstand und Perspektiven. In D. Schaeffer & G. Müller-Mundt (Eds.), Qualitative Gesundheits- und Pflegeforschung (pp. 393-414). Bern: Hans Huber Verlag.

Fortinsky, R. H., Kercher, K. & Burant, C. J. (2002). Measurement and correlates of family caregiver self-efficacy for managing dementia. Aging & Mental Health, 6(2), 153-160.

Fortinsky, R. H., Kulldorff, M., Kleppinger, A. & Kenyon-Pesce, L. (2009). Dementia care consultation for family caregivers: collaborative model linking an Alzheimer's association chapter with primary care physicians. Aging & Mental Health, 13(2), 162-170.

Friedemann, M.-L. & Köhlen, C. (2010). Familien- und umweltbezogene Pflege (3. vollständig überarbeitete und erweiterte ed.). Bern: Huber.

Gallagher, T. J., Wagenfeld, M. O., Baro, F. & Haepers, K. (1994). Sense of coherence, coping and caregiver role overload. Social Science & Medicine, 39(12), 1615-1622.

Gallant, M. P. & Connell, C. M. (1997). Predictors of decreased self-care among spouse caregivers of older adults with dementing illnesses. Journal of Aging and Health, 9(3), 373-395.

Geister, C. (2004). „Weil ich für meine Mutter verantwortlich bin". Der Übergang von der Tochter zur pflegenden Tochter. Bern: Hans Huber.

Literatur

Gesundheitsberichterstattung des Bundes (GBE). (2007). Gesundheitliche Lage. Krankheitsfolgen: Pflegebedürftigkeit. Retrieved 22.11.2009, from Statistisches Bundesamt: www.gbe-bund.de

Geyer, S. (2003). Forschungsmethoden in den Gesundheitswissenschaften. Eine Einführung in die empirischen Grundlagen. Weinheim: Juventa.

Gonyea, J. G., O'Connor, M., Carruth, A. & Boyle, P. A. (2005). Subjective appraisal of Alzheimer's disease caregiving: The role of self-efficacy and depressive symptoms in the experience of burden. American Journal of Alzheimer's Disease and other Dementias, 20(5), 273-280.

Goosen, G. M. & Bush, H. A. (1982). Adaption: A feedback process. In D. C. Sutterley & G. F. Donnelly (Eds.), Coping with stress. A nursing perspective (pp. 19-33). Rockville, Maryland: Aspen Systems Corporation.

Gopalan, N. & Brannon, L. A. (2006). Increasing family members' appreciation of family caregiving stress. The Journal of Psychology, 140(2), 85-94.

Görres, S. (1993). Familienpflege und Angehörigenkarrieren. Entwicklung eines Forschungsparadigmas zur Belastung pflegender Angehöriger von chronisch kranken, älteren Menschen. Zeitschrift für Gerontologie, 26(5), 378-385.

Grant, G., Ramcharan, P., McGrath, M., Nolan, M. & Keady, J. (1998). Rewards and gratifications among family caregivers: towards a refined model of caring and coping. Journal of Intellectual Disability Research, 42(1), 58-71.

Gräßel, E. (1998a). Belastung und gesundheitliche Situation der Pflegenden. Querschnittuntersuchung zur häuslichen Pflege bei chronischem Hilfs- oder Pflegebedarf im Alter. Egelsbach: Hänsel-Hohenhausen – Verlag der Deutschen Hochschulschriften DHS.

Gräßel, E. (1998b). Häusliche Pflege dementiell und nicht dementiell Erkrankter. Teil I: Inanspruchnahme professioneller Pflegehilfe. Zeitschrift für Gerontologie und Geriatrie, 31(1), 52-56.

Gräßel, E. (1998c). Häusliche Pflege dementiell und nicht dementiell Erkrankter. Teil II: Gesundheit und Belastung der Pflegenden. Zeitschrift für Gerontologie und Geriatrie, 31(1), 57-62.

Gräßel, E. (2001). Angehörigenberatung bei Demenz: Bedarfe, Ausgestaltung, Auswirkungen. Theorie und Praxis der Sozialen Arbeit, 52(6), 215-220.

Guberman, N. & Maheu, P. (2004). Beyond cultural sensitivity: Universal Issues in caregiving. Generations 27(4), 39-44

Haas-Unmüßig, P. & Schmidt, C. (2010). Der Diskurs zu den Gütekriterien der qualitativen Forschung. Pflege, 23(2), 109-118.

Hakanen, J. J., Feldt, T. & Leskinen, E. (2007). Change and stability of sense of coherence in adulthood: Longitudinal evidence from the Healthy Child study. Journal of Research in Personality, 41, 602-617.

Hanson, E., Magnusson, L. & Nolan, J. (2008). Swedish experiences of a negotiated approach to carer assessment: the Carers Outcome Agreement Tool. Journal of Research in Nursing, 13(5), 391-407.

Hartke, R. J., Heinemann, A. W., King, R. B. & Semik, P. (2006). Accidents in older caregivers of persons surviving stroke and their relation to caregiver stress. Rehabilitation Psychology, 51(2), 150-156.

Hasseler, M. & Görres, S. (2005). Was Pflegebedürftige wirklich brauchen. Zukünftige Herausforderungen an eine bedarfsgerechte ambulante und stationäre pflegerische Versorgung. Hannover: Schlütersche Verlagsgesellschaft.

Hasseler, M. (2006). Prävention als originäre Aufgabe der Pflege – Kompetenzen, Aufgaben und Zuständigkeiten präventiver Pflegeberufe im internationalen Vergleich. In M. Hasseler & M. Meyer (Eds.), Prävention und Gesundheitsförderung – Neue Aufgaben für die Pflege. Grundlagen und Beispiele (pp. 35-58). Hannover: Schlütersche Verlagsgesellschaft.

Hedja, U. (2002). Was belastet pflegende Angehörige dementierender alter Menschen? In W. Schnepp (Ed.), Angehörige pflegen. Ergebnisse qualitativer Forschungen zum Erleben und Handeln pflegender Angehöriger (pp. 197-218). Bern Hans Huber

Literatur

Hirschfeld, M. (1983). Homecare versus institutionalization: family caregiving and senile brain disease. International Journal of Nursing Studies, 20, 23-32.

Hobfoll, S. E. & Buchwald, P. (2004). Die Theorie der Ressourcenerhaltung und das multiaxiale Copingmodell – eine innovative Stresstheorie. In P. Buchwald, C. Schwarzer & S. E. Hobfoll (Eds.), Stress gemeinsam bewältigen. Ressourcenmanagement und multiaxiales Coping (pp. 11-26). Göttingen: Hogrefe-Verlag.

Hobfoll, S. E. & Lilly, R. S. (1993). Resource conservation as a strategy for community psychology. Journal of Community Psychology, 21, 128-148.

Hobfoll, S. E. & Schumm, J. A. (2004). Die Theorie der Ressourcenerhaltung: Anwendung auf die öffentliche Gesundheitsförderung. In P. Buchwald, C. Schwarzer & S. E. Hobfoll (Eds.), Stress gemeinsam bewältigen. Ressourcenmanagement und multiaxiales Coping (pp. 91-120). Göttingen: Hogrefe-Verlag.

Hobfoll, S. E. (1988). The Ecology of Stress. New York: Taylor & Francis Inc.

Hobfoll, S. E. (1989). Conservation of resources. A new attempt at conceptualizing stress. American Psychologist, 44(3), 513-524.

Hobfoll, S. E. (1998). Stress, Culture, and Community: The Psychology and Philosophy of Stress. New York: Plenum Press.

Hobfoll, S. E. (2002). Social and psychological resources and adaptation. Review of General Psychology, 6(4), 307-324.

Hobfoll, S. E., Freedy, J. R., Green, B. L. & Solomon, S. D. (1996). Coping in reaction to extreme stress: The roles of resource loss and resource availability. In M. Zeidner & N. S. Endler (Eds.), Handbook of coping. Theory, research, applications (pp. 322-349). New York: Wiley.

Hobfoll, S. E., Lilly, R. S. & Jackson, J. S. (1992). Conservation of social resources and the self. In H. O. Veiel & U. Baumann (Eds.), The meaning and measurement of social support (pp. 125-141). New York. Hemisphere Publ.

Holuscha, A. (1992). Altenpflege in der Familie. Belastungen und Unterstützungen bei pflegenden Angehörigen. Konstanz: Hartung-Gorre Verlag.

Höpflinger, F. (2005). Pflege und das Generationenproblem – Pflegesituationen und intergenerationelle Zusammenhänge. In K. R. Schroeter & T. Rosenthal (Eds.), Soziologie der Pflege. Grundlagen, Wissensbestände und Perspektiven (pp. 157-175). Weinheim und München: Juventa.

Horsburgh, M. E. (2000). Salutogenesis. „Origins of Health" and Sense of Coherence. In V. H. Rice (Ed.), Handbook of Stress, Coping, and Health. Implications for Nursing Research, Theory, and Practice (pp. 175-194). Thousand Oaks: Sage.

Hurrelmann, K. (1999). Die Arbeitsschwerpunkte der Gesundheitswissenschaften. In K. Hurrelmann (Ed.), Gesundheitswissenschaften (pp. 1-8). Heidelberg: Springer

Hurrelmann, K. (2000). Gesundheitsförderung – Neue Perspektiven für die Pflege. In B. Rennen-Althoff & D. Schaeffer (Eds.), Handbuch Pflegewissenschaft (pp. 591-607). Weinheim: Juventa.

Hurrelmann, K. (2000). Gesundheitssoziologie. Eine Einführung in sozialwissenschaftliche Theorien von Krankheitsprävention und Gesundheitsförderung. Weinheim: Juventa Verlag.

Jerusalem, M. (1990). Persönliche Ressourcen, Vulnerabilität und Streßerleben. Göttingen: Hogrefe.

Jones, P. S., Lee, J. W., Phillips, L. R., Zhang, X. E. & Jaceldo, K. B. (2001). An adaptation of Brislin's translation model for cross-cultural research. Nursing Research, 50(5), 300-304.

Kean, S. (2001). Family Nursing – Was ist das? In M. Gehring, S. Kean, M. Hackmann & A. Büscher (Eds.), Familienbezogene Pflege. Bern: Hans Huber Verlag.

Kirchen-Peters, S. (2005). Wie fördert man die demenzbezogene Kompetenz in einer Region? Die weitere Umsetzung des Saarlouiser Konzeptes. . Saarbrücken: Institut Für Sozialforschung und Sozialwirtschaft e.V. (iso).

Knelange, C., & Schieron, M. (2000). Beratung in der Pflege – als Aufgabe erkannt und professionell ausgeübt? Pflege und Gesellschaft, 5(1), 4-11.

Literatur

Knoll, N., Scholz, U. & Rieckmann, N. (2005). Einführung in die Gesundheitspsychologie. München: Reinhardt.

Kobasa, S. C., Maddi, S. R. & Kahn, S. (1982). Hardiness and health: a prospective study. Journal of Personality and Ssocial Psychology, 42(1), 168-177.

Koerner, S. S., Shirai, Y. & Kenyon, D. B. (2010). Sociocontextual circumstances in daily stress reactivity among caregivers for elder relatives. Journal of Gerontologie B Psychol Sci Soc Sci. Jun 30. [Epub ahead of print: doi:10.1093/geronb/gbq045].

Kofahl, C., Nolan, M., Mestheneos, E. & Triantafillou, J. (2005). Welche Unterstützung erfahren betreuende Angehörige älterer Menschen in Europa. . In T. Klie, A. Buhl, H. Entzian, A. Hedtke-Becker & H. Wallrafen-Dreisow (Eds.), Die Zukunft der gesundheitlichen, sozialen und pflegerischen Versorgung älterer Menschen. (pp. 241-258). Frankfurt am Main: Mabuse Verlag.

Kolip, P., Lademann, J. (2006). Familie und Gesundheit. In: K. Hurrelmann, U. Laaser, O. Razum (Eds.), Handbuch Gesundheitswissenschaften. (pp. 625-652). Weinheim und München: Juventa.

Kramer, B. J. (1997). „Gain in the caregiving experience: Where are we? What next?" The Gerontologist 37(2): 218-232.

Kummer, K., Budnick, A., Blüher, S. & Dräger, D. (2010). Gesundheitsförderung für ältere pflegende Angehörige. Ressourcen und Risiken – Bedarfslagen und Angebotsstrukturen. Prävention und Gesundheitsförderung, 5(2), 89-94.

Kuuppelomaki, M., Sasaki, A., Yamada, K., Asakawa, N. & Shimanouchi, S. (2004). Family carers for older relatives: sources of satisfaction and related factors in Finland. International journal of nursing studies, 41(5), 497-505.

Laireiter, A.-R. (2008). Diagnostik Sozialer Ressourcen – Schwerpunkt Netzwerkressourcen. Klinische Diagnostik und Evaluation, 1(2), 146-170.

Lazarus, R. S. & Folkman, S. (1984). Stress, Appraisal, and Coping. New York: Springer Publishing Company.

Lazarus, R. S. & Folkman, S. (1987). Transactional theory and research on emotions and coping. European Journal of Personality, 1, 141-169.

Lazarus, R. S. (2000). Evolution of a Model of Stress, Coping, and Discrete Emotions. In V. H. Rice (Ed.), Handbook of Stress, Coping, and Health. Implications for Nursing Research, Theory, and Practice (pp. 195-222). Thousand Oaks: Sage.

Leipold, B. (2004). Bewältigungsverhalten und Persönlichkeitswachstum pflegender Angehöriger. Freie Universität Berlin, Berlin.

Leipold, B., Schacke, C. & Zank, S. (2006). Prädiktoren von Persönlichkeitswachstum bei pflegenden Angehörigen demenziell Erkrankter. Zeitschrift für Gerontologie und Geriatrie, 39(3), 227-232.

Leipold, B., Schacke, C., & Zank, S. (2005). Zur Veränderung der Depressivität pflegender Angehöriger: Der Beitrag von Persönlichkeitswachstum und Akzeptanz der Demenzerkrankung. . In T. Klie, A. Buhl, H. Entzian, A. Hedtke-Becker & H. Wallrafen-Dreisow (Eds.), Die Zukunft der gesundheitlichen, sozialen und pflegerischen Versorgung älterer Menschen. (pp. 34-42). Frankfurt am Main: Mabuse Verlag.

Leonhart, R. (2009). Lehrbuch Statistik. Einstieg und Vertiefung (Vol. 2. überarb. u. erw.). Bern: Huber.

Lienert, G. A. & Raatz, U. (1998). Testaufbau und Testanalyse (6 ed.). Weinheim: Beltz Psychologie Verlags Union.

Likert, R. (1932). A technique fort he measurement of attitudes. Archives of Psychology, 22 (140), 1-55.

Lindgren, C. L. (1993). The caregiver career. Journal of Nursing Scholarship, 25(3), 214-219.

Lyon, B. L. (2005). Stress, Bewältigung und Gesundheit: Konzepte im Überblick. In V. H. Rice (Ed.). Stress und Coping. Lehrbuch für Pflegepraxis und –wissenschaft (pp. 25-47). Bern: Huber.

Maddi, S. & Kobasa, S. (1984). The Hardy Executive: Health Under Stress. Homewood, Illinois: Irwin Professional Pub.

Mantovan, F., Ausserhofer, D., Huber, M., Innerhofer, E., Götsch, I., Ploner, E., et al. (2010). Care Management für pflegende Angehörige. Eine Pilotstudie zur Verbesserung der häuslichen Pflegesituation. Pflegewissenschaft, 11(7), 434-441.

Martire, L. M. & Schulz, R. (2001). Informal Caregiving to Older Adults: Health Effects of Providing and Receiving Care. In A. Baum, T. A. Revenson & J. E. Singer (Eds.), Handbook of health psychology (pp. 477-493). Mahwah, New Jersey: Lawrence Erlbaum Associates.

Mayer, H. (2007). Stichprobenauswahl und Stichprobengröße. In H. Brandenburg, E.-M. Panfil & H. Mayer (Eds.), Pflegewissenschaft 2: Lehr- und Arbeitsbuch zur Einführung in die Pflegeforschung (pp. 119-132). Bern: Huber.

Mayring, P. (2003). Qualitative Inhaltsanalyse. Grundlagen und Techniken (8. ed.). Weinheim: Beltz Verlag.

Meier, D. E.-F., D.; Monsch, A. U.;Stähelin, H. B. (1999). Pflegende Familienangehörige von Demenzpatienten: Ihre Belastungen und ihre Bedürfnisse. Zeitschrift für Gerontopsychologie & -psychiatrie, 12(2), 85-96.

Meinders, F. (2001). Sind Angehörige von chronisch kranken älteren Menschen nur belastet? Positives Erleben und Lebenszufriedenheit bei Angehörigen dementiell erkrankter Menschen. Regensburg: Roderer.

Meleis, A. I. (1999). Pflegetheorie. Gegenstand, Entwicklung und Perspektiven des theoretischen Denkens in der Pflege. Bern: Huber.

Metzing, S. & Schnepp, W. (2007). Kinder und Jugendliche als pflegende Angehörige: Wie sich pflegerische Hilfen auf ihr Leben auswirken können. Eine internationale Literaturstudie (1990-2006). Pflege, 20(6), 331-336.

Metzing, S. (2007). Kinder und Jugendliche als pflegende Angehörige. Erleben und Gestalten familialer Pflege. Bern: Huber.

Meyer, M. (2006). Pflegende Angehörige in Deutschland. Ein Überblick über den derzeitigen Stand und zukünftige Entwicklungen (1 Aufl. ed. Vol. 10). Hamburg: LIT.

Mischke, C. & Meyer, M. (2008). „Am Ende habe ich gewusst, was ich am Anfang gerne gewusst hätte". Belastungen und Bedarfe im Verlauf von ‚Pflegekarrieren' aus der Perspektive Pflegender Angehöriger. Abschlussbericht zum Forschungsprojekt. Saarbrücken: Eigendruck, HTW des Saarlandes.

Mnich, E. & Balducci, C. (2006). Services for supporting family carers of older dependent people in Europe: Characteristics, coverage and usage. Typology of family care situations. Retrieved 21.07.2008, from http://www.uke.uni-hamburg.de/eurofamcare/

Moosbrugger, H. & Kelava, A. (2007). Testtheorie und Fragebogenkonstruktion. Heidelberg: Springer.

Morse, J. M., Solberg, S. M., Neander, W. L., Bottorff, J. L. & Johnson, J. L. (1990). Concepts of caring and caring as a concept. ANS. Advances in Nursing Science, 13(1), 1-14.

Müller, T., Bird, K. & Bohns, S. (2006). Pflegende Angehörige – eine Selbstverständlichkeit? Pflege im Kontext von von Lebensverlauf und Familie. Wem gehört die Familie der Zukunft? Expertisen zum 7. Familienbericht der Bundesregierung. H. Bertram, H. Krüger and C. K. Spieß. Opladen, Barbara Budrich: 301-326.

Navon, L. & Weinblatt, N. (1996). "The show must go on": Behind the scenes of elderly spousal caregiving. Journal of Aging Studies, 10(4), 329-342.

Nestmann, F. (2004). Ressourcenorientierte Beratung. In F. Nestmann, F. Engel & U. Sickendiek (Eds.), Das Handbuch der Beratung : Ansätze, Methoden und Felder, Bd. 2 (pp. 725-735). Tübingen: dgvt Verlag.

Nolan, M., Grant, G. & Keady, J. (1996). Understanding family care. A multidimensional model of caring and coping. Buckingham, Philadelphia: Open University Press.

Orbell, S., & Gillies, B. (1993). Factors associated with informal carers' preference not to be involved in caring. Irish Journal of Psychology, 14(1), 99-109.

Literatur

O'Reilly, D., Connolly, S., Rosatoa, M. & Patterson, C. (2008). Is caring associated with an increased risk of mortality? A longitudinal study. Social Science & Medicine, doi:10.1016/j.socscimed.2008.06.025. 1-9.

Ose, D. & Schaeffer, D. (2005). Orientierung das Ziel – Desorientierung das Ergebnis? Wie gut sind Beratungstellen? Ergebnisse einer explorativen Untersuchung. Forum Sozialstation(135), 17-20.

Pallant, J. F. & Lae, L. (2002). Sense of coherence, well-being, coping and personality factors: further evaluation of the sense of coherence scale. Personality and Individual Differences, 33, 39-48.

Panfil, E.-M. & Mayer, H. (2007). Quantitative Forschungsdesigns. In H. Brandenburg, E.-M. Panfil & H. Mayer (Eds.), Pflegewissenschaft 2. Lehr- und Arbeitsbuch zur Einführung in die Pflegeforschung (pp. 69-86). Bern: Hans Huber.

Pearlin, L. I. & Aneshensel, C. S. (1994). Caregiving: The unexpected career. Social Justice Research, 7(4), 373-390.

Pearlin, L. I. (1987). The stress process and strategies of intervention. In K. Hurrelmann, F.-X. Kaufmann & F. Losel (Eds.), Social intervention. Potential and constraints (pp. 53-72). Berlin: de Gruyter.

Pearlin, L. I., Aneshensel, C. S. & LeBlanc, A. J. (1997). The forms and mechanisms of stress proliferation: the case of AIDS caregivers. Journal of health and social behavior, 38(3), 223-236.

Pearlin, L. I., Aneshensel, C. S., Mullan, J. T. & Whitlatch, C. J. (1996). Caregiving and its social support. In R. H. Binstock & L. K. George (Eds.), Handbook of aging and the social sciences (4. ed., pp. 283-302). London: Academic Press.

Pearlin, L. I., Mullan, J. T., Semple, S. J. & Skaff, M. M. (1990). Caregiving and the stress process: an overview of concepts and their measures. The Gerontologist, 30(5), 583-594.

Pflege-Weiterentwicklungsgesetz – Gesetz zur strukturellen Weiterentwicklung der Pflegeversicherung vom 28. Mai 2008. BGBl. I, Nr. 20, p.874-906

Pinquart, M. & Sörensen, S. (2003). Differences between caregivers and noncaregivers in psychological health and physical health: a meta-analysis. Psychology and aging, 18(2), 250-267.

Polit, D. F., Beck, C. T. & Hungler, B. P. (2004). Lehrbuch Pflegeforschung. Methodik, Beurteilung und Anwendung. Bern, Hans Huber.

Pot, A. M., Deeg, D. J. H. & van Dyck, R. (2000). Psychological distress of caregivers: moderator effects of caregiver resources? Patient Education and Counseling, 41(2), 235-240.

Prakke, H. & Wurster, J. (1999). Gütekriterien für Qualitative Forschung Pflege, 12(3), 183-186.

Rabinowitz, Y. G., Mausbach, B. T., Thompson, L. W. & Gallagher-Thompson, D. (2007). The relationship between self-efficacy and cumulative health risk associated with health behavior patterns in female caregivers of elderly relatives with Alzheimer's Disease. Journal of Aging and Health, 19(6), 946-964.

Rainer, M., Jungwirth, S., Kruger-Rainer, C., Croy, A., Gatterer, G. & Haushofer, M. (2002). Pflegende Angehorige von Demenzerkrankten: Belastungsfaktoren und deren Auswirkung. Psychiatrische Praxis, 29(3), 142-147.

Rainer, M., Jungwirth, S., Kruger-Rainer, C., Croy, A., Gatterer, G., & Haushofer, M. (2002). Pflegende Angehorige von Demenzerkrankten: Belastungsfaktoren und deren Auswirkung. Psychiatrische Praxis, 29(3), 142-147.

Rapp, S. R. & Chao, D. (2000). Appraisals of strain and of gain: effects on psychological wellbeing of caregivers of dementia patients. Aging & Mental Health, 4(2), 142-147.

Reinshagen, R. (2008). Antonovsky – Theorie und Praxis der Salutogenese. Pflege und Gesellschaft, 13(2), 142-158.

Robinson, K. (1990). The relationships between social skills, social support, self-esteem and burden in adult caregivers. Journal of Advanced Nursing, 15, 788-795.

Rosenbrock, R. & Gerlinger, T. (2006). Gesundheitspolitik. Eine systematische Einführung (2., vollst. überarb. u. erw. ed.). Bern: Hans Huber.

Literatur

Roth, D. L., Mittelman, M. S., Clay, O. J., Haley, W. E. & Madan, A. (2005). Changes in social support as mediators of the impact of a psychosocial intervention for spouse caregivers of persons with Alzheimer's disease. Psychology and Aging, 20(4), 634-644.

Rothermund, K. & Brandstädter, J. (1997a). Entwicklung und Bewältigung: Festhalten und Preisgeben von Zielen als Formen der Bewältigung von Entwicklungsproblemen. In C. Tesch-Römer, C. Salewski & G. Schwarz (Eds.), Psychologie der Bewältigung (pp. 120-133). Weinheim: Beltz Psychologie Verlags Union.

Rothermund, K. & Brandstädter, J. (1997b). Zum Verständnis der Assimilation-Akkommodations-Theorie. In C. Tesch-Römer, C. Salewski & G. Schwarz (Eds.), Psychologie der Bewältigung (pp. 162-171). Weinheim: Beltz Psychologie Verlags Union.

Sanders, S. (2005). Is the glass half empty or full? Reflections on strain and gain in cargivers of individuals with Alzheimer's disease. Social Work in Health Care, 40(3), 57-73.

Schacke, C., & Zank, S. (1998). Zur familiären Pflege demenzkranker Menschen: Die differentielle Bedeutung spezifischer Belastungsdimensionen für das Wohlbefinden der Pflegenden und die Stabilität der häuslichen Pflegesituation. Zeitschrift für Gerontologie und Geriatrie, 31(5), 355-361.

Schaeffer, D. (2001). Unterstützungsbedarf pflegender Angehöriger von dementiell Erkrankten – Ergebnisse einer empirischen Untersuchung. psychomed – Zeitschrift für Psychologie und Medizin, 13(4), 242-249.

Schaeffer, D. (2009). Chronische Krankheit und Multimorbidität im Alter – Versorgungserfordernisse diskutiert auf der Basis eines Fallverlaufs. Pflege & Gesellschaft, 14(4), 306-324.

Schaeffer, D., & Ewers, M. (2001). Ambulantisierung – Konsequenzen für die Pflege. G+G Wissenschaft – Das Wissenschaftsforum in Gesundheit und Gesellschaft, 1(1), 13-20.

Schnabel, P.-E. (2001). Familie und Gesundheit. Weinheim und München: Juventa.

Schnabel, P.-E. (2007). Gesundheit fördern und Krankheit prävenieren. Besonderheiten, Leistungen und Potentiale aktueller Konzepte vorbeugenden Versorgungshandelns. Weinheim und München: Juventa.

Schnabel, P.-E. & Hurrelmann, K. (1999). Sozialwissenschaftliche Analysen von Gesundheitsproblemen. In K. Hurrelmann (Ed.), Gesundheitswissenschaften (pp. 99-123). Berlin: Springer.

Schneekloth, U. & Leven, I. (2003). Hilfe- und Pflegebedürftige in Privathaushalten in Deutschland 2002 – Schnellbericht zur Repräsentativerhebung im Projekt „Möglichkeiten und Grenzen selbständiger Lebensführung in Privathaushalten (MuG III). München: TNS Infratest Sozialforschung.

Schneekloth, U. & Wahl, H.-W. (2005). Möglichkeiten und Grenzen selbständiger Lebensführung in privaten Haushalten (MuG III). München

Schneekloth, U. & Wahl, H.-W. (2006). Selbständigkeit und Hilfebedarf bei älteren Menschen in Privathaushalten. Pflegearrangements, Demenz, Versorgungsangebote. Stuttgart: Kohlhammer Verlag.

Schneekloth, U. (2006). Entwicklungstrends und Perspektiven in der häuslichen Pflege. Zentrale Ergebnisse der Studie „Möglichkeiten und Grenzen selbständiger Lebensführung" (MuG III). Zeitschrift für Gerontologie und Geriatrie, 39(6), 405-412.

Schnepp, W. & Budroni, H. (2010). Angehörigenpflege. Die Entdeckung der Angehörigen. Die Schwester Der Pfleger, 49(3), 218-221.

Schroeter, K. R. (2006) Das soziale Feld der Pflege. Eine Einführung in Strukturen, Deutungen und Handlungen. Weinheim und München: Juventa-Verlag.

Schulz, R. & Beach, S. R. (1999). Caregiving as a risk factor for mortality: the Caregiver Health Effects Study. JAMA, 282(23), 2215-2219.

Schulz, R. & Martire, L. M. (2004). Family caregiving of persons with dementia: prevalence, health effects, and support strategies. The American Journal of Geriatric Psychiatry, 12(3), 240-249.

Schulz, R., Newsom, J., Mittelmark, M., Burton, L., Hirsch, C. & Jackson, S. (1997). Health effects of caregiving: the caregiver health effects study: an ancillary study of the Cardiovascular Health Study. Annals of Behavioral Medicine, 19(2), 110-116.

Schulze, E. & Drewes, J. (2004). Die gesundheitliche Situation von Pflegenden in der Bundesrepublik Deutschland. Eine Auswertung des Lebenserwartungssurveys des BiB. Wiesbaden: Bundesinstitut für Bevölkerungsforschung beim Statistischen Bundesamt.

Schumacher, J., Wilz, G., Gunzelmann, T. & Brähler, E. (2000). Die Sense of Coherence Scale von Antonovsky. Teststatistische Überprüfung in einer repräsentativen Bevölkerungsstichprobe und Konstruktion einer Kurzskala. Psychotherapie, Psychosomatik und Medizinische Psychologie, 50, 472-482.

Schupp, J. & Künemund, H. (2004). Private Versorgung und Betreuung von Pflegebedürftigen in Deutschland: überraschend hohes Pflegeengagement älterer Männer. Wochenbericht des DIW, 71(20), 289-294.

Schwarzer, R. (2000). Streß, Angst und Handlungsregulation (4. überarbeitete ed.). Stuttgart: Kohlhammer.

Schwarzer, R. (2005). Gesundheitspsychologie. Göttingen: Hogrefe.

Seidl, E. & Labenbacher, S. (2007). Pflegende Angehörige im Mittelpunkt. Studien und Konzepte zur Unterstützung pflegender Angehöriger dermenzkranker Menschen. Wien: Böhlau.

Selye, H. (1979). Stress – mein Leben. München: Kindler.

Selye, H. (1981). Geschichte und Grundzüge des Streßkonzepts. In J. R. Nitsch (Ed.), Stress: Theorien, Untersuchungen, Maßnahmen (pp. 163-187). Bern: Huber.

Selye, H. (1991) Stress beherrscht unser Leben. München: Wilhelm Heyne.

Semple, S. J. (1992). Conflict in Alzheimer's caregiving families: Its dimensions and consequences. The Gerontologist 32 (5), 648-655

Shirai, Y., Silverberg Koerner, S. & Kenyon, D. Y. B. (2009). Reaping caregiver feelings of gain: The roles of socio-emotional support and mastery. Aging & Mental Health, 13(1), 106-117.

Sickendiek, U., Engel, F. & Nestmann, F. (2002). Beratung. Eine Einführung in sozialpädagogische und psychosoziale Beratungsansätze (2., überarb. und erw. ed.). Weinheim und München: Juventa-Verlag.

Silva-Smith, A. L. (2007). Restructuring life: preparing for and beginning a new caregiving role. Journal of Family Nursing, 13(1), 99-116.

Singer, S. & Brähler, E. (2007). Die ‚Sense of Coherence-Scale': Testhandbuch zur deutschen Version. Göttingen: Vandenhoeck & Ruprecht.

Singer, S. & Merbach, M. (2008). Was ist das Wesen einer Ressource? – Konzeptuelle Überlegungen und Stand der Forschung zur Salutogenese sensu Antonovsky. Klinische Diagnostik und Evaluation, 1(2), 205-225.

Sit, J. W. H., Wong, T. K. S., Clinton, M., Li, L. S. W. & Fong, Y.-m. (2004). Stroke care in the home: the impact of social support on the general health of family caregivers. Journal of Clinical Nursing, 13(7), 816-824.

Son, J., Erno, A., Shea, D. G., Femia, E. E., Zarit, S. H. & Stephens, M. A. P. (2007). The caregiver stress process and health outcomes. Journal of Aging and Health, 19(6), 871-887.

Stark, W. (2004). Beratung und Empowerment – empowerment-orientierte Beratung? In F. Nestmann, F. Engel & U. Sickendiek (Eds.), Das Handbuch der Beratung: Disziplinen und Zugänge, Bd.1 (Vol. 1, pp. 535-546). Tübingen: Dgvt-Verlag.

Statistisches Bundesamt Deutschland. (2008). Pflegeversicherung. Retrieved 06.03.2009, from Statistisches Bundesamt Deutschland: http://www.destatis.de/jetspeed/portal/cms/Sites/destatis/Internet/DE/Content/Statistiken/Sozialleistungen/Pflege/Aktuell,templateId=renderPrint.psml

Steinke, I. (2007). Gütekriterien qualitativer Forschung. In U. Flick, E. von Kardoff & I. Steinke (Eds.), Qualitative Forschung. Ein Handbuch (5 ed., pp. 319-331). Reinbeck: Rowohlts Enzyklopädie.

Stoll, O. (2001). Wirkt körperliche Aktivität ressourcenprotektiv? Lengerich: Pabst Science Publishers.

Stoll, O. (2004). Der Fragebogen GCOR-E-R – Zur Entwicklung eines diagnostischen Instruments auf der Basis der Theorie der Ressourcenerhaltung. In P. Buchwald, C. Schwarzer & S. E. Hobfoll (Eds.), Stress gemeinsam bewältigen. Ressourcenmanagement und multiaxiales Coping (pp. 45-59). Göttingen: Hogrefe-Verlag.

Stoll, O., Schega, L., Alfermann, D. (2004). Ressourcenmanagement-Intervention für PatientInnen in der Sporttherapie. In P. Buchwald, C. Schwarzer & S. E. Hobfoll (Eds.), Stress gemeinsam bewältigen. Ressourcenmanagement und multiaxiales Coping (pp. 139-150). Göttingen: Hogrefe-Verlag.

Stoller, E. P. & Pugliesi, K. L. (1989). Other roles of caregivers: Competing responisibilities or supportive resources. Journal of Gerontology, 44(6), S231-238.

Stoltz, P., Uden, G. & Willman, A. (2004). Support for family carers who care for an elderly person at home – a systematic literature review. Scandinavian Journal of Caring Sciences, 18(2), 111-119.

Ühlein, A. & Evers, A. (1999). Der ambulante Pflegemarkt scheint blockiert – was ist zu tun? Public Health Forum, 7(25), 11-12.

Van Puymbroeck, M., Hinojosa, M. S. & Rittman, M. R. (2008). Grand rounds. Influence of sense of coherence on caregiver burden and depressive symptoms at 12 months poststroke. Topics in Stroke Rehabilitation, 15(3), 272-282.

Vitaliano, P. P., Russo, J., Young, H. M., Becker, J. & Maiuro, R. D. (1991). The screen for caregiver burden. The Gerontologist, 31(1), 76-83.

Vitaliano, P. P., Schulz, R., Kiecolt-Glaser, J. & Grant, I. (1997). Research on physiological and physical concomitants of caregiving: where do we go from here? Annals of Behavioral Medicine, 19(2), 117-123.

Weber, H. (2005). Persönlichkeit und Gesundheit. In R. Schwarzer (Ed.), Gesundheitspsychologie. Enzyklopädie der Psychologie (pp. 129-147). Göttingen: Hogrefe.

Wells, J. D., Hobfoll, S. E. & Lavin, J. (1999). When it rains, it pours: The greater impact of resource loss compared to gain on psychological distress. Personality and Social Psychology Bulletin, 25(9), 1172-1182.

WHO. (1986). Ottawa-Charta zur Gesundheitsförderung. Retrieved 25.04.2010, from http://www.euro.who.int/aboutwho/policy/20010827_2?language=german:

Williams, I. C. (2005). Emotional health of black and white dementia caregivers: A contextual examination. The Journals of Gerontology, Series B: Psychological Sciences and Social Sciences, 60B, P287-P295.

Willutzki, U. (2000). Ressourcenorientierung in der Psychotherapie – eine „neue" Perspektive? Psychotherapeutische Perspektiven am Beginn des 21. Jahrhunderts. M. Hermer. Tübingen, Dgvt: 193-212.

Wilz, G. & Böhm, B. (2007). Interventionskonzepte für Angehörige von Schlaganfallpatienten: Bedarf und Effektivität. Zeitschrift für Psychotherapie, Psychosomatik und Medizinische Psychologie, 57(1), 12-18.

Wilz, G., Adler, C., Gunzelmann, T. & Brahler, E. (1999). Auswirkungen chronischer Belastungen auf die physische und psychische Befindlichkeit – eine Prozessanalyse bei Pflegenden Angehörigen von Demenzkranken. Zeitschrift für Gerontologie und Geriatrie, 32(4), 255-265.

Wilz, G., Kalytta, T. & Küssner, C. (2005). Quantitative und qualitative Diagnostik von Belastungen und Belastungsverarbeitung bei pflegenden Angehörigen. Zeitschrift für Gerontopsychologie & -psychiatrie, 18(4), 259-277.

Witzel, A. (1989). Das problemzentrierte Interview. In G. Jüttemann (Ed.), Qualitative Forschung in der Psychologie. Grundfragen, Verfahrensweisen, Anwendungsfelder (pp. 227-256). Heidelberg: Asanger.

Witzel, A. (2000). Das problemzentrierte Interview. Retrieved 12.09.2010, from Forum Qualitative Sozialforschung/Forum Qualitative Social Research, 1(1), Art. 22,: http://www.qualitative-research.net/index.php/fqs/article/viewArticle/1132/2519

Wright, L. M. & Leahey, M. (2005). Nurses and families: a guide to family assessment and intervention (4 ed.). Philadelphia, Pennsylvania: F.A. Davis Company.

Zabalegui, A., Bover, A., Rodriquez, E., Cabrera, E., Diaz, M., Gallart, A., et al. (2008). Informal caregiving: perceived needs. Nursing Science Quarterly : theory, research and practice, 21(2), 166-172.

Zank, S., & Schacke, C. (2005). Eine Längsschnittstudie zur Belastung pflegender Angehöriger von demenziell Erkrankten(LEANDER). Berlin: Freie Universität Berlino. Document Number)

Zarit, S. H., Gaugler, J. E. & Jarrott, S. E. (1999). Useful services for families: research findings and directions. International Journal of Geriatric Psychiatry, 14(3), 165-177.

Zarit, S.H., Todd, P.A., Zarit, J.M. (1986). Subjective burden of husbands and wives as caregivers. A longitudinal study. The Gerontologist, 26 (3), 260-266.

Zeman, P. (2005). Pflege in familialer Lebenswelt. In K. R. Schroeter & T. Rosenthal (Eds.), Soziologie der Pflege. Grundlagen, Wissensbestände und Perspektiven (pp. 247-262). Weinheim und München: Juventa-Verlag.

ZQP – Zentrum für Qualität in der Pflege (2010). Kundenkompass: Selbstbestimmung im Alter. Studie durchgeführt von F.A.Z.-Institut für Management, Markt- und Medieninformation GmbH. Frankfurt am Main.

Verzeichnis über synonym verwandte Begriffe und Abkürzungen

ARR	Assessment zur Erfassung von Ressourcen und Risiken (von Kummer et al. 2010)
COR	Conservation of resources
	COR-Theorie
	Theorie der Ressourcenerhaltung
	Ressourcenerhaltungstheorie
COR-E	Conservation of Resources Evaluation/Ressourcen-Evaluations-Fragebogen
FALL-Modell	Fitting, Adaption, Limitation and Leniency Modell
familiäre Pflege	informelle Pflege/häusliche Pflege/Angehörigenpflege
GCOR-E-G	German Conservation of Resources Evaluation Gesundheit
GCOR-E-R	German Conservation of Resources Evaluation Rehabilitation
GCOR-E-S	German Conservation of Resources Evaluation Senioren
GCOR-E-xx	alle GCOR-E-Instrumente (GCOR-E-G, GCOR-E-R und GCOR-E-S)
Hauptpflegeperson	Pflegende Angehörige, die die primäre Pflegeperson ist und vorrangig die Pflege übernimmt
HPS	Häusliche Pflegeskala
HPS-Kurz	Kurzform der HPS
Pflegebedürftige Person	Pflegeempfängerin, zu Pflegende, auf Pflege und Unterstützung angewiesene Person
pflegende Angehörige	familiär Pflegende/Pflegeperson
RPA	Assessmentinstrument zur Erfassung der Ressourcen pflegender Angehöriger
Skala ‚Bedeutsamkeit'	1. Skala im RPA – erfasst, wie wichtig die jeweilige Ressource für die pflegende Angehörige ist
Skala ‚Gewinne'	2. Skala im RPA – erfasst, in welchem Maß die pflegende Angehörige bei der jeweiligen Ressource in den letzten drei bis vier Wochen Gewinne erlebt hat

Verzeichnis über synonym verwandte Begriffe und Abkürzungen

Skala ‚Verluste'	3. Skala im RPA – erfasst danach, in welchem Maß die pflegende Angehörige bei der jeweiligen Ressource in den letzten drei bis vier Wochen Verluste erlebt hat
Skala ‚Bedarf'	4. Skala im RPA – erfasst, in welchem Maß sich die pflegende Angehörige Unterstützung oder Beratung zur Stärkung der jeweiligen Ressource wünscht
SOC	Sense of Coherence = Kohärenzgefühl
SOC-Fragebogen	Fragebogen zur Lebensorientierung von Antonovsky, mit dem das Kohärenzgefühl erfasst wird
SOC-L9-Fragebogen	Leipziger Kurzform des SOC-Fragebogens
Faktor ‚eins'	Faktor eins bündelt Items zu den Aspekten Handhabbarkeit und Kompetenzen
Faktor ‚zwei'	Faktor zwei bündelt Items zu den Aspekten Person und Umwelt
Faktor ‚drei'	Faktor drei bündelt Items zu den Aspekten Alltagsmanagement und Selbstwirksamkeit
Faktor ‚vier'	Faktor vier bündelt Items zu dem Bereich Unterstützungsmöglichkeiten

Abkürzungen zur Statistik

M	Mittelwert
Mdn	Median
SD	Standardabweichung
KI	Konfidenzintervall
r	Korrelationskoeffizient